"十二五"职业教育国家规划教材

经全国职业教育教材审定委员会审定

21世纪高等院校老年服务与管理专业系列规划教材

老年人体结构与功能

U0246200

主　编　李朝鹏　申社林　李朝争

副主编　王光亮　刘秀敏　王　涛

　　　　郭建美　李永刚

参　编　（以姓氏拼音为序）

　　　　李宏伟　刘少斌　刘玉红　刘子辰

　　　　宋瑞佳　王　刚　于　巍　张献彩

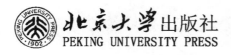北京大学出版社
PEKING UNIVERSITY PRESS

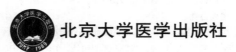北京大学医学出版社

内 容 简 介

本教材的内容分为 13 个项目，每个项目分设若干个任务，全面介绍正常人体细胞、组织、器官、系统的基本形态、结构和功能方面的知识。 项目一、项目二介绍细胞和 4 种基本组织的形态结构及生理功能；项目三至项目十二介绍人体各系统器官的形态结构及生理功能；项目十三介绍衰老与长寿的规律。

教材中每一项目均设置学习目标和核心概念，以明确学生学习的目的；每一任务均设置导入案例或导入前言，以问题导出内容，以培养学生分析问题、解决问题的能力；内容中穿插知识链接，以提高学生的学习兴趣；内容结束后有小结、能力检测，以利于学生复习、巩固知识。

全书内容简洁， 重点突出，文字叙述简练清楚，通俗流畅，图文并茂，形象直观，共有插图 355 幅。

本教材可供老年服务与管理专业及医学相关专业使用，亦可供医务工作者参考。

图书在版编目（CIP）数据

老年人体结构与功能/李朝鹏，申社林，李朝争主编. —北京：北京大学出版社，2014.9
（全国高等院校老年服务与管理专业系列规划教材）

ISBN 978-7-301-24744-0

Ⅰ.①老…　Ⅱ.①李…②申…③李…　Ⅲ.①老年人—人体结构—高等学校—教材②老年人—人体—机能—高等学校—教材　Ⅳ.①R33

中国版本图书馆 CIP 数据核字（2014）第 196042 号

书　　　　名	老年人体结构与功能	
著作责任者	李朝鹏　申社林　李朝争　主编	
策 划 编 辑	胡伟晔	
责 任 编 辑	胡伟晔　田书林（特约编辑）	
标 准 书 号	ISBN 978-7-301-24744-0/R・0042	
出 版 发 行	北京大学出版社	
地　　　　址	北京市海淀区成府路 205 号　100871	
网　　　　址	http://www.pup.cn　新浪微博：@北京大学出版社	
编辑部邮箱	zyjy@pup.cn	
总编室邮箱	zpup@pup.cn	
电　　　　话	邮购部 62752015　发行部 62750672　编辑部 62754962	
印 刷 者	北京市科星印刷有限责任公司	
经 销 者	新华书店	
	787 毫米 × 1092 毫米　16 开本　21.25 印张　514 千字	
	2014 年 9 月第 1 版　2024 年 8 月第 9 次印刷	
定　　　　价	45.00 元	

全国高等院校老年服务与管理专业系列规划教材

编 委 会

全国高等院校老年服务与管理专业系列规划教材

总　序

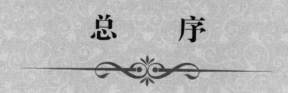

　　人口老龄化是现代社会发展的必然趋势，也是当今世界各国共同关注的话题。作为人口大国，人口老龄化将成为未来一个时期我国基本的国情，随着人口老龄化加剧而来的养老问题正日趋突出。

　　中国自古以来就有"尊老重老"的文化传统。新中国成立以来，更加重视老年人福利体系建设。早在1949年内政部设立时，社会福利事业包括老年福利事业管理就是内政部的重要职能之一。1978年民政部设立时，依然将社会福利事业纳入工作范畴内。改革开放以来，我国的老年福利事业有了长足的发展，对面向所有老年人，以居家为基础、社区为依托、机构为支撑的老年人福利体系逐步建立，较好地保障了特殊困难老人的养老问题。

　　进入21世纪后，我国人口比例上的变化给新时期的老年福利提出了挑战。按照国际的通常理解，当一国60岁以上的人口占总人口10%或者65岁的人口占总人口7%的时候，这个国家就进入老龄化。1999年，我国60岁以上老年人口占总人口的10%，已经进入老龄化阶段。我国人口老龄化呈现出速度快、基数大、未富先老等特点。2011年底我国总人口达13.47亿人，其中60岁及以上人口约为1.85亿人，占全国总人口数的13.7%，65岁及以上人口约为1.23亿人，占全国总人口的9.1%。"十二五"时期，随着第一个老年人口增长高峰到来，我国人口老龄化进程将进一步加快。从2011年到2015年，全国60岁以上老年人将由1.85亿增加到2.21亿，平均每年增加老年人860万；老年人口比重将由13.7%增加到16%，平均每年递增0.54个百分点。

　　同一历史时期，我国处于经济体制改革深刻变革、社会结构深刻变动、利益格局深刻调整、思想观念深刻变化的阶段，老龄化进程与家庭小型化、空巢化相伴随，与经济社会转型期的矛盾相交织，社会养老保障和养老服务的需求将急剧增加，这给应对人口老龄化增加了新难度。人口老龄化问题涉及政治、经济、文化和社会生活各个方面，是关系国计民生和国家长治久安的重大社会问题，已经并将进一步成为我国改革发展中不容忽视的全局性、战略性问题。为应对这样新的变化趋势，我国提出推进养老服务社会化的政策。

　　社会化养老服务一方面带来全社会共同参与养老服务的良好局面，另一方面也面临着人才队伍严重短缺的困境。目前，我国养老服务人才队伍的问题突出表现在人才严重短缺、队伍不稳定、文化程度偏低、服务技能和专业知识差、年龄老化等方面。这些困难严重制约我国养老服务水平的提高，严重影响老年人多样化的养老服务需求的实现。

"十二五"期间是我国老龄事业发展的重要机遇期，老龄事业任重道远。特别是党的十八大报告明确提出，要积极应对人口老龄化，大力发展老龄服务事业和产业。"养老服务体系"建设直接决定着老年人晚年生活质量的高低。养老服务体系离不开人才队伍建设。养老服务专业人才特别是养老护理员、老龄产业管理人员的培养尤为重要。

养老护理是一项专业性强的技术工作，它既需要从业者具有专业护理、心理沟通、精神慰藉等方面的专业知识，更需要从业者具备尊老、爱老、敬老和甘于奉献的职业美德。没有良好的文化素养、没有经过专业的技能培养不能胜任这一岗位。老龄产业管理者的管理理念、管理方法、管理水平在很大程度上决定了养老服务机构的发展方向和服务水平。这就要求我们培养一大批理论与实务能力兼备的管理人才，带动养老服务管理的科学化、高效化、信息化和制度化。

"行业发展、教育先行"，人才队伍建设离不开教育，大力推进老年服务与管理相关专业的发展是未来一个历史时期民政部和教育部的重点工作之一。在这样的社会背景下，组织全国多所大专院校联合开发"全国高等院校老年服务与管理专业系列规划教材"，旨在以教材推进课程建设和专业建设，进而提高老年服务与管理人才培养质量。

在内容选取上，系列教材立足老年服务与管理岗位需求，内容涵盖老年服务与管理岗位人才需要掌握的多项技能，包括老年健康照护、老年社会工作、老年服务伦理与礼仪、老年康复保健、老年人权益保障、老年活动策划与组织、老年营养与膳食保健等多个方面。

在编写体例上，反映了高职教育"高素质技能型人才"培养的要求，每本教材根据内容的不同采取不同的编写体例，其主旨在于突出教材的实用性和与岗位的贴合性，以任务导向、兴趣导向、技能导向等多种方式进行编写，既提高了学生学习教材的兴趣，又实现了理论与实践的结合。

"十年树木，百年树人"，人才队伍建设非一朝一夕可实现。在此，我们要感谢参与编写系列教材的所有编写人员和出版社的相关工作人员，是你们的全心投入和努力，让我们看到这样一系列优秀教材的出版。我们要感谢各院校以及扎根于一线老年服务与管理人才教育的广大教师，是你们的默默奉献，为养老服务行业输送了大量的高素质人才。当然，我们还要感谢有志于投身养老服务事业的青年学子们，是你们让我们对养老服务事业发展充满信心。

我们相信，在教育机构和行业机构的共同努力下，在校企共育的合作机制下，我国的养老服务人才必定不断涌现，推动养老服务行业走上规范、健康、持续发展的道路。

本书编委会

二〇一三年一月

前　言

随着社会老龄化的进一步发展，老年事业相关人才的需求日益增加，开设老年服务与管理专业势在必行，此专业为培养老年服务与管理工作岗位的高素质技能型人才创造了条件。"老年人体结构与功能"是此专业的重要基础课程。为适应全国高职高专教育教学改革的需要，应北京大学出版社、中国老年服务教育联盟、北京社会管理职业学院邀请特编写《老年人体结构与功能》教材。参加教材编写的人员均来自邢台医学高等专科学校长期工作在教学一线的教师和冀中能源邯郸矿业集团总医院的行业专家，他们具有扎实的教学、学术功底和丰富的教材编写经验，以往所编教材多部被评为国家规划教材，并受到同行和学生好评，为本教材质量提供了保障。

本教材的编写思路是落实国家关于提高高等职业教育教学质量的要求，遵循专业基础课内容"必需为先、够用为度、实用为主"的原则，紧扣专业培养目标，注重理论联系实际，塑造学生职业道德品质，培养学生职业技能和分析问题、解决问题的能力。

本教材的内容分为 13 个项目，每个项目分设若干个任务，全面介绍正常人体细胞、组织、器官、系统的基本形态、结构和功能方面的知识，可供老年服务与管理专业及医学相关专业使用，建议开设 108 学时左右，各院校可根据专业特点酌情安排。

本教材具有如下特色：

首先，教材体例新颖。改变原有教材的"章节"，代以"项目、任务"为编写体例，每一项目均设置学习目标和核心概念，每一任务前均设置案例情境或导入前言，以问题导出内容，内容中穿插知识链接，内容结束后有小结、能力检测，教材后面有推荐阅读书目等。

其次，教材体现课程融合。将人体解剖学、组织学与生理学相融合，依据专业特点，把人体结构与功能有机地结合在一起。

再次，内容选取科学、实用。从专业后续课程、学生岗位和职业发展需要出发设计教材内容，从"适度、够用、实用"出发精选、整合、重编教材内容，同时依据专业特点，增加老年人体结构和功能的内容。

最后，教材结构严谨，文字简洁。编写层次分明，逻辑性强，重点突出，文字简明扼要，避免长篇的理论阐释和晦涩的语言，同时配以大量图、表，便于学生理解和记忆。

本教材编写分工：绪论由李朝鹏编写，项目一由刘玉红编写，项目二由刘少斌、李宏伟编写，项目三由申社林、郭建美编写，项目四由刘玉红、宋瑞佳编写，项目五由郭建美、宋瑞佳编写，项目六由李朝争、李宏伟编写，项目七由李永刚编写，项目八由于巍编写，项目九由刘秀敏、王涛编写，项目十由李朝鹏、刘子辰编写，项目十一由申社林、王涛编写，项目十二由李朝鹏、张献彩、王刚编写，项目十三由王光亮编写。在编写过程中，得到了北京大学出版社、中国老年服务教育联盟、北京社会管理职业学院等单位指导、支持和帮助，在此表示衷心的感谢！我们参考了本专业相关教材，在此向这些教材的作者表示诚挚的谢意！

由于编写时间仓促，加之编写水平有限，书中疏漏之处在所难免，敬请广大读者提出宝贵意见，以便再版时纠正。

李朝鹏　申社林　李朝争

2014 年 6 月

本教材配有教学课件，如有老师需要，请加 QQ 群（279806670）或发电子邮件至 zyjy@pup.cn 索取，也可致电北京大学出版社：010-62765126。

目　　录

绪论 ……………………………………………………………………………………… 1

项目一　细胞 …………………………………………………………………………… 5
　　任务一　细胞的结构与功能 …………………………………………………………… 5
　　任务二　细胞增殖 ……………………………………………………………………… 12

项目二　基本组织 ……………………………………………………………………… 15
　　任务一　上皮组织 ……………………………………………………………………… 15
　　任务二　结缔组织 ……………………………………………………………………… 20
　　任务三　肌组织 ………………………………………………………………………… 32
　　任务四　神经组织 ……………………………………………………………………… 37

项目三　运动系统 ……………………………………………………………………… 44
　　任务一　骨和骨连结 …………………………………………………………………… 44
　　任务二　肌 ……………………………………………………………………………… 68

项目四　消化系统 ……………………………………………………………………… 85
　　任务一　内脏学概述 …………………………………………………………………… 85
　　任务二　消化管 ………………………………………………………………………… 87
　　任务三　消化腺 ………………………………………………………………………… 103
　　任务四　消化系统功能 ………………………………………………………………… 108

项目五　呼吸系统 ……………………………………………………………………… 117
　　任务一　呼吸道 ………………………………………………………………………… 118
　　任务二　肺 ……………………………………………………………………………… 124
　　任务三　胸膜和纵膈 …………………………………………………………………… 128
　　任务四　呼吸系统功能 ………………………………………………………………… 131

项目六　泌尿系统 ……………………………………………………………………… 138
　　任务一　肾 ……………………………………………………………………………… 139
　　任务二　输尿管 ………………………………………………………………………… 146
　　任务三　膀胱与尿道 …………………………………………………………………… 147
　　任务四　肾的排泄功能 ………………………………………………………………… 150

项目七　生殖系统 ……………………………………………………………………… 156
　　任务一　男性生殖系统 ………………………………………………………………… 156
　　任务二　女性生殖系统 ………………………………………………………………… 163
　　任务三　乳房 …………………………………………………………………………… 171

项目八　腹膜 …………………………………………………………………………… 174
　　任务一　腹膜概述 ……………………………………………………………………… 174

　　　　任务二　腹膜形成的结构 ·· 176

项目九　脉管系统 ··· 181
　　　　任务一　心血管系统 ··· 182
　　　　任务二　淋巴系统 ··· 217

项目十　内分泌系统 ··· 228
　　　　任务一　甲状腺 ··· 229
　　　　任务二　甲状旁腺 ··· 231
　　　　任务三　肾上腺 ··· 232
　　　　任务四　垂体 ··· 235

项目十一　感觉器 ··· 240
　　　　任务一　眼 ··· 240
　　　　任务二　耳 ··· 249
　　　　任务三　皮肤 ··· 255

项目十二　神经系统 ··· 264
　　　　任务一　概述 ··· 264
　　　　任务二　中枢神经系统 ··· 266
　　　　任务三　周围神经系统 ··· 286
　　　　任务四　神经传导通路 ··· 304

项目十三　衰老与长寿 ··· 312
　　　　任务一　衰老的概念及规律 ······································· 312
　　　　任务二　健康 ··· 318
　　　　任务三　寿命的概念及规律 ······································· 321

推荐阅读 ··· 327
参考文献 ··· 328

绪　　论

一、老年人体结构与功能研究的内容

正常人体结构与功能是研究正常人体形态、结构、功能的一门科学，包括传统的人体解剖学、组织学、胚胎学和生理学。

人体解剖学（human anatomy）是用持刀切割尸体和肉眼观察的方法研究人体形态、结构的科学。按其研究和叙述的方法不同，通常分为系统解剖学、局部解剖学等学科：

（1）**系统解剖学**（systematic anatomy）是按照人体的器官系统阐述各器官形态结构的科学。

（2）**局部解剖学**（regional anatomy）则是按照人体的部位，由浅入深逐层描述各部结构的形态及其相互关系的科学。

（3）**组织学**（histology）是借助切片技术和显微镜观察的方法，研究正常人体的细胞、组织和器官微细结构的科学。

（4）**胚胎学**（embryology）是研究个体发生、发育及生长变化规律的科学。

（5）**生理学**（physiology）是研究正常人体功能活动及其规律的科学。

本教材重点介绍系统解剖学、组织学和生理学的相关内容，在此基础上，还介绍老年人体形态结构与功能的变化。

二、老年人体结构与功能的地位

人体结构与功能是一门重要的基础课，它与医学、护理、保健等各学科有着密切的联系。学习这门课程的目的在于理解和掌握正常人体结构与功能的知识，为学习其他基础课程和专业课程奠定必要的基础，因为只有在充分认识正常人体结构与功能的基础上，才能进一步正确认识人体的病理变化以及功能的改变，才能更好地理解疾病的发生与发展过程，为疾病治疗、预防、保健提供必要的理论基础，进而采取有效的治疗和护理措施，协助患者康复。所以老年人体结构与功能是本专业的必修课。

三、人体的组成与系统的划分

人体结构和功能的基本单位是细胞。许多形态相似、功能相近的细胞借细胞间质结合在一起构成组织。人体组织有4大类，即上皮组织、结缔组织、肌组织和神经组织。几种不同的组织结合在一起，构成具有一定形态和功能的结构称器官，如肝、肾、心、肺、胃等。由若干个功能相关的器官组合起来，完成某一方面的生理功能，构成人体的系统，人体系统包括运动系统、消化系统、呼吸系统、泌尿系统、生殖系统、内分泌系统、脉管系统、感觉器官和神经系统等9个系统，各系统在神经、体液的调节下，彼此联系，相互协调，共同构成一个完整的有机体，进行正常的功能活动。

按照人体的部位，可分为头、颈、躯干和四肢等4部分。头的前部称面部，后部称颅部；颈的前部称颈部，后部称项部；躯干又可分为胸、腹、盆、会阴和背，背的下部称腰；四肢分上肢和下肢，上肢分为肩、上臂、前臂和手4部分，下肢又分为臀、大腿、小腿和足4部分。

四、学习方法

学习正常人体结构与功能必须理论联系实际，运用形态和功能相互依存、局部和整体相互统一、进化和发展及动态平衡等观点，正确理解人体形态结构、功能及其演变规律。

（一）理论联系实际

正常人体结构与功能是一门实践性极强的课程。学习本课程必须坚持理论联系实际，做到三个结合：①图、文结合，学习时做到文字和图形并重，两者结合，建立感性认识，帮助理解和记忆；②理论学习与观察标本相结合，通过对解剖标本的观察、辨认，建立理性认识，加深理解和记忆；③理论知识与临床应用相结合，基础知识是为临床服务的，在学习过程中适度联系临床应用，达到学以致用的目的。

（二）形态和功能相互依存

人体每个器官都有其特定的结构和功能。结构是实现器官功能的物质基础，如耳郭的形态有利于收集声波；眼呈球形，能灵活运动，有利于扩大视野。功能的改变又可影响器官形态结构的变化，如人类的上、下肢虽然与动物四肢为同源器官，但由于直立和劳动，使得人类的上、下肢有了明显分工：上肢尤其是手成为握持工具、从事技巧性劳动的器官；下肢及其足的形态则与直立行走功能相适应。因此，形态结构与功能是相互依赖、相互影响的。

（三）局部和整体相互统一

人体是由多个器官、系统有机组合成一个统一的整体，任何一个器官或局部都是整体不可分割的一部分，它们在结构和功能上，既相互联系又相互影响。我们学习时要从单一器官、系统入手，但必须注意从整体来观察学习各器官、系统的形态结构，注意器官、系统在整体中的地位和作用，防止片面、孤立地认识器官、系统。例如，脊柱的整体功能体现在各个椎骨和椎间盘的形态上，如果某个椎间盘损伤，则可影响脊椎的运动甚至脊柱的整体形态。

（四）进化和发展

人类是由灵长类的古猿经过长期进化发展而来，尽管现代人与动物有着本质上的差异，但人体的结构至今保留着许多脊椎动物的基本特征。如脊柱位于躯干的背侧，两侧肢体对称，体腔分为胸腔和腹腔等。即使是现代人，也在不断地演化发展，例如器官、组织的形态和功能随年龄增长而变化等。不同人体器官的位置、结构基本相同，但个体间却千差万别，也会出现异常和变异。因此，只有用进化和发展的观点来理解人体的结构和功能，才能正确、全面地认识人体。

（五）动态平衡

人的生命活动是在适应环境的过程中不断变化的，这种变化是一种动态平衡的过程，其目的是维持内环境相对稳定。因此，在学习中要注意掌握人体正常的生理变化和功能活动的规律。

五、常用的方位术语

人体的构造十分复杂，为了准确描述人体各部结构的位置及其相互关系，必须采用国际通用的统一标准和描述用的术语，以便统一认识，避免混淆与误解。

（一）解剖学姿势

身体直立，两眼平视正前方，上肢自然下垂于躯干两侧，手掌向前，下肢并拢，足尖向前，这样的姿势称解剖学姿势。

（二）方位

依据解剖学姿势，描述人体各部结构的位置关系，常用的表示方位的术语如下。

（1）**上和下**：靠近头者为上，靠近足者为下。

（2）**前和后**：靠近腹者为前，靠近背者为后。

（3）**内侧和外侧**：以身体正中面为准，离正中面近者为内侧，离正中面远者为外侧。在四肢，前臂的内侧又称**尺侧**，外侧又称**桡侧**；小腿的内侧又称**胫侧**，外侧又称**腓侧**。

（4）**内和外**：凡有空腔的器官，在腔内或离腔较近的为内，远腔者为外。

（5）**浅和深**：以体表为准，离体表近者为浅，离体表远者为深。

（6）**近侧和远侧**：多用于四肢，距离肢体根部较近者称近侧，反之为远侧。

（三）轴

为了分析关节的运动，在解剖学姿势条件下，设置人体 3 种互相垂直的轴如图 0-1 所示。

（1）**矢状轴**（sagittal axis）：为前后方向的水平轴。

（2）**冠状轴**（frontal axis）：又称额状轴，为左右方向的水平轴，与人体的矢状轴互相垂直。

（3）**垂直轴**（vertical axis）：上下方向，与人体的长轴平行，且与上述两轴互相垂直。

（四）面

参照上述 3 种轴的方位，可将身体或任何一局部切成相互垂直的 3 种断面。

（1）**矢状面**（sagittal plane）：在前后方向上，将人体纵切为左、右两部的切面称矢状面。通过人体正中的矢状面称**正中矢状面**，将人体分为左、右相等的两部分。

（2）**冠状面**（frontal plane）：又称额状面，在左、右方向上，将人体纵切为前、后两部的切面称冠状面。

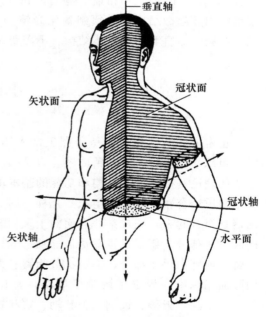

图 0-1 人体的轴和面

（3）**水平面**（horizontal plane）：又称横断面，与地面平行，将人体分为上、下两部的切面称水平面。

在描述器官的切面时，沿其长轴所做的切面称**纵切面**，与长轴垂直的切面称**横切面**。

六、组织学研究的常用技术

（一）光学显微镜技术

借助光学显微镜（light microscope，LM，简称光镜）观察组织切片是学习组织学最基本、最常用的手段，其分辨率最高可达 0.2 μm，可将物体放大 1500 倍。光镜观察要求组织有较好的透明度，必须把组织制成很薄的切片。最常用的切片是石蜡切片。在制备切片过程中，需进行染色。染色的目的是使组织内不同结构呈现不同颜色，以利于观察。染色的方法很多，常用的有苏木精-伊红染色法（hematoxylin-eosin stainging，简称 HE 染色法）。苏木精染液为碱性，将细胞核、核糖体等染成紫蓝色；伊红染液为酸性，将细胞质等染成红色。凡组织结构易被碱性染料着色的具有**嗜碱性**；易被酸性染料着色的具有**嗜酸性**；若对两种染料的亲和力都不强，则称为**中性**。此外，有些组织结构经硝酸银处理（称银染）后呈现黑色，此现象称为**嗜银性**。

除石蜡切片外，还有冰冻切片、涂片、铺片和磨片等。

（二）电子显微镜技术

电子显微镜（electron microscope，EM，简称电镜）可将物体放大几万倍、几十万倍，甚至 100 万倍，分辨率可达 0.2 nm。常用的电镜有透射电镜（transmission electron microscope，TEM）和扫描电镜（scanning electron microscope，SEM）。透射电镜用于观察细胞内部超微结构，必须制备比光镜切片更薄的超薄切片；扫描电镜主要用于观察组织、细胞和器官表面的立体结构，不需要制成切片，其分辨率比透射电镜低。

小　　结

正常人体结构与功能是研究正常人体形态、结构、功能的一门科学，包括人体解剖学、组织学和生理学等相关内容。它是一门重要的基础课，为疾病治疗、预防、保健提供必要的理论基础。人体结构和功能的基本单位是细胞。许多形态相似和功能相近的细胞借细胞间质结合在一起构成组织。几种不同的组织结合在一起构成器官。由若干个功能相关的器官组合起来，完成某一方面的生理功能，构成人体的系统。人体分为头、颈、躯干和四肢等 4 部分。躯干又可分为胸、腹、盆、会阴和背。四肢分上肢和下肢，上肢分为肩、上臂、前臂和手 4 部分，下肢又分为臀、大腿、小腿和足 4 部分。描述人体结构必须采用国际通用标准，规定了解剖学姿势，常用的术语有上、下、前、后、内侧、外侧、内、外、浅、深、近侧、远侧、矢状轴、冠状轴、垂直轴、矢状面、冠状面、水平面等。组织学研究的常用技术是光学显微镜技术和电子显微镜技术。

◤ 能力检测

1. 解释人体解剖学、组织学、生理学。
2. 熟记解剖学姿势和常用的术语。

项目一 细 胞

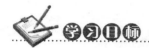

通过本项目的学习，你应：

1. 记忆细胞的基本结构与功能，各种细胞器的组成和功能。
2. 理解各种细胞器的结构。
3. 认识细胞分裂和细胞周期。

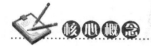

细胞膜 细胞质 细胞核 有丝分裂 减数分裂

细胞（cell）是一切生物形态结构、生理功能和生长发育的基本单位。人体由多种细胞构成，它们具有不同的形态结构和功能，共同完成人体的生命活动。

任务一 细胞的结构与功能

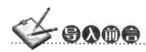

地球上已知的生物，几乎都是由细胞构成的。只有认识了细胞的形态结构和基本功能，才能对人体以及各器官、系统的形态结构和生理功能有更深刻的理解和认识。

任务一将介绍细胞的结构与功能。

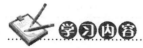

人体大约有 1800 万亿个细胞，刚出生的新生儿机体约有 200 亿个细胞。它们大小不等，如小脑的颗粒细胞，直径只有 4 μm；成熟的卵细胞，直径约 135 μm；最大的细胞是神经细胞，其突起最长可超过 1 m。细胞形态各异，有球形、多边形、长梭形、扁平形、立方形、圆柱形和星形多突状等，如血液中的白细胞呈球形，红细胞呈双凹圆盘形；上皮细胞多呈扁平、立方或多边形；肌细胞呈长梭形或圆柱形；神经细胞则为多突起细胞等。细胞种类如图 1-1 所示。

人体细胞尽管形态各异、大小不一，但其结构基本相同（除成熟红细胞外）。在电镜下，细胞可分为细胞膜、细胞质和细胞核。在电镜下，细胞可分为膜相结构和非模相结构。膜相结构包括细胞膜和细胞质内的线粒体、内质网、高尔基复合体、溶酶体、过氧化氢酶体及细胞核的核膜等；非膜相结构包括细胞质内的核糖体、细胞骨架、内含物、基质和细胞核内的染色质、核仁、中心体、核基质等。电镜下细胞的结构分类如表 1-1 所示。

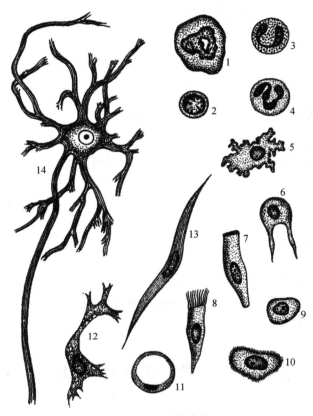

图 1-1　细胞种类图

1～4—血细胞　5～10—上皮细胞　11～12—结缔组织细胞　13—肌细胞　14—神经细胞

表 1-1　电镜下细胞的结构分类

膜相结构			非膜相结构			
线粒体	内质网	高尔基复合体	核糖体	细胞骨架	内含物	基质
溶酶体	过氧化氢酶体	核膜	染色质	核仁	中心体	核基质

一、细胞膜

（一）细胞膜的结构

细胞膜（cell membrane）是包裹于细胞表面的一层薄膜，也称**质膜**。细胞膜甚薄，光镜下不能分辨。在电镜下，可见细胞膜呈两暗夹一明的 3 层结构，其内、外暗层表示高电子密度；中间明层表示低电子密度。这种 3 层膜结构是一切生物膜所具有的共同特征，又称**单位膜**（unit membrane）。

细胞膜的化学成分由类脂、蛋白质和糖类组成，其中类脂和蛋白质为主要成分。细胞膜的分子结构，目前广泛采用"液态镶嵌模型"学说，其模式如图 1-2 所示。该模型学说认为：①以液态的类脂分子排列成内、外两层，构成细胞膜的基本骨架，并具有流动性；②蛋白质分子有的嵌入在类脂双分子层之间，称镶嵌蛋白，有的附着在类脂双分子的内表面，称附着蛋白；③糖分子与蛋白质分子结合成糖蛋白或与类脂分子结合成糖脂，其中糖链部分多呈树枝状，分布在细胞膜外表面；④膜的两侧结构是不对称的。

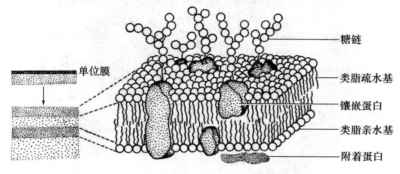

图 1-2　细胞膜分子结构模式图

（二）细胞膜的功能

细胞膜的功能是多方面的。

（1）**保护功能**：细胞膜维持细胞的一定形态，构成细胞支架，对细胞起保护作用。

（2）**屏障作用**：类脂双分子层是形成细胞膜屏障的结构基础，可限制细胞外某些物质进入，防止细胞内某些物质丢失，保证了细胞内物质的相对稳定。

（3）**物质转运**：细胞膜可以有选择性地进行物质交换，细胞膜上的镶嵌蛋白能协助某些物质通过细胞膜，从而保证细胞代谢的正常进行。

（4）**受体作用**：细胞膜上某些蛋白质能与一定的化学物质发生特异性的结合，这种蛋白质称该化学物质的受体，与受体结合的化学物质称这种受体的配体。受体一旦与配体结合，可立即引起细胞内一系列的生物化学反应，产生相应的生理效应。

二、细胞质

细胞质（cytoplasm）是细胞膜与细胞核之间的部分，包括基质、包含物和**细胞器**（organelle）。

（一）基质

基质是无定形的胶状物质。

（二）包含物

包含物主要是一些具有一定形态的各种代谢产物或储存的营养物质，如糖原、脂类等。

（三）细胞器

细胞器是指细胞质内具有特定形态和功能的结构。光镜下可见到线粒体、高尔基复合体、中心体等；电镜下可见内质网、核糖体、溶酶体、过氧化物酶体和细胞骨架等。细胞的电镜结构如图 1-3 所示。

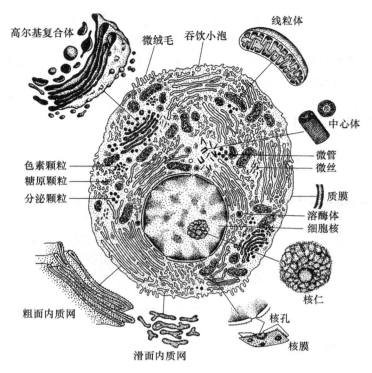

图 1-3　细胞的电镜结构图

1. 线粒体

线粒体（mitochondria）在光镜下，线粒体呈线状或颗粒状；在电镜下线粒体呈由内、外两层单位膜围成的囊状结构。线粒体外膜光滑，内膜向内折叠形成许多嵴。线粒体主要参与营养物质的氧化供能，因此，被称为细胞的"动力工厂"。线粒体结构示意图如图 1-4 所示。

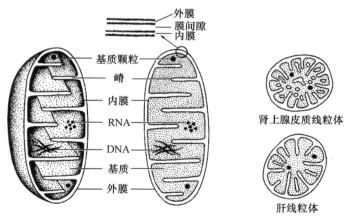

图 1-4　线粒体结构示意图

2. 核糖体

核糖体（ribosome）在电镜下为致密小颗粒，没有被膜包裹。核糖体主要由核糖核酸（RNA）和蛋白质构成，是细胞内合成蛋白质的场所。核糖体以两种形式存在：一种附着于内质网表面的称附着核糖体；一种游离于基质中的称游离核糖体。附着核糖体主要合成

“外销性”输出蛋白质，通过胞吐作用，向细胞外输出。游离核糖体主要合成细胞的“内销性”结构蛋白质，供细胞本身代谢、生长和增殖使用。

3. 内质网

内质网（endoplasmic reticulum，ER）在电镜下是由一层单位膜围成的大小不等的管、泡、扁囊状结构，相互连通，形成的连续的网状系统，分为粗面内质网和滑面内质网两种。内质网结构示意图如图 1-5 所示。

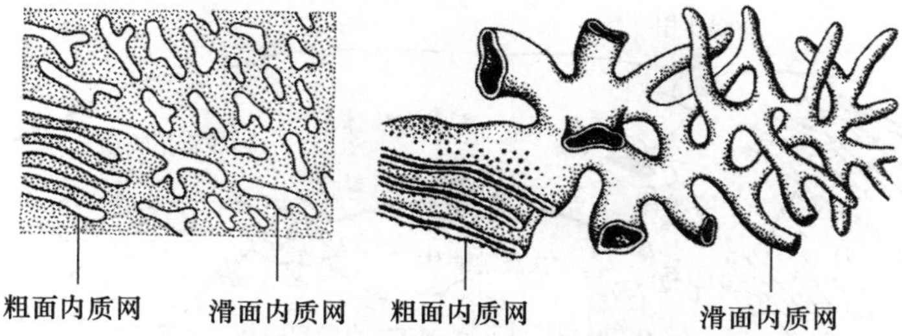

图 1-5　内质网结构示意图

（1）粗面内质网：呈扁囊状，排列较为整齐，膜表面附着大量的核糖体颗粒，后者是合成蛋白质的部位。

（2）滑面内质网：表面光滑，无核糖体附着。在电镜下呈管泡样的网状结构，常由分支的管道形成较为复杂的立体结构。滑面内质网不合成蛋白质，但功能更为复杂，而且在不同细胞具有不同的功能。例如，在肝细胞中与合成肝糖原和解毒有关，在脂肪细胞中与合成脂类有关，总之，滑面内质网是一种多功能的结构。

两种内质网在不同的细胞中含量不一致。有的粗面内质网多，如浆细胞；有的滑面内质网多，如平滑肌纤维；有的两者含量相当，如肝细胞。

4. 高尔基复合体

高尔基复合体（Golgi complex）在光镜下呈网状结构，又称**内网器**。电镜下，位于细胞核周围或一侧，由一层单位膜构成，其结构分为 3 部分，即扁平囊泡、小泡和大泡。粗面内质网合成的蛋白质经高尔基复合体浓缩和加工，形成分泌颗粒，通过胞吐作用将分泌物质释放到细胞外。高尔基复合体示意图如图 1-6 所示。

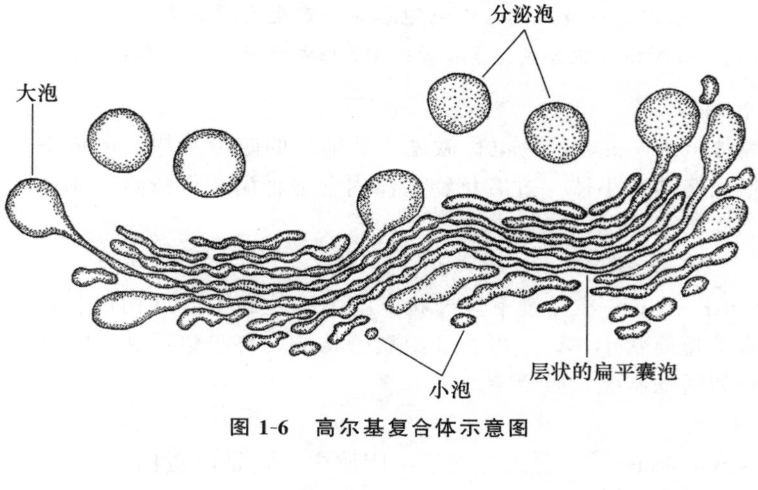

图 1-6　高尔基复合体示意图

5. 溶酶体

溶酶体（lysosome）又称细胞内消化器。它是由一层单位膜围成的小体，是高尔基复合体形成的一种特殊囊泡。溶酶体内含多种酸性水解酶，具有较强的消化分解物质的能力。溶酶体同时还起着清除有害异物、保护细胞的作用，因此常将溶酶体比喻为细胞内的清除器。溶酶体的清除作用不是单纯的"大扫除"，而是在清除废物的同时把有用的物质留下并加以利用，这就是细胞功能的奥妙之处。溶酶体如图1-7所示。

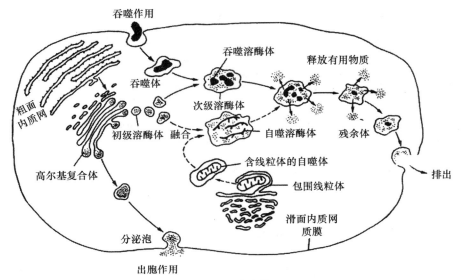

图 1-7 溶酶体

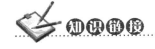 知识链接

溶酶体与硅沉着病

硅沉着病是人体吸收过多硅尘（二氧化硅）后，导致硅节形成及肺广泛纤维化的一种疾病。硅尘粉末聚集在巨噬细胞的溶酶体内，并在溶酶体内形成硅酸分子，使溶酶体膜变构而破裂，溶酶体内的水解酶溢出至细胞质中，导致细胞自溶死亡。死亡细胞释放出的硅尘粉末再被健康的巨噬细胞吞噬并产生同样的后果，导致巨噬细胞相继死亡，最后刺激成纤维细胞合成大量胶原纤维，形成结节，使肺弹性降低，肺功能受损。

6. 过氧化物酶体

过氧化物酶体（peroxisome）也称**微体**，是细胞的防毒小体。电镜下，它是由一层单位膜围成的圆形或椭圆形小体。过氧化物酶体内含多种酶，可清除细胞内的过氧化物起保护细胞的作用。

7. 中心体

中心体（centrosome）在光镜下呈球状，由中心粒和中心球构成。在电镜下，中心粒为两个相互垂直的短筒状小体，其壁由9组微管构成，每组包括A、B、C 3个亚微管。中心体与细胞的分裂活动有关。

8. 细胞骨架

细胞骨架（cytoskeieton）普遍存在于细胞质中，它是由蛋白质纤维组成的网架结构，包括微管、微丝、中间丝等。

（1）微管：是一种中空圆柱状结构，直径 25 nm。微管是细胞的"胞质骨架"，可维持细胞形状，还可作为某些颗粒物质或大分子在细胞内移动的"运行轨道"，起运输作用。

（2）微丝：是一种实心丝状结构，直径 5～6 nm。微丝除了对细胞起支持作用外，还与细胞的吞噬、分泌颗粒的移动和排出、细胞器的移动及细胞的收缩等有关。

（3）中间丝：是一种实心细丝状结构，直径介于微管和微丝之间（8～10 nm），存在于大多数细胞内。

三、细胞核

细胞核（nucleus）是细胞内最大的细胞器，是细胞遗传、代谢活动的控制中心，在细胞生命活动中起着重要作用。除了成熟的红细胞外，其余所有种类的细胞都有细胞核。多数细胞有一个细胞核，少数细胞有两个细胞核或多个细胞核。细胞核由核膜、核仁、染色质（染色体）和核基质构成，其结构模式如图 1-8 所示。

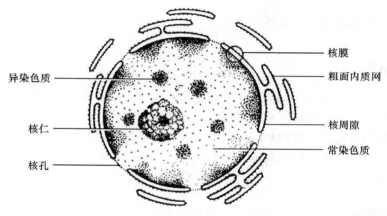

异染色质

核仁

核孔

核膜

粗面内质网

核周隙

常染色质

图 1-8　细胞核结构模式图

1．核膜

核膜（nuclear membrane）为细胞核表面的界膜，由内、外两层单位膜组成，两层之间的腔隙称核周隙。面向细胞质侧的单位膜为核外膜，面向核质侧的为核内膜。核膜具有核孔，是细胞核与细胞质之间进行物质交换的通道。

2．核仁

核仁（nucleolus）光镜下的核仁为均质、折光性很强的球形小体，无膜包被。一般细胞有 1～2 个核仁。其主要成分是蛋白质和核糖核酸（RNA）。核仁是合成核糖体的场所。

3．染色质与染色体

染色质（chromatine）与**染色体**（chromosome）为同一物质在细胞周期不同时期的不同表现形式，其主要成分是脱氧核糖核酸（DNA）和蛋白质。在细胞分裂间期，光镜下，染色质易被碱性染料染成深蓝色，呈粒状或块状；在细胞进行有丝分裂时，染色质细丝螺旋盘曲缠绕成为具有特定形态结构的短棒状染色体。

染色体的数目是恒定的。人类体细胞有 23 对（46 条）染色体，其中 22 对常染色体，其形态在男女两性中相同；1 对性染色体，因性别不同而各异，女性为 XX，男性则为 XY。由于 DNA 是遗传的物质基础，因此染色体是遗传物质的载体。

4．核基质

核基质（nuclear matrix）为细胞核内的一种黏稠液体，含有水、蛋白质和无机盐等。其中酸性蛋白质组成核内骨架，对核仁及染色质起支持作用。

任务二　细胞增殖

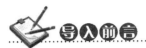

新个体的产生是以细胞分裂方式实现的，同样，机体的生长发育、补充体内衰老或死亡的细胞也是通过细胞分裂方式实现的。通过细胞分裂不但可以增加细胞数量，还可以把遗传信息准确无误地传给子细胞，保持遗传的稳定性。细胞增殖是生物体的重要生命特征，细胞以分裂的方式进行增殖。

任务二将介绍细胞增殖的过程。

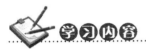

细胞增殖（cell proliferation）是生物体生长、发育、繁殖和遗传的基础，是通过细胞分裂的方式实现的。人类的细胞分裂主要包括有丝分裂和减数分裂（成熟分裂）。

细胞增殖周期指连续分裂的细胞，从上一次有丝分裂结束开始，到下一次有丝分裂结束时所经历的全过程，简称**细胞周期**（cell cycle），如图1-9所示。细胞周期包括分裂间期和分裂期，如图1-10所示。

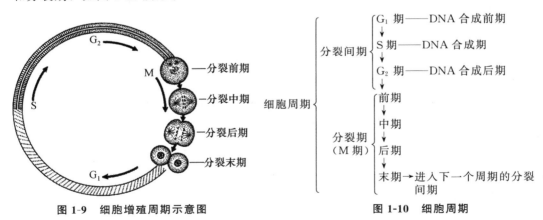

图 1-9　细胞增殖周期示意图　　　　　　图 1-10　细胞周期

一、分裂间期

分裂间期以细胞内部 DNA 合成为中心，可分为 DNA 合成前期（G_1 期）、DNA 合成期（S 期）、DNA 合成后期（G_2 期）。其主要生理意义是合成 DNA，复制两套遗传信息。

1．DNA 合成前期（G_1 期）

此期是从上一次细胞周期完成后开始的，刚形成两个子细胞，其体积较原有的细胞小，该期的特点是物质代谢活跃，RNA 和蛋白质合成迅速，细胞体积显著增大。意义在于为下阶段 S 期的 DNA 复制做好物质和能量的准备。

2. DNA 合成期（S 期）

此期的主要特征是 DNA 复制，使其含量增加一倍，保证分裂形成的两个子细胞 DNA 含量不变。

3. DNA 合成后期（G_2 期）

此期 DNA 复制终止，仅合成少量 RNA 和蛋白质，主要是为 M 期作准备。

二、分裂期（M 期）

分裂期（M 期）细胞在 G_2 期完成了分裂前的准备后进入分裂期，此期的形态变化主要表现在染色体的形成过程。其主要生理意义是通过染色体的形成、纵裂和移动，把两套遗传信息准确无误地均分到两个子细胞中去，使子细胞具有与母细胞相同的遗传信息，保持遗传的稳定性。

1. 无丝分裂

无丝分裂在人类中很少，过程也很简单，因为在分裂过程中没有出现纺锤丝和染色体的变化，故称无丝分裂。

2. 有丝分裂

有丝分裂（mitosis）是细胞增殖的主要方式，细胞分裂时，光镜下可见细胞内的细丝。有丝分裂是一个连续的细胞变化过程，为了描述方便，人为地将其分成前期、中期、后期和末期 4 个时期，如图 1-11 所示。

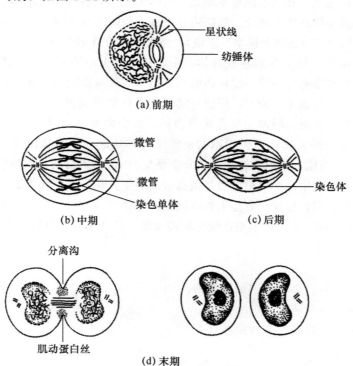

图 1-11　细胞有丝分裂过程

（1）前期：染色质细丝高度螺旋化，形成具有一定形态和数量的染色体。中心粒复制成双，向细胞两极移动，中间以纺锤丝相连。核膜、核仁逐渐消失。

（2）中期：染色体已移到细胞中央，排列在赤道板上，每条染色体已纵裂为两个染色单体，但仍有着丝点相连。两个中心粒已分别移到细胞两极，有微管束与染色体着丝点相连，构成纺锤体。

（3）后期：此期两条染色单体分离，在纺锤丝的牵引下分别向细胞的两极移动，形成了数目完全相等的两组染色体。与此同时，细胞拉长，细胞中部逐渐缩窄，呈亚铃形。

（4）末期：染色体已到达两极，并解除螺旋化，恢复染色质状态。核膜、核仁重新形成，纺锤体消失。细胞中部继续缩窄，最后断离，形成两个新的子细胞。

3. 减数分裂

减数分裂（meiosis）是指DNA复制一次，而细胞连续分裂两次的一种特殊有丝分裂方式。减数分裂主要发生于生殖细胞，是生物有性生殖的基础，是生物遗传、进化的重要基础保证。

经过减数分裂，1个母细胞形成4个子细胞，其染色体数目是体细胞染色体数目的一半，受精后染色体的数目与体细胞的数目相同。减数分裂的重要生物学意义是维持遗传物质的稳定性，并促进生物的进化。

小　　结

细胞是人体形态结构和功能的基本单位。人体细胞形态各异，大小不一，但基本构造分为细胞膜、细胞质和细胞核3部分。细胞膜是一种流动的嵌有不同结构、不同功能蛋白质的类脂双分子层结构（"液态镶嵌模型"学说）。细胞质含有许多具有一定形态结构和功能的细胞器，光镜下可见线粒体、高尔基复合体、中心体等；电镜下可见内质网、核糖体、溶酶体、过氧化物酶体和细胞骨架等。线粒体的功能是参与营养物质的氧化供能；高尔基复合体的功能是对蛋白质进行加工、浓缩，形成分泌颗粒，释放到细胞外；内质网分为粗面内质网和滑面内质网两种，粗面内质网主要合成蛋白质，滑面内质网功能复杂，因所在细胞而异；溶酶体可清除细胞内的异物，保护细胞的正常结构和功能。细胞核由核膜、核仁、染色质（染色体）和核基质构成，染色质的化学成分主要是DNA和蛋白质。细胞核是细胞遗传、代谢、生长及繁殖的控制中心。细胞增殖是指通过细胞生长和分裂使细胞数目增加。细胞周期包括分裂间期和分裂期。有丝分裂是人类体细胞的主要增殖方式。减数分裂主要发生于生殖细胞，是指DNA复制一次，而细胞连续分裂两次的一种特殊有丝分裂方式。

◤ 能力检测

1. 名词解释：细胞器、染色体、细胞周期。
2. 描述细胞膜的结构和功能。
3. 细胞质内有哪些细胞器？其功能是什么？
4. 简述有丝分裂的过程。

项目二 基本组织

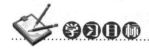 学习目标

通过本项目的学习，你应：

1. 记忆人体的基本组织构成，上皮组织的分类、分布和功能，结缔组织的分类、分布和功能，肌组织的分类、分布和功能，神经组织的细胞组成及功能。

2. 理解骨骼肌的收缩机制。

3. 认识疏松结缔组织的结构特点，骨组织、软骨组织的结构特点，肌组织的结构特点，神经组织的结构特点。

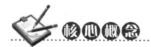 核心概念

上皮组织 结缔组织 肌组织 神经组织

人体的器官是由不同的组织构成的，组织是由形态结构相似、功能接近的细胞群和细胞间质有机结合在一起所形成的结构。人体组织共分4类，即上皮组织、结缔组织、肌组织和神经组织，这些组织构成人体器官的基本成分，故称**基本组织**（primary tissue）。

任务一 上皮组织

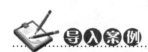 导入案例

患者，女性，68岁，因误将沸水打翻烧伤右上肢，患处红肿并见水泡，有剧烈疼痛和灼热感。经医院诊断为皮肤浅度烧伤。

患者的确诊需要具备以下基础知识：

1. 被覆上皮正常形态结构

2. 人体皮肤的复层扁平上皮的结构特点

任务一将介绍上皮组织的分类、形态结构及特点。

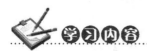 学习内容

上皮组织（epithelial tissue）简称**上皮**，由大量排列紧密的上皮细胞和少量细胞间质

构成。上皮组织按其分布和功能，可分为被覆上皮、腺上皮和特殊上皮。被覆上皮覆盖于人体表面或衬贴在体腔和管腔器官的内表面；腺上皮构成腺；特殊上皮包括感觉上皮、生殖上皮等。上皮组织的主要功能有保护、吸收、分泌和排泄等。

一、被覆上皮

被覆上皮（covering epithelium）具有以下共同结构特征：①细胞多，排列紧密，细胞间质很少；②上皮细胞呈明显的极性分布，朝向体表或管腔的一面称游离面，与其相对的另一面称基底面，基底面附着于基膜上，借此与深部结缔组织相连；③上皮组织无血管，其营养由深层结缔组织中的血管渗透供给；④上皮组织内有丰富的神经末梢。

根据细胞排列的层数及细胞的形态，被覆上皮分为下列几种类型，如表2-1所示。

表2-1 被覆上皮的分类、主要分布及功能

细胞层数	上皮分类	分　布	功　能
单层	单层扁平上皮	内皮：心、血管和淋巴管的腔面 间皮：胸膜、心包膜和腹膜表面 其他：肺泡和肾小囊壁层等部位	润滑等
	单层立方上皮	肾小管及甲状腺滤泡等部位	吸收和分泌等
	单层柱状上皮	胃、肠、胆囊和子宫等腔面	保护、吸收和分泌
	假复层纤毛柱状上皮	呼吸道的腔面	保护和分泌等
复层	角化的复层扁平上皮	皮肤的表皮	保护、耐摩擦等
	非角化的复层扁平上皮	口腔、食管、肛门及阴道等腔面	保护等
	变移上皮	肾盂、输尿管及膀胱等腔面	保护等

（一）单层扁平上皮

单层扁平上皮由一层扁平如鱼鳞状的细胞组成，故又称单层鳞状上皮。从表面看，细胞呈不规则形或多边形，细胞核呈椭圆形，位于细胞中央；从垂直切面看，细胞呈梭形，细胞核呈扁圆形，如图2-1所示。

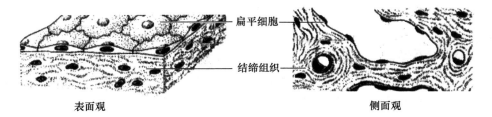

图2-1 单层扁平上皮

分布在心脏、血管及淋巴管腔面的单层扁平上皮称内皮（endothelium）。内皮薄而光滑，有利于物质交换和血液、淋巴液的流动。分布于胸膜、腹膜和心包膜表面的单层扁平上皮称间皮（mesothelium）。间皮游离面湿润光滑，可减少内脏活动的摩擦力。

（二）单层立方上皮

单层立方上皮由一层近似立方形的细胞组成。从表面看，细胞呈六边形或多边形，从垂直切面看，细胞呈立方形，细胞核呈球形，位于细胞的中央，如图2-2所示。这种上皮

主要分布于肾小管及甲状腺滤泡等部位，具有吸收和分泌等功能。

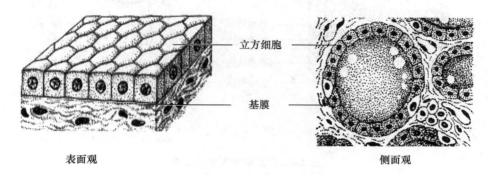

表面观　　　　　　　　　　　　　　　侧面观

图 2-2　单层立方上皮

（三）单层柱状上皮

单层柱状上皮由一层柱状细胞组成。从表面看，细胞呈六边形或多边形，从垂直切面看，细胞呈柱状，细胞核呈长椭圆形，靠近基底部。柱状细胞间夹有杯状细胞，杯状细胞形似高脚酒杯，顶部充满黏液性分泌颗粒，基底部较细窄，细胞核呈三角形位于基底部。杯状细胞是分泌黏液的腺细胞，如图 2-3 所示。单层柱状上皮主要分布于胃、肠、胆囊和子宫腔面，具有吸收、分泌、保护等功能。

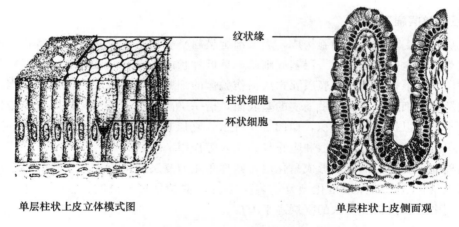

单层柱状上皮立体模式图　　　　　　　　单层柱状上皮侧面观

图 2-3　单层柱状上皮

（四）假复层纤毛柱状上皮

假复层纤毛柱状上皮由柱状细胞、杯状细胞、锥形细胞和梭形细胞等 4 种细胞组成。柱状细胞最多，游离面有大量纤毛。4 种细胞的基底面都附着于基膜上，但从上皮的垂直切面上看，由于细胞高矮不同，使得细胞核的位置也高低不齐，很像由几层细胞组成，而实际只有一层，故称假复层纤毛柱状上皮，如图 2-4 所示。这种上皮主要分布于呼吸道黏膜，具有保护和分泌等功能。

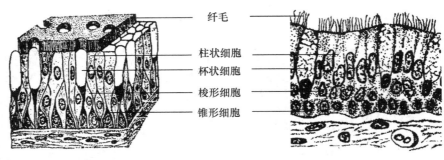

假复层纤毛柱状上皮立体模式图	假复层纤毛柱状上皮切片模式图

图 2-4　假复层纤毛柱状上皮

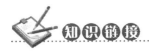

吸烟的危害

香烟中含有焦油、尼古丁等多种化学物质。现已证实焦油、尼古丁等物质能损伤呼吸道上皮细胞，使得纤毛运动能力下降，大量脱落，并导致肥大细胞、杯状细胞增生，分泌亢进，支气管黏膜充血，易致感染，从而诱发老年慢性支气管炎、肺气肿等多种疾病。

（五）复层扁平上皮

复层扁平上皮由多层细胞构成，表层细胞呈扁平鳞片状，故又称复层鳞状上皮。从垂直切面观察，紧靠基膜的是一层基底细胞，呈低柱状或立方形，该层细胞可不断分裂增生并逐渐向表层推移，以补充表层死亡或损伤脱落的细胞。中间数层为多边形细胞，靠近表面为数层扁平细胞。复层扁平上皮的基底面，借一层薄的基膜与深层结缔组织相接，连结面凹凸不平，以扩大接触面积，如图 2-5 所示。复层扁平上皮分布于皮肤的表面、口腔、食管和阴道等处，具有耐摩擦和阻止异物侵入等作用。

这种上皮如果在最表层形成角化层，则称角化型复层扁平上皮，主要分布于皮肤；如果不形成角化层，则称未角化型复层扁平上皮，主要分布于口腔、食管、肛门、阴道等处。案例中患者损伤了皮肤的复层扁平上皮。

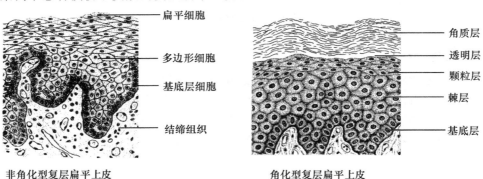

非角化型复层扁平上皮	角化型复层扁平上皮

图 2-5　复层扁平上皮

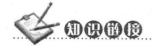

知识衔接

皮肤的角化层

角化层在皮肤最表面，由多层扁平的角化上皮细胞组成，其厚度不等。腹壁皮肤、头皮等处角化层少，但在足底、手掌等易受摩擦的部位，皮肤角化层明显增厚，最厚可达 2 mm 以上。角化细胞具有保护作用，能防止有害异物的侵入和防止体内液体的丢失过多，从而起到屏障作用。成片脱落的角化细胞称皮屑。

（六）变移上皮

变移上皮又称移行上皮，由多层细胞组成。上皮细胞的层数和形态可随器官容积的变化而发生相应改变，当器官收缩时，上皮细胞层数增多，细胞体积变大；当器官扩张时，上皮细胞变扁、层次减少，如图 2-6 所示。变移上皮主要分布于肾盂、输尿管及膀胱等部位的腔面，具有保护功能。

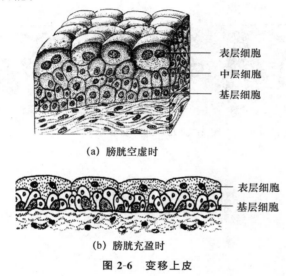

(a) 膀胱空虚时

(b) 膀胱充盈时

图 2-6　变移上皮

二、腺上皮

腺上皮（glandular epithelium）是主要行使分泌功能的上皮组织。以腺上皮为主要成分构成的器官称腺（gland）。

（一）腺的分类

腺上皮是由胚胎时期的被覆上皮向深部结缔组织增生、迁移而形成的，最初增生的细胞在结缔组织中形成突出的上皮索，然后进一步分化成腺。根据腺分泌物排出的方式不同，可分为内分泌腺和外分泌腺两类。内分泌腺没有导管，又称无管腺，其分泌物称激素，经毛细血管、淋巴管进入血液循环，如甲状腺、肾上腺、垂体等。外分泌腺具有导管，又称有管腺，分泌物经导管排出，如唾液腺和汗腺等。

（二）外分泌腺的分类和结构

根据腺细胞的数量，外分泌腺可分为单细胞腺和多细胞腺。杯状细胞是人体唯一的单细胞腺。人体绝大多数外分泌腺是多细胞腺，它一般由导管和分泌部两部分构成。

1. 导管

外分泌腺导管管壁由上皮组织围成，主要起运输分泌物的作用。

2. 分泌部

外分泌腺分泌部又称腺泡，由腺上皮细胞围成，其内腔称腺腔，与腺导管相连，具有分泌功能。分泌部分泌的物质有两种：一种是浆液，呈水样物质，较稀薄，含有多种酶；另一种是黏液，较黏稠，具有润滑和保护作用。根据分泌物的性质，可分为浆液腺、黏液腺和混合腺；根据腺泡的形态，可分为管状腺、泡状腺和管泡状腺，如图2-7所示。

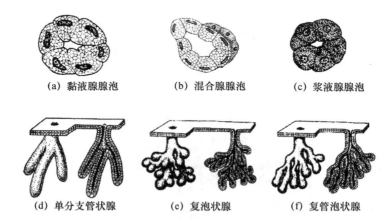

(a) 黏液腺腺泡　　　(b) 混合腺腺泡　　　(c) 浆液腺腺泡

(d) 单分支管状腺　　　(e) 复泡状腺　　　(f) 复管泡状腺

图 2-7　几种外分泌腺模式图

任务二　结缔组织

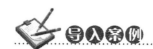 导入案例

案例一　患者，男性，56岁。左背部发现肿物十余年，近两年明显增大。体检：左肩下方背部巨大肿物，质软，皮色正常，无压痛，大小约 8 cm×12 cm×21 cm。CT扫描：左背部巨大肿块，密度极低，边界清楚。本病诊断为：皮下脂肪瘤。

患者的确诊需要具备以下基础知识：

1. 固有结缔组织的分类

2. 脂肪组织的结构特点

案例二　患者，男性，56岁，持续低热 37.6℃就诊，脸色苍白，皮肤紫癜，血常规检查结果发现，白细胞 $25×10^9$/L，红细胞 $3.5×10^{12}$/L，血红蛋白 50 g/L，血小板 $60×10^9$/L。本病诊断为：白血病。

患者的确诊需要具备以下知识：

1. 血液成分、正常值及功能特性

2. 血型及输血

任务二将介绍结缔组织的分类、各类结缔组织的正常形态结构及特点，血液的组成及特性、临床常见血型及输血原则。

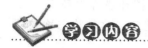 学习内容

结缔组织（connective tissue）由大量细胞间质和少量细胞构成。结缔组织分布广泛，存在于细胞之间、组织之间、器官之间及器官内，它包括固有结缔组织、软骨组织、骨组织和血液。结缔组织的主要功能有支持、连结、充填、营养、保护、修复和防御等。

结缔组织主要有下列特点：①细胞数量少，但种类多，细胞分散而无极性分布；②间质多，由基质和纤维组成；③不直接与外界环境接触，属于机体的内环境。

一、固有结缔组织

根据结构和功能的不同，固有结缔组织可分为疏松结缔组织、致密结缔组织、脂肪组织和网状组织。

（一）疏松结缔组织

疏松结缔组织柔软疏松，肉眼观察时呈蜂窝状，故又称**蜂窝组织**（areolar tissue）。临床上所说的蜂窝组织炎就是指疏松结缔组织的炎症。此种组织在机体内分布广泛，可分布在器官之间、器官与组织之间及组织和细胞之间。疏松结缔组织中，细胞间质由基质和纤维构成，细胞主要有 7 类：成纤维细胞、巨噬细胞、肥大细胞、浆细胞、脂肪细胞、未分化的间充质细胞、白细胞，其结构模式如图 2-8 所示。

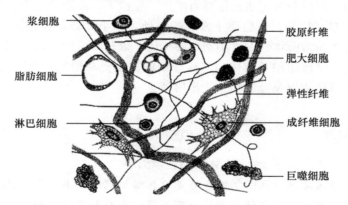

图 2-8 疏松结缔组织结构模式图

1. 基质

基质是一种无定形的胶状物质，具有一定的黏性，充满于纤维、细胞之间。基质的主要成分是蛋白多糖、纤维黏连蛋白和水。基质中含有**组织液**（tissue fluid），它是从毛细血管动脉端渗出的液体，经毛细血管静脉端和毛细淋巴管回流入血液或淋巴。组织液不断更新，有利于血液与细胞进行物质交换，成为组织和细胞赖以生存的内环境。当组织液的产生和回流失去平衡时，基质中的组织液含量增多或减少，导致组织水肿或脱水。

人体生存的环境分外环境和内环境。外环境是指人体生存的自然环境。人体内的液体

总称**体液**（body fluid），约占体重的60％，按其分布分为细胞内液和细胞外液。细胞内的液体称细胞内液，约占体重的40％；细胞外的液体称细胞外液，包括血浆、组织液、淋巴液、脑脊液等，约占体重的20％。细胞外液是细胞生存和活动的直接环境称**内环境**（interal environment）。正常情况下，内环境的各项理化因素保持相对稳定，这种状态称**内环境稳态**（homeostasiss of interal environment）。

2. 纤维

纤维成分包括3种。

（1）**胶原纤维**（collagenous fiber）：新鲜时呈乳白色，故又称白纤维。HE染色呈粉红色，较粗，呈波浪状，分支互相交织，电镜下可见其是由更细的胶原纤维所构成，具有明暗相间的周期性横纹。胶原纤维由胶原蛋白构成，具有韧性大、抗拉力强、弹性较差的特点。

（2）**弹性纤维**（elastic fiber）：新鲜时呈黄色，故又称黄纤维。HE染色呈淡红色，较细，分支交织成网。弹性纤维主要由弹性蛋白组成，富有弹性，韧性差。

（3）**网状纤维**（reticular fiber）：HE染色不易着色，银染法可染成黑色，故又称嗜银纤维，纤细而分支较多，并交织成网状。网状纤维主要由胶原蛋白构成，主要分布于造血器官和淋巴器官等处，构成支架。

3. 细胞

（1）成纤维细胞：疏松结缔组织中数量最多的细胞。光镜下，细胞体积较大，呈扁平状或梭形，多突起，胞质弱嗜碱性，胞核为椭圆形，染色淡，核仁清楚如图2-8所示。电镜下，胞浆内有丰富的粗面内质网、游离核糖体和发达的高尔基复合体。成纤维细胞具有合成纤维和基质的功能，与创伤伤口的愈合有密切关系。

（2）巨噬细胞：广泛分布于疏松结缔组织内。光镜下，细胞呈圆形、椭圆形或不规则形，有短而粗的突起，称伪足，胞质丰富，嗜酸性，核小而圆，染色深，如图2-8所示。电镜下，胞质内有大量溶酶体、吞饮小泡和吞噬体、微丝和微管。巨噬细胞是血液中的单核细胞穿出血管进入结缔组织后形成的。巨噬细胞的主要功能有：变形运动、吞噬作用、参与免疫应答的调节作用以及合成和分泌作用等。

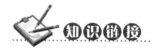
知识链接

人体内的巨噬细胞

巨噬细胞分为定居的巨噬细胞和游走的巨噬细胞两大类。定居的巨噬细胞广泛分布于全身，可因所处部位的不同而有不同的形态和名称，如在肝中称枯否细胞，在脑中称小胶质细胞，在骨中称破骨细胞，在淋巴结中称被膜下窦巨噬细胞和髓样巨噬细胞，在胸腺中称胸腺巨噬细胞等。

（3）肥大细胞：在疏松结缔组织中，肥大细胞常成群分布于小血管或小淋巴管的周围，细胞体积较大，多呈圆形，胞核较小，位于细胞的中央，胞质内充满粗大的异染性颗粒如图2-8所示。电镜下颗粒为膜包颗粒，内含肝素、组织胺、白三烯和嗜酸性粒细胞趋化因子。肥大细胞主要功能是参与过敏反应。

（4）浆细胞：光镜下，浆细胞呈圆形或卵圆形，细胞质嗜碱性，胞核圆形，常偏于细胞的一侧，染色质粗大成块，呈辐射状排列，形似车轮。电镜下胞质内含有丰富的粗面内质网和高尔基复合体，如图 2-8 所示。浆细胞由 B 淋巴细胞分化而来，其功能是合成和分泌免疫球蛋白（或称抗体），参与体液免疫。

（5）脂肪细胞：胞体较大，呈圆形或卵圆形，胞质内含有脂肪滴，胞质及细胞核被脂肪滴挤到细胞的一侧，细胞核呈扁圆形，HE 染色切片上，脂肪滴被溶解呈空泡状如图 2-8 所示。脂肪细胞具有合成和储存脂肪的功能。

（6）未分化的间充质细胞：是一种分化程度很低的干细胞，具有增殖分化能力。

（7）白细胞：此内容详见血液部分。

（二）致密结缔组织

致密结缔组织是一种以纤维为主要成分的固有结缔组织，纤维粗大，排列致密，支持和连结为其主要功能。依据纤维排列规则与否，分为规则致密结缔组织和不规则致密结缔组织，如图 2-9 所示。规则致密结缔组织主要构成肌腱和腱膜，其特点是大量密集的胶原纤维顺着受力的方向平行排列成束，纤维间可见成行排列的成纤维细胞；不规则致密结缔组织主要见于真皮、硬脑膜、巩膜及许多器官的被膜等部位，其特点是方向不一的胶原纤维彼此交织成致密的板层结构，纤维之间含少量基质和成纤维细胞。

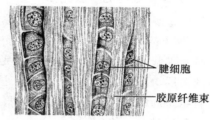

腱细胞
胶原纤维束

(a) 肌腱

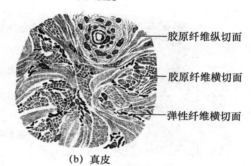

胶原纤维纵切面
胶原纤维横切面
弹性纤维横切面

(b) 真皮

图 2-9 致密结缔组织

（三）脂肪组织

脂肪组织由大量脂肪细胞组成，聚集成群的脂肪细胞被疏松结缔组织分隔成许多脂肪小叶，其模式如图 2-10 所示。脂肪组织主要分布于浅筋膜、肠系膜等处，具有储存脂肪、参与能量代谢、缓冲压力、维持体温等功能。案例一中，患者诊断为皮下脂肪瘤，他与正常脂肪组织的主要区别在于有包膜和纤维间隔。

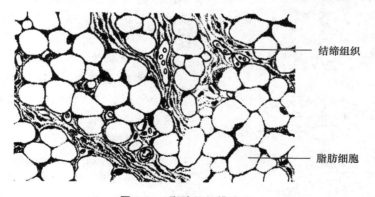

结缔组织

脂肪细胞

图 2-10 脂肪组织模式图

（四）网状组织

网状组织由网状细胞、网状纤维和基质构成。网状细胞呈星形，其突起彼此连结成

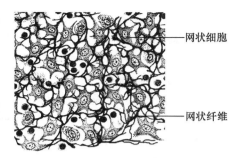

网。网状组织主要分布于造血器官、淋巴器官等处，构成血细胞生存和发育的微环境，如图 2-11 所示。

图 2-11　网状组织

二、软骨组织与软骨

软骨组织由软骨细胞、基质及纤维构成。软骨由软骨组织及其周围的软骨膜构成。

（一）软骨细胞的一般结构

软骨组织由软骨细胞和细胞间质构成。

1. 软骨细胞

软骨细胞一般位于软骨基质的小腔中，该小腔称软骨陷窝。幼稚的软骨细胞位于软骨组织的表层，单个分布，体积较小，呈椭圆形，长轴与软骨表面平行。成熟的软骨细胞位于软骨组织的中央，多以 2～8 个成群分布于软骨陷窝内，体积较大，呈圆形。软骨细胞有形成基质和纤维的功能。

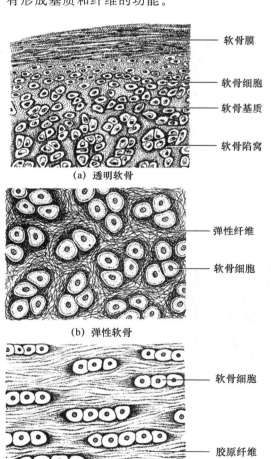

（a）透明软骨

（b）弹性软骨

（c）纤维软骨

图 2-12　软骨光镜结构模式图

2. 细胞间质

细胞间质包括基质和纤维。基质主要由软骨黏多糖和水分组成，呈凝胶状半固体。纤维包埋在基质中。

（二）软骨的分类

根据软骨基质内的纤维成分不同，可将软骨分为透明软骨、弹性软骨和纤维软骨 3 类，如图 2-12 所示。

1. 透明软骨

透明软骨（hyaline cartilage）分布于鼻、喉、气管和支气管以及关节软骨和肋软骨等部位。透明软骨含少量胶原纤维，该纤维和基质折光性一致，故 HE 染色标本上看不见纤维。

2. 弹性软骨

弹性软骨（elastic cartilage）分布于耳郭、会厌等部位。弹性软骨含大量弹性纤维，并相互交织成网。

3. 纤维软骨

纤维软骨（fibrous cartilage）分布于椎间盘、耻骨联合等部位。纤维软骨含大量的胶原纤维束，胶原纤维束交叉或成行排列。

三、骨组织与骨

骨组织由骨细胞和坚硬的细胞间质构成。

骨由骨组织、骨膜、骨髓及血管、神经等构成。

（一）骨组织的一般结构

骨组织由4类骨细胞和细胞间质构成，骨组织模式如图2-13所示。

1. 骨细胞

骨细胞包括骨细胞、骨原细胞、成骨细胞和破骨细胞。

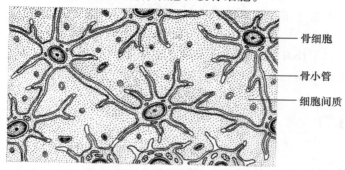

图2-13 骨组织模式图

（1）骨细胞：呈扁椭圆形，多突起。骨细胞的胞体位于骨陷窝内，突起位于骨小管内，相邻的骨细胞突起互相连结。

（2）骨原细胞：较小，呈梭形，位于骨膜与骨组织表面交界处，是骨组织的干细胞，当骨组织生长或改建时，骨原细胞可分化为成骨细胞。

（3）成骨细胞：多突矮柱状细胞，分布在骨组织表面。核圆形，胞质嗜碱性。电镜下，胞质内有大量的粗面内质网和发达的高尔基复合体。成骨时，成骨细胞合成胶原纤维和基质，称类骨质，钙盐沉积后便成为骨基质，成骨细胞包埋于其中，继而转变为骨细胞。

（4）破骨细胞：位于需要改建的骨组织表面，由多个单核细胞融合而成，数量较少。破骨细胞可溶解和吸收骨基质。

2. 细胞间质

细胞间质又称骨基质，由有机物和无机物组成。有机物主要为大量的胶原纤维和少量凝胶状的基质，无机物主要为钙盐。骨质呈板层状排列，形成骨板。骨板内或骨板之间有许多小腔，称骨陷窝。骨陷窝周围有许多放射状排列的细小管道，称骨小管，相邻的骨陷窝通过骨小管互相通连。

（二）骨密质和骨松质

1. 骨密质

骨密质主要分布于长骨的骨干，由规则排列的骨板及分布于骨板内、骨板间的骨细胞组成。按骨板排列方式可分为环骨板、骨单位和间骨板3类。骨密质立体模式如图2-14所示。

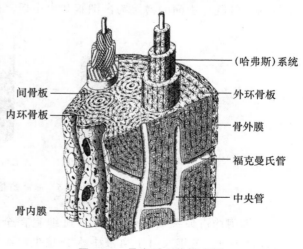

图2-14 骨密质立体模式图

（1）**环骨板**：分为外环骨板和内环骨板，外环骨板位于骨干周围，约有十几层骨板，呈环形排列。内环骨板位于骨髓腔周围，为几层排列不规则的骨板。

（2）**骨单位**（osteon）：在内、外环骨板之间的大量长柱状结构，又称**哈弗斯系统**（Haversian system），是由 4～20 层同心圆排列的骨板围绕中央管构成的。骨单位的长度为 3～5 mm，粗细不一，其方向与骨干长轴一致，是长骨中起支持作用的主要结构。

（3）**间骨板**：主要分布于骨单位之间，为不规则排列的骨板结构。

2. 骨松质

骨松质主要分布于长骨的骨骺内，是由大量针状或片状的骨小梁交织而成的网架结构，其网孔内充满红骨髓。骨小梁由平行排列的骨板和骨细胞构成。

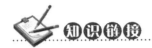知识链接

老年性骨质疏松症

　　骨质疏松症是一种系统性骨病，其特征是骨量下降，骨的微细结构破坏，表现为骨的脆性增加，导致骨折的危险性大为增加，即使是轻微的创伤或无外伤的情况下也容易发生骨折。其骨结构改变为：①骨量减少，包括骨矿物质和其基质等比例的减少。②骨微结构退变，由骨组织吸收和形成失衡等原因所致，表现为骨小梁变细，断裂结构破坏。③骨的脆性增高、骨力学强度下降、荷载承受力降低，易于发生微细骨折或完全骨折。

四、血液

（一）概述

血液（blood）呈液态，是流动于心血管内的结缔组织，成人循环血容量约 5L。血液由**血浆**（plasma）和**血细胞**（blood cell）组成。从血管取少量血液加入适量抗凝血剂（如肝素或枸橼酸钠），经自然沉降或离心沉淀后，血液可分出 3 层：上层为淡黄色的血浆，下层为红细胞，中间的薄层为白细胞和血小板。血液的基本组成如图 2-15 所示。

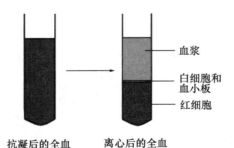

抗凝后的全血　　离心后的全血

图 2-15　血液的基本组成图

血细胞约占血液容积的 45%，血细胞在全血中所占的容积百分比，称**血细胞比容**（hematocrit）。老年人由于血液中水分减少，血细胞比容可能增大。血细胞包括红细胞、白细胞和血小板。在正常生理情况下，血细胞的形态和数量相对恒定如表 2-2 所示。在血

液的一般检查中，对外周血血细胞数量和质量的化验检查称血象。机体患病时，血象常有显著变化，故检查血象对于了解机体状况和诊断疾病十分重要。

血浆相当于结缔组织的细胞间质，约占血液容积的55%，主要成分是水、电解质、血浆蛋白和小分子有机物等。

血液具有运输营养物质、携带代谢产物、调节内环境相对稳定和防御等重要功能。

表 2-2　血细胞分类和正常值

血细胞	正常值
红细胞	男：$(4.0\sim5.5)\times10^{12}/L$ 女：$(3.5\sim5.0)\times10^{12}/L$
白细胞	$(4.0\sim10.0)\times10^{9}/L$
血小板	$(100\sim300)\times10^{9}/L$

（二）血浆

血浆成分中，水约占 90%～92%。电解质包括 Na^+、K^+、Ca^{2+}、Mg^{2+}、Cl^-、SO_4^{2-}、HCO_3^-、$H_2PO_4^-$ 等，其中阳离子主要是 Na^+，阴离子主要是 Cl^-。它们在形成血浆晶体渗透压、缓冲酸碱平衡等方面具有重要作用。血浆中的蛋白质统称血浆蛋白，主要有白蛋白（A）、球蛋白（G）和纤维蛋白原。血液在体外静置后，溶解状态的纤维蛋白原转变为不溶解状态的纤维蛋白，形成血凝块，析出的淡黄色清亮的液体称**血清**（serum）。血浆蛋白的生理作用主要有：形成血浆胶体渗透压；作为载体运输多种物质；抵御病原微生物和毒素，参与免疫反应；参与血液凝固和纤维蛋白溶解等过程；发挥营养功能等。

血浆渗透压由血浆胶体渗透压和血浆晶体渗透压两部分构成，正常值约为 $300\,mOsm/L$。

血浆晶体渗透压是血浆渗透压的主要部分，由电解质、葡萄糖等小分子物质形成，主要是 NaCl。血浆晶体渗透压保持相对稳定，对于调节细胞内外水分的交换，维持红细胞的正常形态和功能具有重要的作用。血浆胶体渗透压由血浆蛋白形成，主要是白蛋白。血浆胶体渗透压对于调节血管内外水分的交换，维持血容量具有重要的作用。血浆渗透压作用示意图如图 2-16 所示。

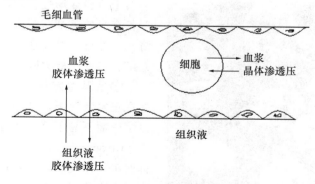

图 2-16　血浆渗透压作用示意图

（三）血细胞

各种血细胞的光镜结构如图 2-17 所示。

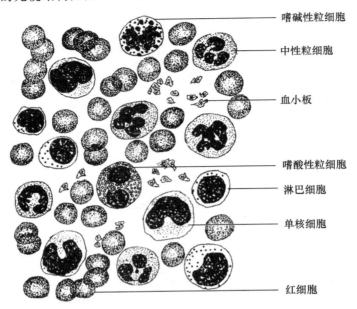

图 2-17 各种血细胞的光镜结构图

1. 红细胞（图 2-18）

（1）数量和形态：成熟的**红细胞**（erythrocyte，red blood cell，RBC）直径为 7.5～8.5 μm，呈双面微凹的圆盘状，无细胞核和细胞器。正常成年人红细胞数量：男性为 $(4.0～5.5)×10^{12}$/L；女性为 $(3.5～5.0)×10^{12}$/L。红细胞内的主要成分是**血红蛋白**（hemoglobin，Hb），它具有结合与运输 O_2 和 CO_2 的功能，供给全身组织和细胞所需的 O_2，并带走细胞代谢所产生的 CO_2。血红蛋白正常值成年男性为 120～160 g/L，成年女性为 110～150 g/L。若成年人红细胞数量或血红蛋白浓度低于正常值的下限，则称**贫血**。案例中病人血红蛋白值下降，出现贫血现象。

（2）生理特性：红细胞具有可塑变形性、渗透脆性和悬浮稳定性。

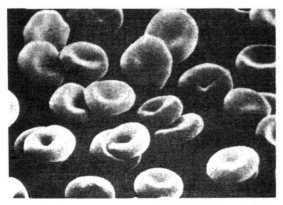

图 2-18 人红细胞扫描电镜图

①**可塑变形性**，指红细胞在通过口径小于其直径的毛细血管或血窦孔隙时，红细胞将发生变形，并在通过后恢复原状。衰老的红细胞其变形能力降低。

②**悬浮稳定性**（suspension stability），指在正常情况下，红细胞能较稳定地悬浮于血浆中而不易下沉，通常可用**红细胞沉降率**（erythrocyte sedimentation rate，ESR，简称血沉）来反映，即将抗凝全血置于血沉管中，垂直静置，在第 1 小时末观察红细胞下降的毫米数。血沉加快表示红细胞悬浮稳定

性降低。老年人特别是 60 岁以上的高龄者，多因纤维蛋白原增高而致血沉增快。

③渗透脆性，是指将红细胞置于低渗溶液中，红细胞会膨胀破裂发生溶血的特性。衰老的红细胞对低渗溶液的抵抗力降低，红细胞的渗透脆性增大。

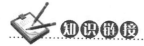 知识链接

红细胞的生成和破坏

成人红细胞在红骨髓生成，以蛋白质和铁作为原料，叶酸、维生素 B_{12} 是红细胞的成熟因子，当机体缺氧时，可通过促红细胞生成素和雄激素刺激骨髓造血，提高机体运氧能力。红细胞的平均寿命为 120 天，衰老的红细胞会在肝、脾破坏分解，有效成分被再利用合成新的红细胞。

2. 白细胞

血液白细胞超微结构模式图如图 2-19 所示。

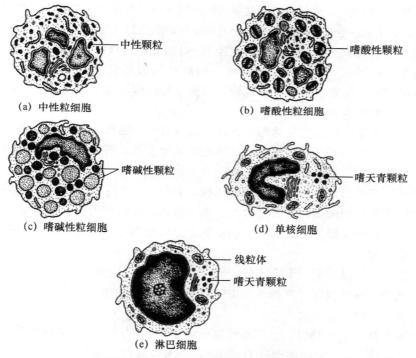

（a）中性粒细胞 —— 中性颗粒

（b）嗜酸性粒细胞 —— 嗜酸性颗粒

（c）嗜碱性粒细胞 —— 嗜碱性颗粒

（d）单核细胞 —— 嗜天青颗粒

（e）淋巴细胞 —— 线粒体、嗜天青颗粒

图 2-19 血液白细胞超微结构模式图

白细胞（leukocyte，white blood cell，WBC）是一种有核的球形细胞，能通过变形运动穿过毛细血管壁进入结缔组织或淋巴组织中，发挥防御和免疫功能。正常成人外周血白细胞总数约为 $(4.0 \sim 10.0) \times 10^9/L$。案例二中病人白细胞数目异常增多，诊断为白血病，临床表现为贫血、发热、感染和器官浸润等。根据白细胞胞质内有无特殊颗粒，可将其分为有粒白细胞和无粒白细胞两类。有粒白细胞又根据颗粒的嗜色性，分为中性粒细胞、嗜酸性粒细胞和嗜碱性粒细胞；无粒白细胞包括淋巴细胞和单核细胞两种。各类白细胞的百分比及主要功能如表 2-3 所示。

表 2-3　血液中各类白细胞的质量分数及主要生理功能

名　称	质量分数/（％）	主要功能
有粒白细胞		
中性粒细胞	50～70	吞噬杀菌
嗜酸性粒细胞	0.5～5	抑制过敏反应、抗寄生虫感染
嗜碱性粒细胞	0～1	与过敏反应的发生有关
无粒白细胞		
单核细胞	3～8	吞噬杀菌
淋巴细胞	20～40	参与特异性免疫反应

（1）中性粒细胞：白细胞中数量最多的一种。细胞呈球形，直径 10～12 μm，细胞核呈杆状或分叶状，一般分为 2～5 叶，叶间有细丝相连，正常人以 2～3 叶居多。幼稚的细胞核呈杆状，衰老的细胞核分叶数目多。在机体严重感染时，血涂片检查可见杆状核多的白细胞，称核左移，说明大量新生的白细胞从骨髓进入血液；4～5 叶核的细胞增多，则称核右移，说明衰老的白细胞增多或骨髓造血功能发生障碍。中性粒细胞的胞质内含有许多细小、分布均匀的中性颗粒，染色染成淡紫红色。中性粒细胞具有活跃的变形运动功能和吞噬功能。当机体受到某些细菌感染时，中性粒细胞能以变形运动穿出毛细血管，聚集到病变部位，吞噬消化细菌。

（2）嗜酸性粒细胞：细胞呈球形，直径 10～15 μm，胞核常为 2 叶；胞质内充满粗大、分布均匀的嗜酸性颗粒，染色染成橘红色。嗜酸性粒细胞也能作变形运动，并具有趋化性。它能吞噬抗原抗体复合物，灭活组胺，减弱过敏反应。在机体患过敏性疾病或寄生虫病时，血液中嗜酸性粒细胞增多。

（3）嗜碱性粒细胞：细胞呈球形，直径 10～12 μm，胞核呈 S 形或不规则形；胞质内含有嗜碱性颗粒，大小不等，分布不均，染色染成紫蓝色。嗜碱性粒细胞的功能与肥大细胞的相似，但两者的关系尚待研究。

（4）单核细胞：白细胞中体积最大的细胞，直径 14～20 μm，呈球形，胞核呈卵圆形、肾形、马蹄形或不规则形等；胞质丰富，呈弱嗜碱性，含散在的嗜天青颗粒。单核细胞具有趋化性，有活跃的变形运动功能。单核细胞穿过血管壁进入结缔组织后，分化成具有吞噬功能的巨噬细胞。

（5）淋巴细胞：呈球形，大小不等，直径 6～20 μm，依细胞体积的大小，可分为大、中、小 3 种类型的淋巴细胞。光镜下，细胞核圆，染色质致密，着色深；胞质少，染色染成天蓝色，含少量嗜天青颗粒。

淋巴细胞根据发生的部位、表面特性和免疫功能的不同，至少可分为 T 淋巴细胞、B 淋巴细胞、杀伤性（K）淋巴细胞和自然杀伤（NK）淋巴细胞等。血液中的 T 淋巴细胞产生于胸腺，约占淋巴细胞总数的 75%，能识别、攻击和杀灭异体细胞、肿瘤细胞等，参与细胞免疫；B 淋巴细胞产生于骨髓，约占淋巴细胞总数的 10%～15%，受抗原刺激后增殖分化为浆细胞，产生抗体，参与体液免疫。

3. 血小板

血小板（blood platelet）呈双凸圆盘状，直径 2～4 μm，无细胞核，其模式如图 2-20 所示。在血涂片中，因受到机械或化学刺激，形状常不规则，呈多突状，聚集成群。正常成人血小板的数

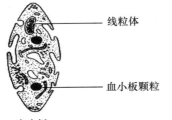

线粒体

血小板颗粒

血小板

图 2-20　血小板模式图

量约为（100～300）×10^9/L。血小板的功能有维持血管内皮的完整性，促进生理性止血，参与血液凝固。

当血小板数量减少至50×10^9/L以下时，血管内皮的完整性常受破坏，微小创伤或血管内压力稍有升高，便可使皮肤、黏膜下出现瘀点，甚至出现大片的紫癜或瘀斑，称血小板减少性紫癜。案例二中病人血小板数目低于正常，出现皮肤紫癜。正常情况下，小血管破损后血液流出，数分钟后出血自然停止，这种现象称生理性止血。临床上常用小针刺破指尖或耳垂使血液自然流出，测定出血的延续时间，称出血时间，正常约为1～3 min。当血小板数量减少或功能有缺陷时，出血时间会延长。

（四）血量、血型和输血

1. 血量

正常成人的血液总量约占体重的7%～8%，即每千克体重约有70～80 mL血液。一个体重为60 kg的成人，其血量约为4.2～4.8 L。

血量分为循环血量和储备血量。循环血量占绝大部分，约占90%，在心血管内循环流动。储备血量占小部分，滞留在肝、脾、肺、肠系膜、皮下静脉等处，流动慢，应急时可加入循环血量。血量的相对稳定是维持机体正常生命活动的重要保证。

2. 血型

血型（blood type）通常是按红细胞膜上特异性抗原的种类划分，与临床关系最密切的是ABO血型系统和Rh血型系统。

（1）ABO血型系统：ABO血型是以红细胞膜表面A、B凝集原（抗原）的有无及种类作为分类依据的。凡红细胞膜上只有A凝集原的为A型，只有B凝集原的为B型，A、B凝集原均有的为AB型，A、B凝集原均无的为O型。

人类ABO血型系统中，还有溶解在血浆中不同的凝集素（抗体）。当特异性凝集素与红细胞膜相应的凝集原相遇时，可引起红细胞凝集。人类ABO血型系统中，不能含有能使自身红细胞发生凝集的凝集素。因此，A型血血浆中含抗B凝集素，B型血血浆中含抗A凝集素，O型血血浆中含抗A和抗B凝集素，AB型血血浆中既不含有抗A凝集素也不含有抗B凝集素。ABO血型系统的抗原抗体分布如表2-4所示。

表2-4　ABO血型系统中的凝集原和凝集素

血　型	红细胞上的凝集原（抗原）	血浆-血清中的凝集素（抗体）
A	A	抗B
B	B	抗A
AB	A、B	无
O	无	抗A、抗B

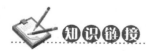 知识链接

ABO血型系统的亚型

在ABO血型系统中还存在亚型，其中与临床较为密切的是A型血的A$_1$、A$_2$亚型。A$_1$型：红细胞膜上有A和A$_1$凝集原，血浆中只含抗B凝集素。A$_2$型：红细胞膜上有A凝集原，无A$_1$凝集原，血浆中含抗B和抗A$_1$凝集素。同

样 AB 型血也可分为 A_1B 型和 A_2B 型。虽然我国汉族人群中 A_2、A_2B 型在 A 型血和 AB 型血中不超过 1%，但在临床输血时仍需注意。

(2) Rh 血型系统：通常将含有 D 抗原的红细胞称为 Rh 阳性，不含有 D 抗原的称 Rh 阴性。我国汉族人中有 99% 的人是 Rh 阳性，有些少数民族中 Rh 阴性者比例较大。

Rh 血型的重要特点是无论 Rh 阳性还是 Rh 阴性，其血浆中均不存在天然的抗 Rh 的抗体。因此，当 Rh 阴性受血者首次接受 Rh 阳性供血者的红细胞后，因 Rh 阴性受血者体内无天然抗 Rh 的抗体，一般不发生因 Rh 血型不合而引起的凝集反应。但供血者的 Rh 阳性红细胞进入受血者体内，刺激机体会产生后天性抗 Rh 的抗体。当 Rh 阴性受血者再次接受 Rh 阳性供血者的红细胞时，其体内抗 Rh 的抗体可与供血者红细胞发生凝集反应而发生溶血。

3. 输血的原则

案例二中为了缓解病人血象偏低的症状，可以考虑输血治疗。可以输全血，也可以采取成分血输血治疗。为了保证输血安全，提高输血效果，避免由于输血误差，造成病人的严重损害，在输血过程中，必须杜绝红细胞凝集反应的发生，这是输血的根本原则。因此，输血前必须做交叉配血试验。

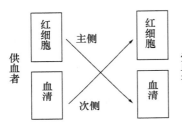

图 2-21　交叉配血试验

交叉配血试验是将供血者的红细胞与受血者的血清相混合（主侧），同时将受血者的红细胞与供血者的血清相混合（次侧），如图 2-21 所示。如果主侧和次侧均不发生凝集，即为配血相合，可以输入。如果主侧凝集，不管次侧结果如何，均为配血不合，则绝对不能输血。如果主侧不凝集，次侧凝集，一般不宜输入，特殊情况下输入的量不宜过多，速度不宜过快，并严密观察。重复输血（同一供血者）仍需做交叉配血试验，以防止 Rh 血型不合引起的输血反应。

输血是一个多环节的过程，每个环节上的失误都可能造成严重事故。因此，进行输血操作时，必须严格遵守输血原则，密切注意观察；而且只在确实需要时才进行输血，绝不可盲目滥用。

4. 老年人输血

老年人输血应注意少用库存血，宜用近期血为好。这是由于血液储存后血浆的尿素氮、肌酐、钾和乳酸盐含量均会增高，而老年人肾功能逐渐减退，血浆中的尿素氮、肌酐、钾浓度会比年轻人相对增高，pH 常下降，输入库血，可使原有代谢紊乱更加严重。如果输血后血钾增高可引起心律失常，甚至心跳骤停；如果合并有肝功能减退，则输血后可诱发肝性脑病。

任务三　肌组织

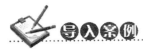

患者，男性，50 岁，半月来出现双眼睑下垂、眼球活动不灵活、复视、四肢无力、行走困难、双上肢抬举费力、腰膝酸软等症状。近 3 天出现呼吸及吞咽困难。本病诊断为重症肌无力。

本病例的确诊须具备以下的基本知识：

1. 肌形态、分类和功能
2. 骨骼肌组织收缩机制

任务三将介绍肌组织的分类和各类肌组织的正常形态结构以及特点。

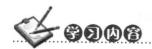 学习内容

肌组织（muscle tissue）主要由具有收缩功能的肌细胞构成。肌细胞之间有少量结缔组织。肌细胞呈细长纤维状，因此又称肌纤维。肌纤维的细胞膜称肌膜，细胞质称肌浆，肌浆中有许多与细胞长轴相平行排列的肌丝。肌组织根据结构、功能、分布不同分为骨骼肌、心肌和平滑肌 3 类。

一、骨骼肌

骨骼肌（skeletal muscle）分布于头部、躯干和四肢，通过肌腱附着于骨骼上，骨骼肌活动受意识支配，收缩迅速有力，属于随意肌。

（一）骨骼肌纤维的一般结构

骨骼肌纤维呈细长的圆柱状，长 1～40 mm，直径 10～100 μm。细胞核呈椭圆形，数量多个甚至上百个，位于细胞的周边，靠近肌膜。肌浆内含有许多与肌纤维长轴平行排列的肌原纤维。每条肌原纤维上有许多相间排列的明带和暗带。在同一肌纤维中，所有肌原纤维的明带和暗带整齐地排列在同一平面上，因而每条肌纤维显示出明暗相间的横纹，如图 2-22 所示，故又称横纹肌。

肌原纤维的暗带着色深称 A 带，A 带的中间部有一浅染的窄带称 H 带，H 带的中央有一条较深的 M 线。肌原纤维明带着色浅称 I 带，其中部有一条较深的细线，称 Z 线，相邻两个 Z 线之间的一段肌原纤维称肌节（sarcomere），每个肌节包括 1/2 I 带、1 个 A 带和 1/2 I 带。肌节是肌原纤维结构和功能的基本单位。骨骼肌肌原纤维示意图如图 2-23 所示。

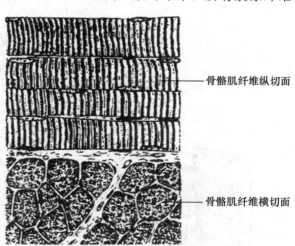

骨骼肌纤维纵切面

骨骼肌纤维横切面

图 2-22　骨骼肌光镜结构

（二）骨骼肌纤维的超微结构

1. 肌原纤维

在电镜下可见每条肌原纤维（myofibril）由许多细而密的粗肌丝、细肌丝平行排列所组成如图 2-23 所示。细肌丝直径约 5 nm，呈花瓣状环绕在粗肌丝周围。粗肌丝直径 8～16 nm，均匀分布于细肌丝之间。粗肌丝由肌球蛋白构成，肌球蛋白分子排列成条状，形成粗丝杆状部和球状头部，其杆状部排列朝向 A 带中央的 M 线，并相互聚合在一起，形成粗丝主干部；球状部裸露在粗肌丝表面，形成了横桥。细肌丝由肌动蛋白、原肌球蛋白、肌钙蛋

白 3 种组成，它起自 Z 线，位于 I 带并伸向 A 带中。当肌纤维收缩时，细肌丝向 M 线方向滑动，这时 I 带和 H 带同步变窄，肌节缩短。

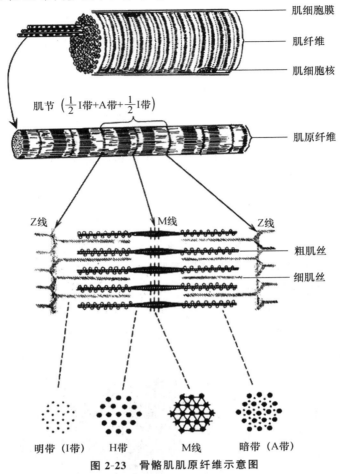

图 2-23　骨骼肌肌原纤维示意图

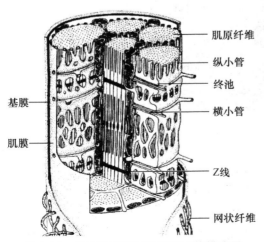

图 2-24　骨骼肌纤维超微结构立体模式图

2. 横小管

横小管（transverse tuble）是肌膜向细胞内凹陷形成的横行小管，位于暗带与明带交界处，并围绕于每条肌原纤维的周围。横小管可将肌膜的兴奋迅速传到细胞内，引发一条肌纤维内各肌节同步收缩，如图 2-24 所示。

3. 肌浆网

肌浆网为肌浆内的滑面内质网，它沿肌原纤维长轴纵行排列并包绕在肌原纤维周围，形成网管状系统。肌浆网位于横小管之间。肌浆网靠近横小管两侧的部分横向贯通形成膨大的结构，称**终池**（terminal cisternae），终池内含有大量的钙离子，故又称钙池。两侧终池及中间的横小管合称**三联体**（triad）。肌浆网的膜上有钙泵和钙通道。肌浆网的功能是储存钙离子和调节肌浆内钙离子的浓度。

4. 线粒体

骨骼肌纤维线粒体数量多，分布于肌膜下及肌原纤维之间。线粒体产生 ATP，为肌纤维收缩提供能量。

（三）骨骼肌的收缩功能

目前公认的骨骼肌收缩机制是肌丝滑行学说。该学说认为，肌纤维收缩并不是肌纤维中肌丝本身的缩短或卷曲，而是细肌丝在粗肌丝之间滑行的结果。肌丝滑行使肌节长度缩短，肌原纤维缩短表现为肌纤维收缩。肌纤维处于静息状态时，原肌球蛋白遮盖肌动蛋白上与横桥结合的位点，横桥无法与位点结合。当神经冲动引起肌纤维兴奋并收缩时，其过程大致为：①神经冲动经运动终板传至肌膜；②肌膜兴奋经横小管传至细胞内部，引起终池和肌浆网兴奋，钙通道打开，Ca^{2+} 进入肌浆，致使肌浆中 Ca^{2+} 浓度升高；③Ca^{2+} 与细肌丝中的肌钙蛋白结合，引起肌钙蛋白构型发生改变，牵拉原肌球蛋白移位，将肌动蛋白上与横桥结合的位点暴露出来，引发横桥与肌动蛋白结合；④横桥一旦与肌动蛋白结合，便激活横桥上的 ATP 酶，使 ATP 分解释放能量，使横桥发生扭动，牵拉细肌丝向 M 线肌节中心方向滑行；⑤结果是肌节缩短，肌纤维收缩；⑥当肌浆中 Ca^{2+} 浓度降低时，肌钙蛋白与 Ca^{2+} 分离，原肌球蛋白又回归原位将肌动蛋白上的结合点遮盖。横桥停止扭动，与肌动蛋白脱离，细肌丝滑出，肌节恢复原长度，表现为肌纤维舒张。病例中，患者的神经肌肉接头处突触后膜上的受体被破坏，经运动终板传至肌膜的信号被中断，不能引起骨骼肌的充分收缩，从而导致肌无力。

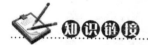

老年人小腿抽筋的解决办法

抽筋的学名称肌肉痉挛，是一种肌肉自发的强直性收缩。发生在小腿和脚趾的肌肉痉挛最常见，发作时疼痛难忍，尤其是发生在半夜，往往把人痛醒，长时间不能止痛，严重影响睡眠。小腿抽筋发作时要"反其道而行之"，即朝其作用力相反的方向扳脚趾并坚持 1～2 分钟以上，即可缓减疼痛。预防腿脚抽筋，平时应注意以下几点：①驱寒保暖；②注意睡眠姿势；③走路或运动时间不可过长；④适当参加体育锻炼；⑤必要时补充一些维生素 E；⑥适当补钙，多吃奶制品、瘦肉等食品有待考证。

二、心肌

心肌（cardiac muscle）分布于心壁和出入心大血管根部，主要由心肌纤维构成。心肌收缩不受意识支配，是不随意肌。

（一）心肌纤维的一般结构

心肌纤维呈短圆柱状，常有分支，并彼此吻合成网，心肌纤维相互连结处称**闰盘**（intercalated disc）。细胞核呈椭圆形，可有 1～2 个，位于细胞中央。肌浆较丰富，富含线粒体、糖原和少量脂肪滴、脂褐素等。在光镜下，闰盘呈深色的线状或阶梯状，横贯心肌纤维。心肌纤维表面也有横纹，但不如骨骼肌纤维的明显，如图 2-25 所示。

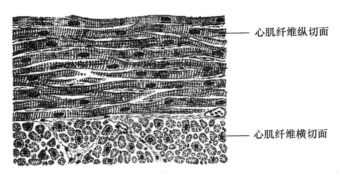

心肌纤维纵切面

心肌纤维横切面

图 2-25　心肌光镜结构模式图

（二）心肌纤维的超微结构特点

心肌纤维的超微结构和骨骼肌纤维相似。其特点为：①闰盘是相邻心肌细胞间的连结结构，位于 Z 线水平，由相邻心肌细胞伸出的许多短突相互嵌合而成，常呈阶梯状，小分子物质可通过闰盘传递信息，有利于心肌纤维作同步节律性收缩；②肌原纤维不如骨骼肌纤维明显；③横小管位于 Z 线水平；④肌浆网不发达，常在一侧形成终池，与横小管紧贴形成**二联体**（diad），如图 2-26 所示。

三、平滑肌

平滑肌（smooth muscle）主要分布于内脏、血管等处，它的收缩也不受意识支配，是不随意肌。平滑肌纤维呈长梭形，长 15～200 μm，无横纹，细胞核呈卵圆形，单个，位于细胞中央。平滑肌纤维平行成束或成层排列，相邻肌纤维互相嵌合，如图 2-27 所示。

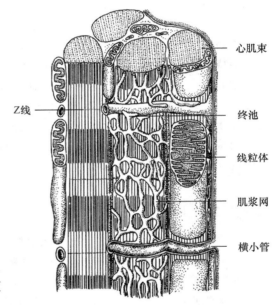

心肌束

Z 线

终池

线粒体

肌浆网

横小管

图 2-26　心肌纤维超微结构示意图

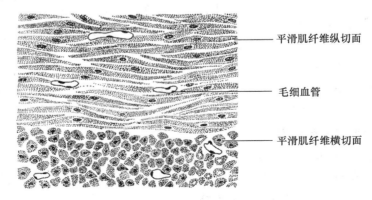

平滑肌纤维纵切面

毛细血管

平滑肌纤维横切面

图 2-27　平滑肌光镜结构模式图

任务四 神经组织

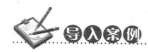导入案例

患者，男性，56岁，3个月前突然头晕、呕吐不止，在当地医院输液治疗无好转，病情逐渐加重，四肢运动感觉障碍，经强化核磁共振检查和脑脊液化验检查后，诊断为中枢神经脱髓鞘疾病。

患者的确诊须具备以下的基本知识：

1. 中枢神经组织的组成和神经细胞结构特点；
2. 中枢神经胶质细胞的分类和结构特点；
3. 髓鞘构成和结构特点。

任务四将介绍神经组织的正常形态结构及特点。

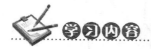学习内容

神经组织（nerve tissue）主要由神经细胞和神经胶质细胞组成。神经细胞又称神经元，它能接受刺激和传导兴奋，是神经系统结构和功能的基本单位。神经胶质细胞对神经元起支持、营养、保护和绝缘等作用。

一、神经元

（一）神经元的形态结构

神经元（neuron）形态多样，但一般都可分为胞体和突起两部分。胞体的结构有细胞膜、细胞质和细胞核，突起分轴突和树突两种。神经元形态结构模式如图2-28所示。

1. 胞体

神经元的胞体差异很大，有圆形、星形等，胞核大而圆，着色浅，核仁明显；细胞膜为可兴奋膜，具有接受刺激、产生及传导神经冲动的作用；细胞质内主要含有嗜染质和神经原纤维等。

（1）嗜染质：又称**尼氏体**（Nissl body），呈小块状或颗粒状，HE染色呈紫蓝色，电镜下嗜染质由发达的粗面内质网及游离

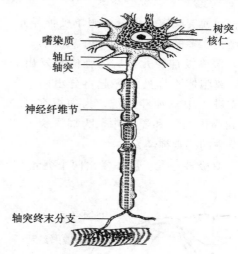

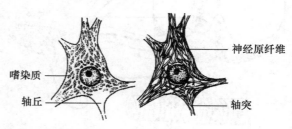

图 2-28 神经元形态结构模式图

核糖体构成，它能合成蛋白质、酶和神经递质。当神经元损伤或中毒时，可引起嗜染质减少，乃至消失。若损伤恢复，有害因素除去，嗜染质又可恢复。因此，嗜染质的形态结构可作为判定神经元功能状态的一种标志。

（2）神经原纤维：呈细丝状，在银染切片中被染成黑色，相互交织成网，并伸入到轴突和树突内，电镜下神经原纤维由神经丝和微管构成，具有支持神经元、参与细胞内物质运输等功能。

2. 突起

（1）**轴突**（axon）：每个神经元只有一根轴突，它细长均匀。轴突一般有侧支及树枝状终末分支。轴突起始部膨大称轴丘，此处无嗜染质，故着色较浅。轴突表面的胞膜称轴膜，轴突内的胞质称轴质，物质在轴质内的流动，称轴突运输。轴突的主要功能是将神经冲动从胞体传至其他神经元或效应器。

（2）**树突**（dendrite）：指从胞体发出的一至多个突起，起始部分较粗，经反复分支而变细，形如树枝状。树突表面一般都有很多短小突起，称树突棘，树突棘是形成突触的主要部位。树突表面通常有受体，其功能主要是接受神经冲动，并将冲动传给胞体。

（二）神经元的分类

1. 按神经元突起数量分类

按神经元突起数量可分为假单极神经元、双极神经元、多极神经元，如图2-29所示。

（1）假单极神经元：从细胞体只发出一个突起，离胞体不远处该突起再分出两个分支，一支进入中枢神经系统，为中枢突，一支分布到周围组织和器官中，为周围突。如脊神经节内的感觉神经元。

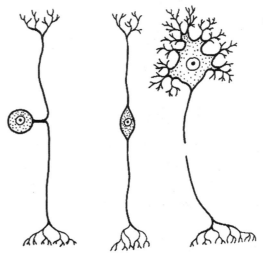

(a) 假单极神经元　(b) 双极神经元　(c) 多极神经元

图 2-29　各类神经元

（2）双极神经元：胞体发出两个突起，一个称轴突，一个称树突。如视网膜的双极神经元。

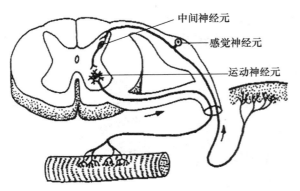

图 2-30　不同功能的神经元

（3）多极神经元：胞体发出一个轴突和多个树突。如脊髓前角的运动神经元。

2. 按神经元功能和传导方向分类

按神经元功能和传导方向可分为感觉神经元、运动神经元、中间神经元，如图 2-30 所示。

（1）感觉神经元：传入神经元，一般为假单极神经元。胞体分布在脑神经节、脊神经节内，能感受各种刺激。

（2）运动神经元：传出神经元，为多极神经元。这种神经元支配肌肉的运动和腺细胞的分泌活动。

（3）中间神经元：又称联络神经元。多为多极神经元，约占神经元总数的99%，分布在感觉神经元和运动神经元之间，起联络作用。

3. 按神经元释放神经递质分类

按神经元释放神经递质可分为胆碱能神经元、肽能神经元、肾上腺素能神经元。

（1）胆碱能神经元：释放乙酰胆碱。

（2）肽能神经元：释放甘氨酸、谷氨酸等。

（3）肾上腺素能神经元：释放单胺类物质，如去甲肾上腺素、5-羟色胺和多巴胺。

（三）突触

神经元与神经元之间、神经元与非神经元之间的接触部位称**突触**（synapse），是细胞间连结方式。只有通过突触，神经冲动才能在神经元之间传递。神经元之间的连结中，最常见的是一个神经元的轴突末端与另一个神经元的树突、树突棘或胞体形成突触，即轴-树突触、轴-棘突触或轴-体突触。

1. 突触分类

突触可分为电突触和化学性突触。

（1）电突触：结构简单，通过电流传递信息。

（2）化学性突触：一种最常见的连结方式，这种突触是以神经递质为媒介进行信息传递的。

2. 化学性突触结构

光镜观察化学性突触，可见轴突末梢膨大呈钮扣状或球状，紧贴于另一个神经元胞体或树突表面。经电镜观察，化学性突触由突触前成分、突触间隙和突触后成分3部分构成。突触前成分是轴突末端膨大处，表面为特化增厚的突触前膜，前膜内轴质中含有线粒体和大量突触小泡，小泡内含神经递质；突触间隙为突触前膜和突触后膜之间的窄隙；突触后成分主要是另一个神经元胞体或树突细胞膜特化增厚形成的突触后膜，膜上有特异性受体，一种受体只能结合一种神经递质，如图2-31所示。

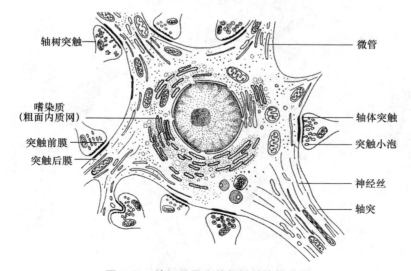

图 2-31　神经元及突触超微结构模式图

当神经冲动沿轴膜传到突触前膜时，突触小泡紧贴突触前膜，以出胞方式释放神经递质到突触间隙内，神经递质迅速与突触后膜的特异性受体结合，从而使受体分子的构型发生变化，改变了突触后膜对离子的通透性，使后一个神经元产生神经冲动并进行传导。

（四）神经纤维和神经

1. 神经纤维

神经纤维由轴突或感觉神经元的长突起及包在外表的神经胶质细胞构成，其功能是传导神经冲动。根据有无髓鞘，神经纤维分为有髓神经纤维和无髓神经纤维两类，如图 2-32 所示。

2. 神经

神经是周围神经系统的神经纤维集合在一起，外面包绕结缔组织膜而成的条索状结构。

（五）神经末梢

周围神经纤维的末端终止于其他组织或器官内形成一定的结构，称**神经末梢**。按其功能可分为感觉神经末梢和运动神经末梢两类。

1. 感觉神经末梢

感觉神经末梢是感觉神经元轴突的终末部。感觉神经末梢与其他结构共同组成感受器，它能接受刺激，并将刺激转变为神经冲动。感觉神经末梢按其结构可分为游离神经末梢和有被囊神经末梢两类。感觉神经末梢光镜结构示意图如图 2-33 所示。

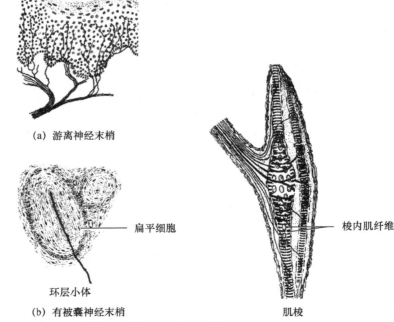

图 2-32 神经纤维髓鞘形成示意图

（a）游离神经末梢

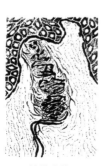

触觉小体

环层小体

（b）有被囊神经末梢

梭内肌纤维

肌梭

图 2-33 感觉神经末梢光镜结构示意图

（1）游离神经末梢：游离神经末梢呈树枝状，无髓鞘，多分布于表皮、角膜上皮、黏膜上皮细胞之间及某些结缔组织内，主要感受温度觉和痛觉。

（2）有被囊神经末梢：该末梢均有结缔组织包绕。例如：①触觉小体：为椭圆形小体，分布于真皮的乳头层，感受触觉；②环层小体：呈球形或椭圆形，环层小体分布于真皮深层、胸膜、腹膜等处，感受压觉和振动觉；③肌梭：呈梭形，分布于骨骼肌的本体感受器。肌梭能感受肌纤维的牵引、伸缩变化，进而调节骨骼肌纤维的张力。

2．运动神经末梢

运动神经末梢是运动神经元轴突的终末部。它主要分布于骨骼肌、平滑肌和腺体内，支配肌肉的活动和腺体的分泌，故又称效应器。运动神经末梢按其分布与功能可分为躯体运动神经末梢和内脏运动神经末梢两类。

（1）躯体运动神经末梢：躯体运动神经末梢又称**运动终板**。它是运动神经纤维终末失去髓鞘后形成的爪状细支，其末端贴附于骨骼肌纤维的表面，形成椭圆形的板状隆起，如图 2-34 所示。

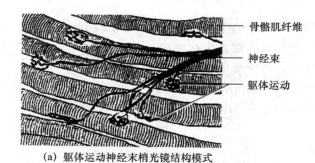

（a）躯体运动神经末梢光镜结构模式

（b）躯体运动神经末梢超微结构模式

图 2-34　躯体运动神经末梢模式图

（2）内脏运动神经末梢：内脏运动神经为较细的无髓鞘神经纤维，末梢分支呈丛状，其终末分支成串珠状膨突，与平滑肌、心肌纤维或腺细胞表面接触，形成突触。内脏运动神经末梢的兴奋可引起肌的收缩和腺体分泌。

二、神经胶质细胞

神经胶质细胞广泛分布于神经系统内，散布于神经元胞体或突起周围，具有支持、滋养、保护和绝缘等作用，也有吸收和调节某些活性物质的功能。根据其存在的部位，分为中枢神经系统的神经胶质细胞和周围神经系统的神经胶质细胞两类。

（一）中枢神经系统的神经胶质细胞

中枢神经系统的神经胶质细胞分为星形胶质细胞、少突胶质细胞、小胶质细胞和室管膜细胞4类。星形胶质细胞参与构成血——脑屏障；少突胶质细胞的突起包绕轴突形成中枢神经纤维的髓鞘；小胶质细胞具有吞噬作用，如图2-35所示；室管膜细胞分布在脑室及脊髓中央管的内表面。导入案例中患者中枢神经纤维的髓鞘出现损伤，其特征的病理变化是神经纤维的髓鞘脱失而神经元相对保持完整。髓鞘的脱失会影响神经冲动的传送，出现临床症状。

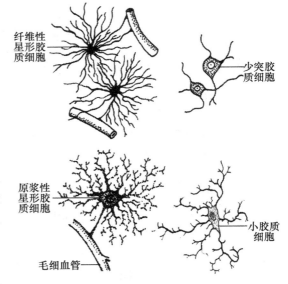

（二）周围神经系统的神经胶质细胞

周围神经系统的神经胶质细胞包括神经膜细胞（又称施万细胞）和神经节胶质细胞

图2-35　中枢神经系统的神经胶质细胞

（又称卫星细胞）。神经膜细胞包绕神经元的轴突，形成周围神经纤维的髓鞘；神经节胶质细胞是包裹在神经节细胞胞体周围的一层扁平或立方形细胞。

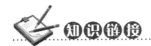 知识链接

老年痴呆症

2012年9月，央视联合新京报等多家媒体，呼吁消除社会歧视，为"老年痴呆"正名。卫生部表示，老年痴呆症的规范名称是"阿尔茨海默病"，但由于这个名词相对专业，因此普及推广还需要一个过渡期。国内已有专业机构启动了申请更名工作。

根据我国部分地区调查显示，60岁及以上人群老年痴呆症的患病率为4.2%。我国现有600万左右的老年痴呆症患者，患病人数已居世界各国之首，但是能够意识到自己患病，并到医院就诊的却只有15%。另有统计数据显示，该病有2/3的患者是女性。

小　结

人体有上皮组织、结缔组织、肌组织、神经组织4类基本组织。上皮组织可分为被覆上皮、腺上皮和特殊上皮3种类型。被覆上皮又分为单层扁平上皮、单层立方上皮、单层柱状上皮、假复层纤毛柱状上皮、复层扁平上皮、变移上皮6种类型。腺上皮是由胚胎时期的被覆上皮向深部结缔组织中增生、迁移而形成的，构成内分泌腺或外分泌腺。

结缔组织包括固有结缔组织、软骨组织、骨组织和血液4类。固有结缔组织又分为疏

松结缔组织、致密结缔组织、脂肪组织和网状组织。疏松结缔组织由多种细胞、基质和纤维等组成。软骨组织由软骨细胞、纤维和基质构成，根据所含纤维的不同，软骨分为透明软骨、弹性软骨和纤维软骨 3 类。骨组织由骨细胞及大量钙化的细胞间质（骨质）组成。血液由血浆和血细胞组成。血浆相当于细胞间质，血细胞包括红细胞、白细胞和血小板。ABO 血型是以红细胞膜表面 A、B 凝集原的有无及其种类来作为其分类依据的，分为 A 型、B 型、AB 型和 O 型 4 种。

　　肌组织主要由肌纤维构成，可分为骨骼肌、心肌和平滑肌 3 种。骨骼肌附于骨骼上；心肌分布于心脏，构成心房、心室壁上的心肌层；平滑肌分布于内脏和血管壁。骨骼肌与心肌的肌纤维均有横纹，平滑肌纤维无横纹。骨骼肌的收缩受意志支配，属于随意肌。心肌与平滑肌受自主性神经支配，属于不随意肌。

　　神经组织由神经元和神经胶质细胞组成。神经元由胞体和突起组成，可分为不同的种类。神经胶质细胞分为周围神经系统的神经胶质细胞和中枢神经系统的神经胶质细胞。

◤ 能力检测

1. 名词解释：基本组织、内皮、蜂窝组织、骨单位、神经元、血细胞比容、血沉、血型、闰盘、肌节。
2. 简述上皮组织和结缔组织的结构特点。
3. 简述疏松结缔组织中主要细胞的形态结构和功能。
4. 简述软骨组织、骨组织的组成、结构特点。
5. 描述 3 种有粒白细胞在光镜下的结构和功能。
6. 简述红细胞的生理特性，血浆渗透压的形成及其生理意义。
7. 试述血型的常见分类和输血治疗的基本原则。
8. 试述骨骼肌和心肌纤维超微结构的区别。
9. 简述骨骼肌组织的结构特点及收缩的机制。
10. 简述神经元的形态结构及突触结构。

项目三　运动系统

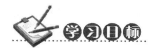

通过本项目的学习，你应：

1. 记忆骨的分类和构造，关节的基本结构、辅助结构和运动，脊柱、胸廓和骨盆的组成和结构特点，肩、肘、髋、膝关节的组成、结构特点和运动，主要肌的位置和作用。

2. 理解肌形成的局部结构，腹股沟管的位置、构成及其内容。

3. 认识主要骨的结构特点，男性、女性骨盆的差别。

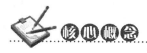

骨　关节　骨骼肌　体表标志

运动系统（locomotre system）由骨、骨连结和骨骼肌 3 部分构成，约占人体体重的 60%。全身各骨借骨连结相连构成人体支架称骨骼。骨骼肌附着于骨，构成人体基本形态。运动系统对人体具有支持、保护和运动等功能。在运动过程中，骨骼肌在神经系统的支配下收缩，牵拉骨骼产生运动，骨骼肌是运动的动力，骨是运动的杠杆，骨连结是运动的枢纽。

人体某些部位的骨或骨骼肌，常在体表形成比较明显的隆起或凹陷，称体表标志。这些标志在临床医护工作中具有十分重要的意义。

任务一　骨和骨连结

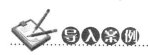

案例一　患者，男性，58 岁，因右下肢疼痛、麻木 3 个月就诊。查体：腰 4～5 压痛并向右下肢放射，直腿抬高及加强试验阳性，右小腿皮肤感觉迟钝，跟腱反射减弱，肌力 V 级。CT 示：腰 4～5 椎间盘突出，硬膜囊受压。临床诊断：腰椎间盘突出症。

患者的确诊需要具备以下人体结构知识：

1. 骨的形态结构

2. 椎间盘的位置、结构

案例二　患者，男性，68 岁，工人，主因右髋关节疼痛半年就诊。自诉行走时右髋关节疼痛，并有间歇性跛行，予消炎止痛类药可暂缓解。患者自 17 岁开始饮酒，日饮白酒 250 mL，67 岁时戒酒。查体：右髋关节压痛，大转子叩击痛。X 线片示：右股骨头不规则、稍扁、可见虫噬状骨质低密度影，右髋关节间隙尚可。临床诊断：右股骨头缺血性坏死。

患者的确诊需要具备以下人体结构知识：
1. 骨的形态结构；
2. 髋关节的组成、结构特点。

任务一将介绍骨和骨连结，以及老年人骨与骨连结的形态结构变化。

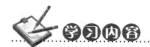 学习内容

一、概述

（一）骨

每块骨均是一个器官，都具有一定的形态和结构，坚硬而有弹性，含有丰富的血管和神经。它不但能生长发育，而且具有改建、修复和再生能力。

1. 骨的形态和分类

成人共有 206 块骨，按部位分为颅骨、躯干骨和四肢骨 3 部分，如图 3-1 所示；按形态可分为长骨、短骨、扁骨和不规则骨 4 类。

（1）长骨：呈长管状，分一体两端。体称骨干，其内部空腔称**骨髓腔**，容纳骨髓；两端膨大称**骺**，具有光滑的**关节面**。长骨主要分布于四肢，如肱骨、指骨等。

（2）短骨：一般呈立方形，多成群连结在一起，如腕骨和跗骨。

（3）扁骨：呈板状，主要构成颅腔、胸腔和盆腔的壁，起保护作用，如顶骨、胸骨和肋骨等。

（4）不规则骨：形状不规则，主要分布于躯干、颅底和面部，如椎骨、颞骨等。有些不规则骨内有含气的腔，称**含气骨**，如上颌骨等。

此外，存在于经常与骨面发生摩擦的某些肌腱内的扁圆形小骨，称**籽骨**，如髌骨等。

2. 骨的构造

骨由骨质、骨髓和骨膜构成如图 3-2 所示。

（1）骨质：由骨组织构成，分为骨密质和骨松质。骨密质分布于骨的表层，致密坚硬，抗压性强；骨松质分布于骨密质的深层，结构疏松，由骨小梁交织排列而成。

（2）骨髓：填充于骨髓腔和骨松质间隙内，分为**红骨髓**和**黄骨髓**。红骨髓呈红色，主要由

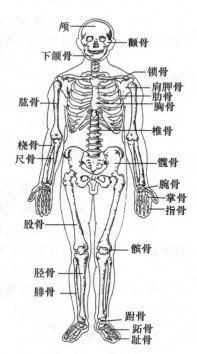

图 3-1　全身骨骼

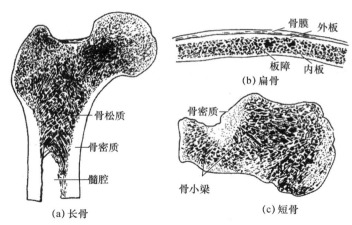

图 3-2　骨的内部构造

网状组织和大量的血细胞构成，具有造血功能。人类约 5 岁以后，长骨骨髓腔内的红骨髓逐渐被脂肪组织代替，称黄骨髓，失去造血功能。当大量失血或重度贫血时，黄骨髓可转化为红骨髓，恢复造血功能。一般在长骨两端、扁骨和不规则骨骨松质内的骨髓，终生保留红骨髓。

（3）骨膜：除关节面以外，骨的内、外表面覆盖有结缔组织膜，分别称骨内膜和骨外膜。骨膜内含有血管和神经，贴近骨表面的骨膜内含有骨原细胞，它能增殖分化为骨细胞，具有造骨功能，骨膜对骨的生长、骨折修复有重要的作用。临床上处理骨折时，应尽可能保留骨膜，以利于骨的修复。

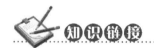

骨髓穿刺

　　临床常选髂骨、胸骨等处行骨髓穿刺，抽取骨髓，辅助诊断各种贫血、白血病及其他恶性肿瘤等疾病，还可作细菌培养。

3. 骨的化学成分和物理特性

骨主要由有机质和无机质组成。

有机质主要成分为骨胶原纤维和黏多糖蛋白，使骨具有韧性和弹性；无机质主要成分为磷酸钙和碳酸钙，使骨具有坚硬性。有机质与无机质的比例随年龄不同而发生变化。成人的骨，有机质约占 1/3，无机质约占 2/3，此比例使骨既具有较大的硬度，又具有一定弹性和韧性；幼儿的骨，有机质较多，无机质较少，外伤时，骨柔韧易变形，不易发生完全性骨折；老年人的骨，有机质较少，无机质较多，骨的脆性增大，易发生骨折。

（二）骨连结

骨与骨之间的连结装置称骨连结。根据连结形式的不同，骨连结分为直接连结和间接连结两种，如图 3-3 所示。

1. 直接连结

骨与骨之间借致密结缔组织、软骨或骨直接相连，包括**纤维连结**（如颅顶骨之间的缝等）、**软骨连结**（如椎间盘等）和**骨性结合**（如 5 块骶椎融合成骶骨等）。直接连结紧密而

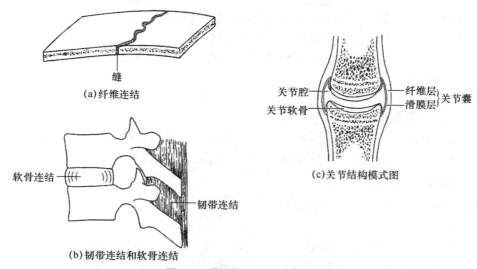

(a)纤维连结

软骨连结

韧带连结

(b)韧带连结和软骨连结

关节腔
关节软骨
纤维层
滑膜层 } 关节囊

(c)关节结构模式图

图3-3 骨连结的分类与构造

牢固，无腔隙，不能活动或少许活动。

2. 间接连结

间接连结又称**关节**（articulation），骨与骨之间借膜性的结缔组织囊相连，相对的骨面之间有腔隙，具有较大的活动性。关节是人体骨连结的主要形式。

（1）关节的基本结构：包括关节面、关节囊和关节腔。

①**关节面**（articular surface）：构成关节各骨的邻接面，多为一凸一凹，分别称关节头和关节窝。关节面覆盖有薄层透明软骨，称**关节软骨**，其表面光滑，可减少运动时的摩擦和缓冲外力的冲击。

②**关节囊**（articular capsule）：结缔组织构成的膜性囊，附着于关节面周缘及其附近的骨面上，将构成关节的各骨彼此相连。关节囊分内、外两层。外层为**纤维层**，由致密结缔组织构成，厚而坚韧，含丰富的血管和神经；内层为**滑膜层**，由疏松结缔组织构成，紧贴纤维层内表面，薄而柔软，能分泌滑液，滑液有润滑关节面和营养关节软骨等作用。

③**关节腔**（articular cavity）：关节面与关节囊滑膜层围成的密闭腔隙。腔内呈负压，含有少量滑液，对维持关节的稳固性具有一定作用。

（2）关节的辅助结构：关节除具备基本结构外，某些关节还具有韧带、关节盘和关节唇等辅助结构。

①**韧带**（ligament）：连于相邻两骨之间的致密结缔组织束，位于关节囊内或囊外，分别称囊内韧带或囊外韧带。韧带有加强关节稳固性或限制关节过度运动的作用。

②**关节盘**（articular disc）：位于两关节面之间的纤维软骨板，周缘附于关节囊内面，将关节腔分为两部分。关节盘可使关节面相互适应，以增加关节的稳固性和灵活性。

③**关节唇**（articular labrum）：附着于关节窝周缘的纤维软骨环，可加深关节窝，增大关节面，以增加关节的稳固性。

（3）关节的运动：关节都是围绕运动轴进行运动，包括4种方向相反的运动形式。

①屈和伸：关节围绕冠状轴进行的运动。使两骨之间的夹角变小为屈，反之为伸。

②内收和外展：关节围绕矢状轴进行的运动。骨向正中矢状面靠拢为内收，反之为外展。

③旋内和旋外：关节围绕垂直轴进行的运动。骨的前面转向内侧为旋内，反之为旋外。在前臂，将手背转向前方为旋前，反之为旋后。

④环转：骨的近侧端关节头在原位转动，骨的远侧端做圆周运动，实际上是屈、展、伸、收的连续运动。

二、躯干骨及其连结

成人躯干骨共51块，包括椎骨（26块）、胸骨（1块）和肋（12对）。躯干骨借骨连结构成**脊柱**（vertebral column）和**胸廓**（thorax）。

（一）脊柱

脊柱由26块椎骨借椎骨间连结而成。

1. 椎骨

成人椎骨包括颈椎7块、胸椎12块、腰椎5块、骶骨1块和尾骨1块。

（1）椎骨的一般形态：**椎骨**（vertebrae）由前方的椎体和后方的椎弓构成，如图3-4所示。椎体呈短圆柱状，椎弓呈半环形，椎体和椎弓共同围成**椎孔**，全部椎孔连成**椎管**，椎管内容纳脊髓等。椎弓与椎体连结处缩窄的部分称**椎弓根**，其上、下缘各有一切迹，分别称椎上切迹和椎下切迹，相邻椎骨的椎上、下切迹围成**椎间孔**，内有脊神经和血管通过。两侧椎弓根向后内延续并愈合成宽阔的**椎弓板**，由椎弓板发出7个突起：向两侧发出的一对称**横突**，向上、下各发出的一对分别称**上关节突**和**下关节突**，向后正中发出的一个突起称**棘突**。

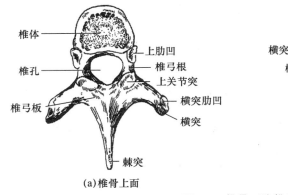

(a)椎骨上面

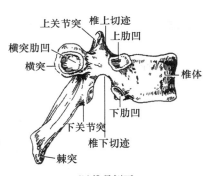

(b)椎骨侧面

图3-4 椎骨（胸椎）

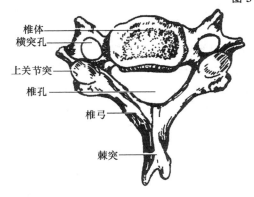

图3-5 颈椎（上面）

（2）各部椎骨的主要形态特征：各部椎骨包括颈椎、胸椎、腰椎、骶骨和尾骨。

①**颈椎**（cervical vertebrae）：椎体较小，椎孔相对较大，呈三角形；横突上有**横突孔**，其内有椎动脉和椎静脉通过；第3~7颈椎体上面的两侧缘向上微突，称椎体钩，常与上位颈椎相应处形成钩椎关节，如图3-5所示。若椎体钩过度增生，可使椎间孔狭窄，压迫脊神经。

第1颈椎又称**寰椎**。其特点是无椎体和棘突，由**前弓**、**后弓**和两个**侧块**构成；前弓后面正中与枢椎的齿突构成关节；侧块上面各有一椭圆形的上关节凹，与枕骨的枕髁构成关节。

第 2 颈椎又称**枢椎**。其特点是椎体向上伸出一指状突起，称**齿突**，与寰椎的齿突凹构成关节。

第 7 颈椎又称**隆椎**。其特点是棘突特别长，末端无分叉，体表易触摸，常作为计数椎骨序数的标志。

② **胸椎**（thoracic vertebrae）：椎体较大，椎孔呈心形；椎体两侧面上、下缘分别有上、下肋凹，横突末端的前面有横突肋凹；棘突较长，伸向后下方如图 3-4 所示。

③ **腰椎**（lumbar vertebrae）：椎体粗大，椎孔大且近似三角形；棘突宽而

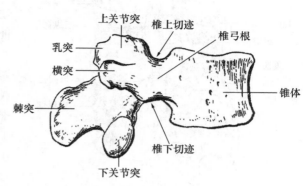

图 3-6 腰椎侧面

短，呈板状，水平伸向后方，如图 3-6 所示。相邻棘突之间的间隙较宽，临床上常于此处进行腰椎管穿刺术。

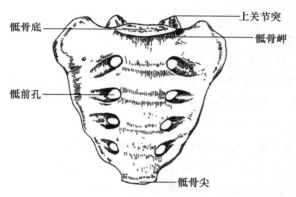

图 3-7 骶骨（前面）

合而成，上接骶骨，下端游离，称**尾骨尖**。

2. 椎骨间的连结

椎骨之间借椎间盘、韧带和关节相连。

（1）**椎间盘**（intervertebral disc）：位于相邻两个椎体之间。椎间盘周围部称**纤维环**，由多层呈同心圆排列的纤维软骨板构成；中央偏后为胶状物质，称**髓核**，柔软而富有弹性，如图 3-8 所示。椎间盘既坚韧又富有弹性，使相邻椎体牢固连结，可承受压力，具有"弹性垫"缓冲震荡的作用。纤维环后部薄弱，且后外侧缺乏韧带保护，故在脊柱外伤或劳损时易引起纤维环破裂，髓核脱出，可产生压迫脊髓或脊

④ **骶骨**（sacrum）：由 5 块骶椎融合而成，呈倒三角形，底向上，尖向下如图 3-7 所示。上缘中份向前隆凸，称岬，前面光滑，可见 4 对**骶前孔**；后面粗糙，正中线上有棘突融合的**骶正中嵴**，嵴两侧有与骶前孔相通的 4 对**骶后孔**，两侧部的上份有**耳状面**，骶骨内有**骶管**，向上通椎管，向下开口于**骶管裂孔**，裂孔两侧各有一向下的突起，称**骶角**，可在体表触及，是骶管麻醉时确定进针部位的标志。

⑤ **尾骨**（coccyx）：由 4 块退化的尾椎融

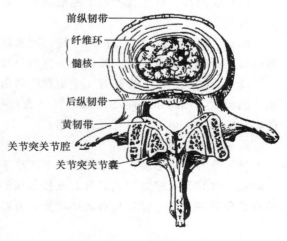

图 3-8 椎间盘

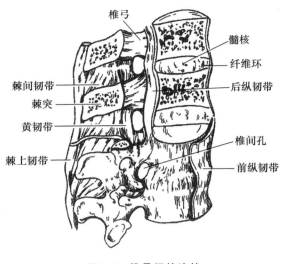

图 3-9 椎骨间的连结

神经根的症状，多见于腰部，其次为颈部。案例一患者的病变部位就在椎间盘。

（2）韧带：包括 3 条长韧带和 3 条短韧带，如图 3-9 所示：①前纵韧带：位于椎体和椎间盘的前面，有限制脊柱过度后伸和防止椎间盘向前脱出的作用，②后纵韧带：位于椎体和椎间盘的后面，参与构成椎管前壁，有限制脊柱过度前屈和防止椎间盘向后脱出的作用，③棘上韧带：连于各棘突末端，起到限制脊柱过度前屈的作用，④黄韧带：连于相邻椎弓板之间，参与构成椎管后壁，有限制脊柱过度前屈的作用，⑤棘间韧带：连于相邻棘突之间，⑥横突间韧带：连于相邻横突之间。

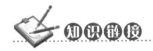

腰椎穿刺

临床常选择第 3～4 腰椎棘突间行腰椎穿刺术。腰椎穿刺术（简称腰穿）主要用于：①抽取脑脊液，对脑和脊髓病变进行诊断；②手术前麻醉，如蛛网膜下腔阻滞（简称腰麻）等。穿刺时穿刺针由浅入深依次经过棘上韧带、棘间韧带和黄韧带。

（3）关节：包括寰枕关节、寰枢关节和关节突关节。寰枕关节由枕骨和寰椎构成，可使头做前俯、后仰和侧屈运动。寰枢关节由寰椎和枢椎构成，可使寰椎连同头部做旋转运动（摇头动作）。关节突关节由相邻椎骨的上、下关节突构成，属于微动关节，活动幅度很小。

3. 脊柱的整体观（图 3-10）

（1）前面观：椎体自上而下逐渐增大，自骶骨耳状面以下迅速变小，这与承受和传递重力有关。

（2）后面观：棘突连贯形成纵嵴。颈椎棘突短，但第 7 颈椎棘突长而突出；胸椎棘突斜向后下，排列呈叠瓦状；腰椎棘突宽短呈板状水平后伸。

（3）侧面观：可见脊柱有 4 个生理性弯曲，即颈曲、胸曲、腰曲、骶曲，其中胸曲和骶曲凸向后，颈曲和腰曲凸向前。脊柱的这些弯曲增大了脊柱的弹性，运动时可减缓震荡，对脑和胸、腹腔脏器有保护作用。

4. 脊柱的功能

脊柱是人体的中轴，上承托颅，下连结下肢骨，具有支持和传递重力的作用；脊柱参与胸腔、腹腔和盆腔的构成，具有支持和保护腔内器官的作用；脊柱有椎管，可容纳和保护脊髓和脊神经根；脊柱具有运动功能，可做前屈、后伸、侧屈、旋转和环转等运动。

项目三 运动系统

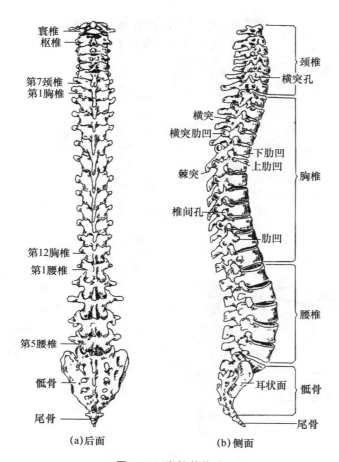

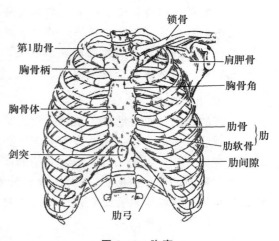

图 3-10　脊柱整体观

(a)后面　　(b)侧面

（二）胸廓

胸廓由 12 块胸椎、12 对肋和 1 块胸骨连结而成，如图 3-11 所示。

1. 肋

肋（ribs）由肋骨和肋软骨组成，共 12 对。**肋骨**（costal bone）属于扁骨，分体和前、后两端如图 3-12 所示。后端膨大称肋头，其外侧较细称肋颈，颈、体交界处外侧的隆起称肋结节。肋体内面近下缘处有**肋沟**，有肋间神经和血管走行。

第 1～7 对肋的前端借肋软骨与胸骨相连结，称**真肋**；第 8～10 对肋不直接与胸骨相连，称**假肋**；第 11～12 对肋的前端游离，称**浮肋**。

2. 胸骨

胸骨（sternum）位于胸前壁正中，为长形扁骨，自上而下分为**胸骨柄**、**胸骨体**和剑

图 3-11　胸廓

突三部分，如图 3-13 所示。胸骨柄上缘中份凹陷称**颈静脉切迹**，胸骨柄和胸骨体连结处向前突，称**胸骨角**（sternal angle），可在体表触及，其两侧连结第 2 肋软骨，是计数肋的重要标志。剑突扁而薄，下端游离。

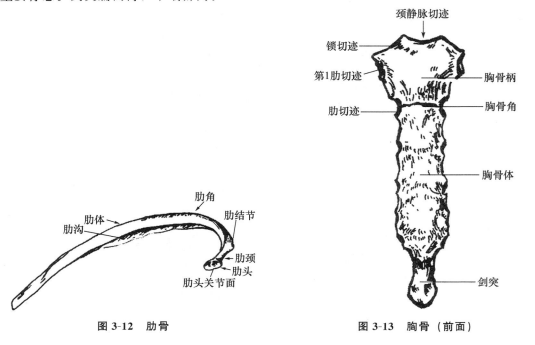

图 3-12　肋骨　　　　　　　　　图 3-13　胸骨（前面）

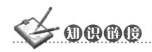

胸廓的形态变化

　　胸廓的形态可因年龄、性别和健康状况不同而有所差异。新生儿胸廓呈圆桶状，前后径和横径相近；成年人的胸廓呈扁圆锥形，前后径小于横径；老年人则因肋的弹性减退，运动减弱，胸廓变得扁而长；成年女性的胸廓较男性的胸廓略圆而短；经常进行体育锻炼，胸廓多较为宽阔，而身体瘦弱的人，胸廓往往扁平而狭长。佝偻病患儿的胸廓前后径大，胸骨向前突出，形成所谓的"鸡胸"。肺气肿病人的胸廓各径线均增大，形成"桶状胸"。

　3. 胸廓的连结

　胸廓的连结主要有肋椎关节和胸肋关节。

　（1）肋椎关节：包括由肋头与上、下肋凹构成的肋头关节和由肋结节与横突肋凹构成的肋横突关节。两者为联合关节，使肋的前部做上升或下降运动。

　（2）胸肋关节：由第 2～7 对肋软骨分别与相应的胸骨体构成，属于微关节第 1 对肋软骨与胸骨柄连结成软骨结合，第 8～10 对肋软骨前端依次与上位肋软骨下缘相连，形成一条连续的软骨缘称肋弓。

4. 胸廓的形态

胸廓近似前后略扁的圆锥形。胸廓有上、下两口：上口小，向前下倾斜，由第 1 胸椎、第 1 对肋及胸骨柄上缘围成；下口较大，由第 12 胸椎、第 12 对肋、第 11 对肋前端、肋弓和剑突围成。两侧肋弓之间的夹角称**胸骨下角**，如图 3-11 所示。相邻两肋之间的间隙称**肋间隙**。胸廓的内腔称**胸腔**。

5. 胸廓的功能

胸廓主要参与呼吸运动。在呼吸肌作用下，吸气时，肋前端上提，胸廓的横径和前后径扩大，使胸腔容积增大；呼气时，胸廓做相反的运动，使胸腔容积减小。胸腔容纳气管、肺、食管、心及出入心的大血管等，具有支持和保护胸腔脏器、腹腔脏器的功能。

三、颅骨及其连结

颅（skull）由 23 块**颅骨**组成（中耳的 3 对听小骨未计在内），如图 3-14 所示。颅的后上部诸骨围成颅腔，容纳脑，故称**脑颅**；前下部诸骨构成面部支架，故称**面颅**。

（一）颅的组成

1. 脑颅

脑颅由 8 块颅骨构成，包括不成对的**额骨、筛骨、蝶骨、枕骨**，成对的**顶骨**和**颞骨**，它们共同围成颅腔。颅腔的顶称颅盖，由前方的额骨、后方的枕骨和两者之间的顶骨构成；颅腔的底称颅底，由位于颅底中央的蝶骨、前方的额骨和筛骨、后方的枕骨以及两侧的颞骨构成。

2. 面颅

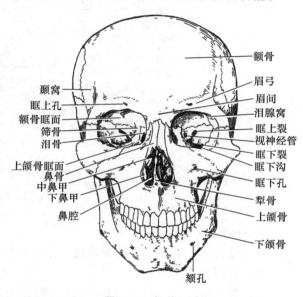

图 3-14 颅前面观

由 15 块颅骨构成，包括不成对的**下颌骨、犁骨**和**舌骨**，成对的**鼻骨、泪骨、颧骨、上颌骨、腭骨**和**下鼻甲**，它们构成颜面的骨性基础，共同围成眶、骨性鼻腔和骨性口腔。

上颌骨位于口腔上方、鼻腔两侧，在它的内上方邻接两骨，内侧是鼻骨，后方是泪骨；上颌骨外上方是颧骨，后内方接腭骨；鼻腔外侧壁下部有下鼻甲，鼻腔正中有犁骨；上颌骨的下方是下颌骨，如图 3-15 所示；下颌骨的后下方是舌骨。

（二）颅的整体观

1. 颅的顶面观

颅顶各骨之间连结形成 3 条缝：额骨与顶骨之间为**冠状缝**，两顶骨之间为**矢状缝**，顶骨与枕骨之间为**人字缝**。

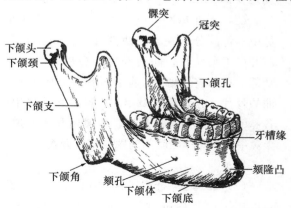

图 3-15 下颌骨（外面观）

2. 颅的侧面观

颅的侧面中部有外耳门，向内通外耳道，其前方的弓形骨桥称**颧弓**，后下方的突起称**乳突**，两者在体表均可触及。颧弓上方的凹陷称**颞窝**，在颞窝区内，有额、顶、颞、蝶4块骨邻接处形成"H"形的缝，**称翼点**（pterion），如图3-16所示。此处骨质薄，内面有脑膜中动脉前支通过。若此处骨折，易损伤该动脉，引起颅内血肿。

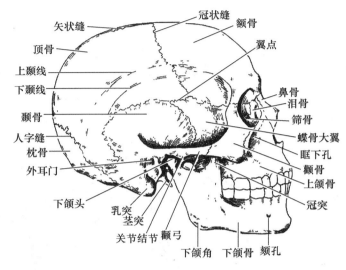

图 3-16　颅的侧面观

3. 颅的前面观

颅的前面中央有一大孔称**梨状孔**，向后通骨性鼻腔。梨状孔的外上方为眶，下方为骨性口腔，如图3-14所示。

（1）眶（orbit）：为一对四棱锥体形的腔隙，容纳眼球及眼副器。底朝前即眶口，略呈四边形，尖向后内即眶尖，有**视神经管**通颅中窝。眶有4个壁：上壁前外侧部有**泪腺窝**，容纳泪腺；内侧壁前下部有**泪囊窝**，容纳泪囊，此窝向下经**鼻泪管**通鼻腔；下壁与外侧壁交界处后份有**眶下裂**，眶下壁中部有眶下沟，向前经眶下管通眶下缘中点下方的眶下孔；外侧壁与上壁交界处后份有**眶上裂**，向后通颅中窝。

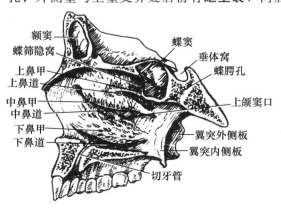

图 3-17　骨性鼻腔外侧壁

（2）骨性鼻腔：位于面颅中央，借骨性鼻中隔将其分为左、右两部分。骨性鼻腔向前开口于梨状孔，向后开口于鼻后孔，通鼻咽部。在鼻腔外侧壁，自上而下有3个向下弯曲的骨片，分别称**上鼻甲**、**中鼻甲**和**下鼻甲**，各鼻甲下方分别有**上鼻道**、**中鼻道**和**下鼻道**。上鼻甲和蝶骨体之间的间隙称**蝶筛隐窝**，如图3-17所示。

（3）**鼻旁窦**（paranasal sinuses）：位于鼻腔周围颅骨内的含气空腔，包括上颌窦、额窦、蝶窦和筛窦，其名称和位置与所在骨的名称一致，它们均开口于鼻腔。鼻旁窦具有发音共鸣和减轻颅骨重量的作用。

（4）骨性口腔：由上颌骨、腭骨和下颌骨围成，向后通口咽部。

4. 颅底的内面观

颅底内面高低不平，由前向后呈前高后低 3 个阶梯状的窝，如图 3-18 所示，分别称颅前窝、颅中窝和颅后窝。

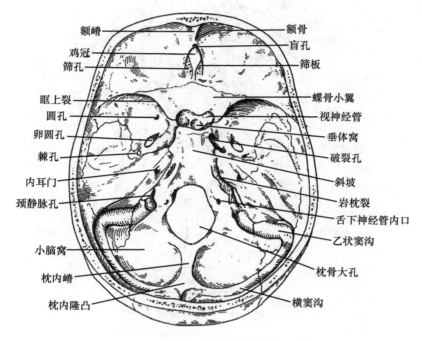

图 3-18　颅底内面观

（1）颅前窝：窝正中有一向上的突起称**鸡冠**。鸡冠两侧凹陷处为**筛板**，筛板上有许多小孔称**筛孔**，向下通鼻腔。由于筛板和额骨眶板较薄，故颅底骨折易发生于颅前窝。

（2）颅中窝：窝中部隆起，由蝶骨体构成，其上面形如马鞍称**蝶鞍**，蝶鞍中部的凹窝称**垂体窝**，容纳垂体。垂体窝的前外侧有视神经管，管的外侧有眶上裂，均与眶相通。蝶骨体两侧凹陷，由前向后依次有**圆孔**、**卵圆孔**和**棘孔**。

（3）颅后窝：窝中央有**枕骨大孔**，向下通椎管。枕骨大孔的前外侧缘有舌下神经管内口，前上方的平坦斜面称**斜坡**，后上方的隆起称**枕内隆凸**，此凸向两侧有**横窦沟**，此沟至颞骨弯向前下延续为**乙状窦沟**，乙状窦沟终于**颈静脉孔**。颅后窝前外侧壁有**内耳门**，通内耳道。

5. 颅底的外面观

颅底外面可分为前、后两部，如图 3-19 所示。前部较低，上颌骨的牙槽弓之间围成**骨腭**，由上颌骨和腭骨的水平板构成。骨腭后缘上方有一对鼻后孔。后部中央有枕骨大孔，其两侧有椭圆形的关节面称**枕髁**，与寰椎构成关节。枕髁的前外侧有颈静脉孔，颈静脉孔的前方有颈动脉管的外口。颈静脉孔的后外侧有细长突起称**茎突**，茎突与乳突之间有**茎乳孔**。颧弓根部后方有**下颌窝**，窝前的横行突起称**关节结节**。枕骨大孔后上方的突起称**枕外隆凸**，可在体表触及。

颅底的孔、管、裂都有血管和神经通过，颅底骨折时，可损伤血管和神经。

（三）颅骨的连结

颅骨的连结大多为缝和软骨连结。随年龄的增长，有些缝和软骨连结可转化为骨性结合。只有下颌骨与颞骨之间构成颞下颌关节。

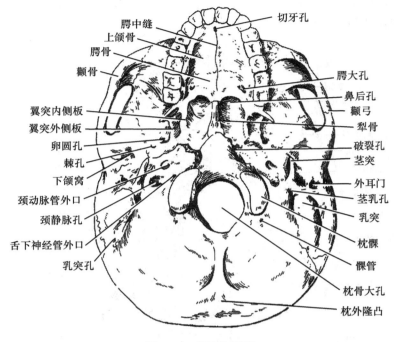

图 3-19　颅底外面观

颞下颌关节（temporomandibular joint），简称**下颌关节**，由下颌骨的下颌头与颞骨的下颌窝和关节结节共同构成。关节囊松弛，囊外有韧带加强；囊内有关节盘，将关节腔分为上、下两部分。

下颌关节属于联合关节，两侧联合运动，可使下颌骨作上提、下降、前移、后退及侧方运动。由于关节囊松弛，当张口过大时，下颌头可滑向关节结节前方，造成下颌关节脱位。

四、四肢骨及其连结

四肢骨包括上肢骨 64 块，下肢骨 62 块。骨连结以关节为主。由于人类直立行走，上肢成为劳动器官，因而上肢骨相对较小，关节灵活，以适合于完成各种精细动作；下肢骨主要起着支撑体重和行走的作用，因而下肢骨粗壮，其关节稳固，以利于支持躯体。

（一）上肢骨及其连结

1. 上肢骨

上肢骨每侧有 32 块，包括锁骨、肩胛骨、肱骨、尺骨、桡骨和手骨。

（1）**锁骨**（clavicle）：横架于胸廓前上方，略呈"～"形弯曲，如图 3-20 所示，全长均可在体表触及。锁骨内侧端粗大称胸骨端，外侧端扁平称肩峰端，内侧 2/3 凸向前，外侧 1/3 凸向后。锁骨的内侧 2/3 与外侧 1/3 交界处较细，易发生骨折。

（2）**肩胛骨**（scapula）：位于胸廓后面的外上方，平对第 2～7 肋之间，为三角形扁骨，如

图 3-21 所示，有 3 个角、3 个缘和 2 个面。上角约平对第 2 肋，下角约平对第 7 肋，为计数肋的重要标志，外侧角肥厚，有凹向外的梨形浅窝称**关节盂**，其上、下方各有一小隆起分别称**盂上结节**和**盂下结节**。外侧缘肥厚，内侧缘较薄，上缘外侧份有一突向前的指状突起称**喙突**。前面为一大的浅窝称**肩胛下窝**，后面有一斜向外上的骨嵴称**肩胛冈**，肩胛冈的外侧端突起称**肩峰**，是肩部的最高点。肩胛冈上、下方的浅窝分别称**冈上窝**和**冈下窝**。

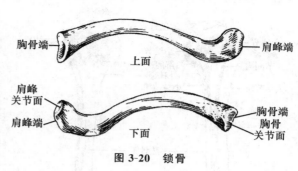

图 3-20 锁骨

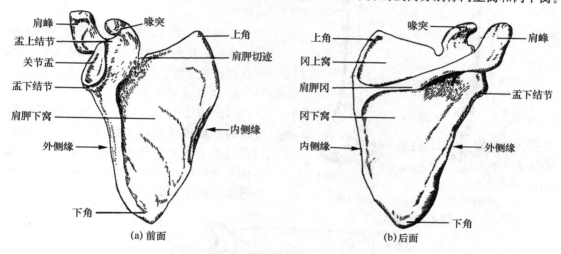

(a) 前面　　　　　　　　　　(b) 后面

图 3-21 肩胛骨（右侧）

（3）**肱骨**（humerus）：位于臂部，为典型的长骨，如图 3-22 所示，可分为一体两端。上端有半球形的**肱骨头**，肱骨头的外侧和前方各有一个隆起，分别称**大结节**和**小结节**，上端与体交界处稍细称**外科颈**，此处易发生骨折。肱骨体中部外侧面有粗糙的**三角肌粗隆**，后面有从内上斜向外下的浅沟称**桡神经沟**，有桡神经通过，肱骨中段骨折易损伤此神经。下端内、外侧各有一突起，分别称**内上髁**和**外上髁**，在体表均可触及；在下端的远侧面，外侧有半球形的**肱骨小头**，内侧有形如滑车的**肱骨滑车**，内上髁的后方有一浅沟称**尺神经沟**，有尺神经通过，肱骨内上髁骨折易损伤尺神经。肱骨滑车后面上方的深窝称**鹰嘴窝**。

（4）**尺骨**（ulna）：位于前臂内侧部，分为一体两端，如图 3-23 所示。上端粗大，前面有半月形的关节面称**滑车切迹**，与肱骨滑车相关节，在切迹的上、下方各有一突起分别称**鹰嘴**和**冠突**，冠突外侧有一凹面称**桡切迹**。下端称**尺骨头**，其内侧向下的突起称**尺骨茎突**。鹰嘴、尺骨茎突在体表均可触及。

（5）**桡骨**（radius）：位于前臂外侧部，分为一体两端，如图 3-23 所示。上端呈短圆柱状，称**桡骨头**，头上面有关节凹，与肱骨小头相关节，头周围有环状关节面，与尺骨桡切迹相关节。桡骨头下方缩细称**桡骨颈**，其内下方的突起称**桡骨粗隆**。下端粗大，其内面有一凹面称**尺切迹**，与尺骨头相关节。桡骨下面有腕关节面与腕骨相关节，下端外侧向下的突起称**桡骨茎突**，在体表可触及。在桡骨茎突的内侧可触及桡动脉搏动。

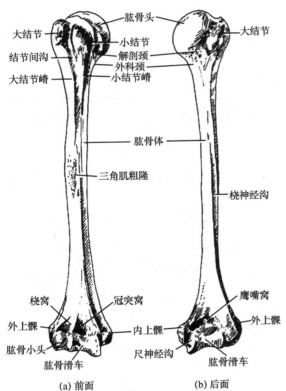

（a）前面　　　　　（b）后面

图 3-22　肱骨

（6）**手骨**：包括腕骨、掌骨和指骨如图 3-24 所示。

①**腕骨**：共 8 块，属于短骨，排成近、远侧两列。近侧列由桡侧向尺侧依次为**手舟骨、月骨、三角骨和豌豆骨**，远侧列则为**大多角骨、小多角骨、头状骨和钩骨**。

②**掌骨**：共 5 块，属于长骨，由桡侧向尺侧依次为第 1～5 掌骨。其近端为底，与腕骨相接；远端为头，与指骨相接；中间部为体。

③**指骨**：共 14 块，属于长骨。除拇指为 2 块外，其余 4 指均为 3 块，由近侧向远侧分别称近节指骨、中节指骨和远节指骨。

2．上肢骨的连结

（1）**胸锁关节**：由锁骨的内侧端与胸骨柄的锁切迹构成，如图 3-1 所示，是上肢骨与躯干骨之间的唯一关节，可使锁骨外侧端做向前、向后、向上、向下及旋转等运动，但运动幅度小。

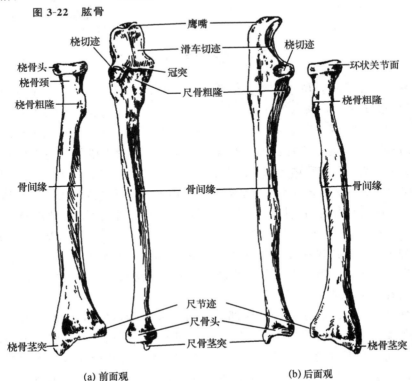

（a）前面观　　　　　（b）后面观

图 3-23　桡骨和尺骨

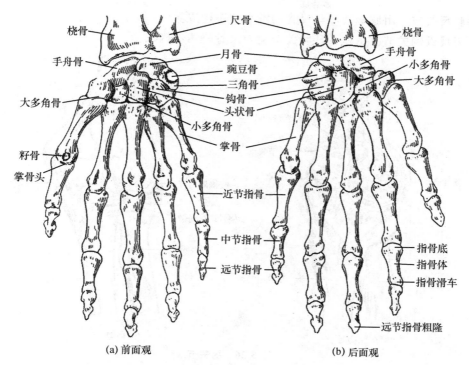

桡骨　尺骨　桡骨
手舟骨　月骨　手舟骨
豌豆骨　小多角骨
三角骨　大多角骨
大多角骨　钩骨
头状骨
小多角骨
掌骨
籽骨
掌骨头
近节指骨
中节指骨
指骨底
远节指骨
指骨体
指骨滑车
远节指骨粗隆

(a) 前面观　　　(b) 后面观

图 3-24　手骨

（2）**肩锁关节**：由锁骨的外侧端与肩胛骨的肩峰构成，属于微动关节。

（3）**肩关节**（shoulder joint）：由肱骨头和肩胛骨的关节盂构成，如图 3-25 所示。肱骨头大，关节盂浅而小，周围有盂唇；关节囊薄而松弛，囊内有肱二头肌长头腱通过；关节囊的前、后和上部有肌和肌腱加强，下方薄弱，故肩关节易向下方脱位。

肩关节为全身运动最灵活、运动幅度最大的关节，可做前屈、后伸、内收、外展、旋内、旋外及环转运动。

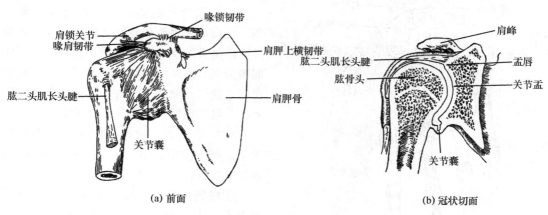

喙锁韧带
肩锁关节
喙肩韧带
肩胛上横韧带
肱二头肌长头腱
肱二头肌长头腱
肩胛骨
关节囊
肩峰
盂唇
肱骨头
关节盂
关节囊

(a) 前面　　　(b) 冠状切面

图 3-25　肩关节

（4）**肘关节**（elbow joint）：由肱骨下端和尺骨、桡骨上端构成，如图 3-26 所示，包括：
①**肱桡关节**。由肱骨小头与桡骨头关节凹构成。

②**肱尺关节**。由肱骨滑车与尺骨的滑车切迹构成。

③**桡尺近侧关节**。由桡骨环状关节面与尺骨桡切迹构成。

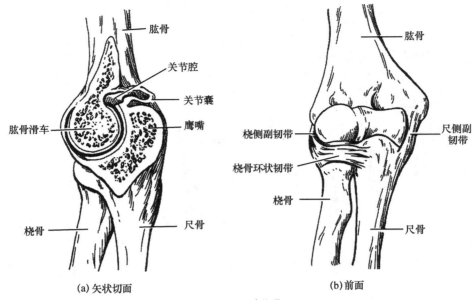

(a) 矢状切面　　　　　　　　　　(b) 前面

图 3-26　肘关节

肘关节是由 3 个关节包在一个关节囊内而形成的复合关节。关节囊的前、后壁薄而松弛；内、外侧壁厚而紧张，有韧带加强；桡骨环状关节面的周围有桡骨环状韧带，包绕桡骨头，可防止桡骨头脱出。小儿桡骨头发育不全，易发生桡骨头半脱位。

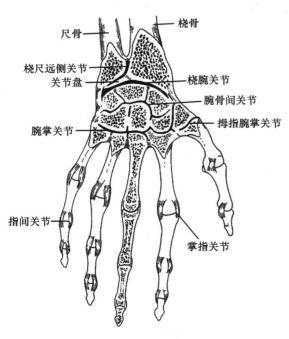

图 3-27　手关节

肘关节可做前屈、后伸运动。肘关节伸直时，肱骨内、外上髁和尺骨鹰嘴 3 点在一条直线上；屈至 90°时，3 点连成一等腰三角形。肘关节脱位时，3 者关系发生改变。

（5）前臂骨的连结：包括桡尺近侧关节、桡尺远侧关节和前臂骨间膜。桡尺远侧关节由桡骨的尺切迹和尺骨头构成；前臂骨间膜为坚韧的结缔组织膜，连于桡骨与尺骨之间。桡尺近侧关节和桡尺远侧关节联合运动时，可使前臂做旋前和旋后运动。

（6）手关节：包括桡腕关节、腕骨间关节、腕掌关节、掌指关节和指骨间关节，如图 3-27 所示。

①**桡腕关节**（radiocarpal joint）：又称**腕关节**，由桡骨的腕关节面和尺骨头下方的关节盘与手舟骨、月骨和三角骨的近侧关节面共同组成，可做屈、伸、内收、外展和环转运动。

② 腕骨间关节：为腕骨之间的连结，只能做微小的运动。

③ 腕掌关节：由远侧列的腕骨和 5 块掌骨底构成。其中拇指腕掌关节运动灵活，可做屈、伸、收、展、环转和对掌运动。对掌运动是拇指与其他各指掌侧面的相对运动。

④ 掌指关节：由掌骨头与近节指骨底构成，可做屈、伸、收、展和环转运动。指的收和展是以中指为准，靠近中指的运动为收，远离中指的运动为展。

⑤ 指骨间关节：由各指相邻两节指骨构成，可做屈、伸运动。

（二）下肢骨及其连结

1. 下肢骨

下肢骨每侧有 31 块，包括髋骨、股骨、髌骨、胫骨、腓骨和足骨。

（1）**髋骨**（hip bone）：位于盆部，由髂骨、坐骨和耻骨组成，如图 3-28 所示，16 岁左右上述 3 块骨完全融合。髋骨外侧面有一深窝称**髋臼**，髋臼前下部有一卵圆形的大孔称**闭孔**。

髂骨构成髋骨的上部，分为肥厚的**髂骨体**和扁阔的**髂骨翼**。髂骨翼上缘称**髂嵴**，两侧

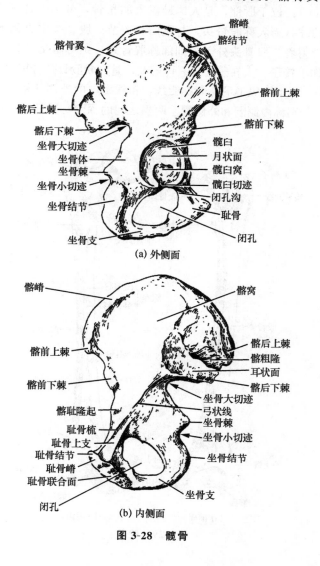

(a) 外侧面

(b) 内侧面

图 3-28 髋骨

髂嵴最高点的连线，平对第 4 腰椎棘突，是行腰椎穿刺时确定穿刺部位的标志。髂嵴前、后端的突起分别称**髂前上棘**和**髂后上棘**。髂骨翼内面的浅窝称**髂窝**，髂窝下界有斜行的圆钝骨嵴称**弓状线**。髂窝后方有耳状面，与骶骨的耳状面相关节。

坐骨构成髋骨的后下部，分体和支两部分。坐骨体下部有粗糙的隆起称**坐骨结节**。坐骨体后上方的三角形突起称**坐骨棘**，其上、下方各有一切迹分别称**坐骨大切迹**和**坐骨小切迹**。坐骨结节向前上延伸为坐骨支，与耻骨下支相接，参与构成闭孔。

耻骨构成髋骨的前下部，分体和上、下支 3 部分。从耻骨体向前内伸出耻骨上支，其末端急转向下形成耻骨下支，二者移行处的内侧面称**耻骨联合面**。耻骨上支的上缘薄而且锐利称**耻骨梳**，后端与弓状线相连，向前终于圆形的突起，称**耻骨结节**。耻骨结节至耻骨联合面上缘之间的骨嵴称**耻骨嵴**。

髂嵴、髂前上棘、髂后上棘、髂结节、坐骨结节和耻骨结节在体表均可触及，是重要的骨性标志。

（2）**股骨**（femur）：位于股部，是人体最粗大的长骨，分为一体两端，如图 3-29 所示。上端有朝向内上方的球状膨大称**股骨头**，与髋臼相关节。股骨头中央稍下方有一小凹称股骨头凹，有股骨头韧带附着。股骨头外下缩细部称**股骨颈**。颈与体交界处上外方的隆起称**大转子**，后下方的隆起称**小转子**。大转子在体表可触及，是判断股骨颈骨折或髋关节脱位的重要标志。股骨体略弓向前，后面有纵形的骨嵴称**粗线**，粗线上端的外侧部粗糙称**臀肌粗隆**。下端有两个突向后的膨大，分别称**内侧髁**和**外侧髁**。两髁之间的深窝称**髁间窝**，两髁前面的关节面称

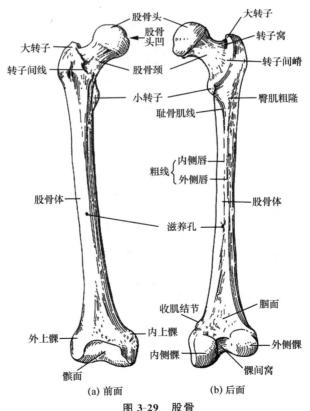

(a) 前面　　(b) 后面

图 3-29　股骨

髁面，与髌骨相关节。两髁侧面最突起处分别为**内上髁**和**外上髁**，是重要的体表标志。

（3）**髌骨**（patella）：为人体最大的籽骨，位于膝关节前方的股四头肌腱内。

（4）**胫骨**（tibia）：位于小腿内侧，属于长骨，分为一体两端，如图 3-30 所示。上端膨大，突向两侧，形成**内侧髁**和**外侧髁**；两髁的上面各有关节面，两个关节面之间的隆起称**髁间隆起**；上端前面的隆起称**胫骨粗隆**。下端的内侧有向下的突起称**内踝**；下端的外侧有腓切迹，与腓骨相接；下端的下面为凹陷的下关节面。

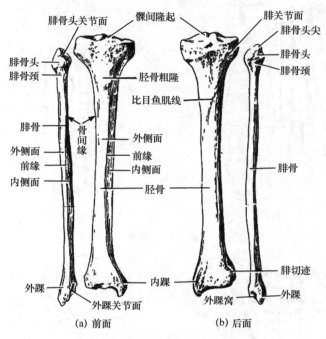

图 3-30 胫骨和腓骨

（5）**腓骨**（fibula）：位于小腿外侧，属于长骨，分为一体两端，如图 3-30 所示。上端稍膨大称**腓骨头**。腓骨头下方缩细称**腓骨颈**。下端膨大称**外踝**。

（6）足骨：包括跗骨、跖骨和趾骨，如图 3-31 所示。

①**跗骨**：共 7 块，属于短骨，排成前、中、后 3 列。后列上方为**距骨**，下方为**跟骨**；中列为距骨前方的**足舟骨**；前列由内侧向外侧依次是**内侧楔骨**、**中间楔骨**、**外侧楔骨**和**骰骨**。

②**跖骨**：共 5 块，属于长骨，自内侧向外侧依次是第 1～5 跖骨。

③**趾骨**：共 14 块，属于长骨。命名与指骨相同。

2. 下肢骨的连结

（1）髋骨的连结：两侧髋骨借骶髂关节、韧带和耻骨联合相互连结，它们与骶骨和尾骨共同构成骨盆，如图 3-32 所示。

①**骶髂关节**：由骶骨耳状面与髂骨耳状面构成。关节面结合紧密，关节囊厚而坚韧，周围有韧带加强，活动甚微。

②**韧带连结**：包括两条韧带：**骶结节韧带**由骶、尾骨侧缘连至坐骨结节；**骶棘韧带**由骶、尾骨侧缘连至坐骨棘。两条韧带与坐骨大、小切迹分别围成**坐骨大孔**和**坐骨小孔**，孔内均有血管和神经通过。

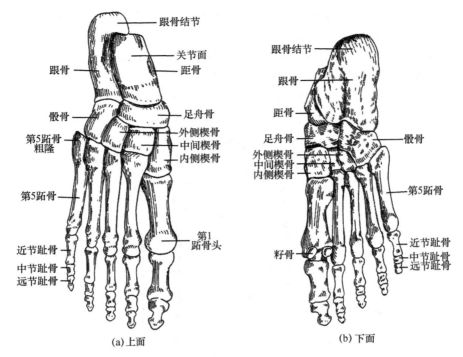

跟骨结节
关节面
跟骨
距骨
骰骨
足舟骨
外侧楔骨
中间楔骨
内侧楔骨
第5跖骨
粗隆
第5跖骨
近节趾骨
第1
跖骨头
中节趾骨
远节趾骨

(a) 上面

跟骨结节
跟骨
距骨
足舟骨
外侧楔骨
中间楔骨
内侧楔骨
骰骨
第5跖骨
近节趾骨
中节趾骨
远节趾骨
籽骨

(b) 下面

图 3-31 足骨

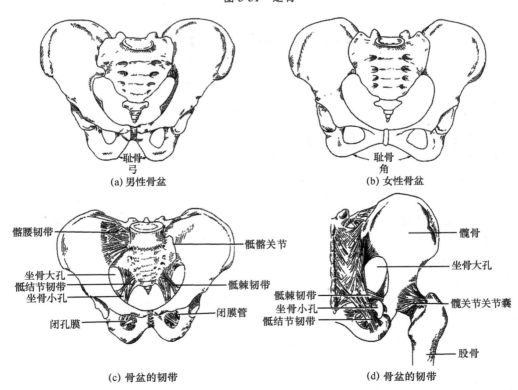

耻骨
弓
(a) 男性骨盆

耻骨
角
(b) 女性骨盆

髂腰韧带
骶髂关节
坐骨大孔
骶结节韧带
骶棘韧带
坐骨小孔
闭膜管
闭孔膜

(c) 骨盆的韧带

髋骨
坐骨大孔
髋关节关节囊
骶棘韧带
坐骨小孔
骶结节韧带
股骨

(d) 骨盆的韧带

图 3-32 骨盆及韧带

③**耻骨联合**：由两侧耻骨联合面借耻骨间盘连结而成。耻骨间盘由纤维软骨构成。女性在分娩时，耻骨联合稍有活动。

④**骨盆**（pelvis）：由骶骨、尾骨和左、右髋骨连结而成。骨盆以界线为界分为大骨盆和小骨盆。**界线**自后向前依次由骶骨岬、弓状线、耻骨梳、耻骨结节和耻骨联合上缘围成。界线以上为**大骨盆**，以下为**小骨盆**。小骨盆上口为界线，下口由尾骨尖、骶结节韧带、坐骨结节、坐骨支、耻骨下支和耻骨联合下缘围成。两侧坐骨支和耻骨下支连成**耻骨弓**，两弓之间的夹角称**耻骨下角**。小骨盆的内腔称**骨盆腔**。

骨盆具有传递重力、支持和保护盆腔器官的作用。对于女性，骨盆还是胎儿娩出的产道，故成年女性骨盆与男性骨盆有明显的差别，如表 3-1 所示。

表 3-1 男、女性骨盆形态的主要差别

项　目	男　性	女　性
骨盆形状	窄而长	宽而短
骨盆上口	心形	椭圆形
骨盆下口	狭小	宽大
骨盆腔	漏斗形	圆桶形
耻骨下角	70°～75°	90°～100°

（2）**髋关节**（hip joint）：由髋臼和股骨头构成，如图 3-33 所示。髋臼周缘附有髋臼唇，增加髋臼的深度，以加强关节的稳固性；关节囊厚而坚韧，股骨颈前面全部包在囊内，后面外侧 1/3 无关节囊包绕，故股骨颈骨折有囊内和囊外之分；关节囊内有连于股骨头凹与髋臼间的**股骨头韧带**，内含有营养股骨头的血管；关节囊外有韧带加强，其中前方有髂股韧带加强，可限制髋关节过度后伸，关节囊后下部相对薄弱，故髋关节脱位易从后下方脱出。案例二诊断为右股骨头缺血性坏死，是由股骨头营养血管缺血而引起的坏死。

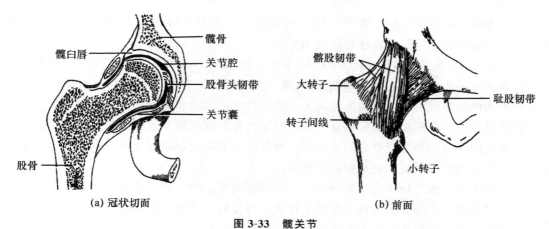

(a) 冠状切面　　　　(b) 前面

图 3-33　髋关节

髋关节可做前屈、后伸、内收、外展、旋转和环转运动。髋关节的运动幅度较肩关节小，但稳固性较肩关节大，以适应下肢负重、行走的需要。

（3）**膝关节**（knee joint）：由股骨下端、胫骨上端和髌骨构成，如图 3-34 所示。关节囊

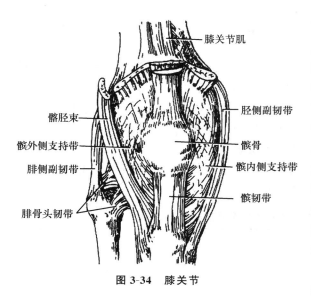

膝关节肌
胫侧副韧带
髂胫束
髌外侧支持带
髌骨
腓侧副韧带
髌内侧支持带
髌韧带
腓骨头韧带

图 3-34　膝关节

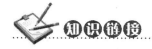

薄而松弛，周围有韧带加强，前方为股四头肌腱延续而成的**髌韧带**，向下止于胫骨粗隆，内、外侧分别有胫侧副韧带和腓侧副韧带加强；关节囊内有连于股骨和胫骨之间的**前交叉韧带**和**后交叉韧带**，前交叉韧带可限制胫骨向前移位，后交叉韧带可限制胫骨向后移位；关节囊内有位于股骨和胫骨关节面之间的两块纤维软骨板，分别称**内侧半月板**和**外侧半月板**，内侧半月板呈"C"形，外侧半月板呈"O"形，半月板上面微凹，下面平坦，可使两骨的关节面更加适应，从而增加了关节的灵活性和稳固性。

膝关节可做屈、伸运动。在半屈位时，还可做轻度的旋内、旋外运动。

半月板损伤

多由扭转外力引起，当一腿承重，小腿固定在半屈曲外展位时，身体及股部猛然内旋，内侧半月板在股骨内侧髁与胫骨之间，受到旋转压力，而致半月板撕裂。扭伤时膝关节屈曲程度愈大，则撕裂部位愈靠后，外侧半月板损伤的机制相同，但作用力的方向相反，破裂的半月板如部分滑入关节之间，将使关节活动发生机械障碍，妨碍关节伸屈活动，形成"交锁"。半月板损伤后，膝关节有剧痛，不能自动伸直，关节肿胀。膝关节间隙处的压痛是半月板损伤的重要依据。

（4）小腿骨的连结：胫、腓骨上端之间构成胫腓关节，两骨体之间借小腿骨间膜相连，下端借韧带相连。胫骨和腓骨间运动甚小。

（5）足关节：包括踝关节、跗骨间关节、跗跖关节、跖趾关节和趾骨间关节如图 3-35 所示。

①踝关节：由胫、腓骨下端和距骨构成。关节囊前、后壁薄而松弛；两侧有韧带加强，其中内侧韧带强大，外侧韧带较薄弱，故足过度内翻时，易引起外侧韧带撕裂。踝关节可做背屈（伸）和跖屈（屈）运动。跖屈时还可做轻度的侧方运动。

②跗骨间关节：为各跗骨之间的关节。跗骨间关节联合运动可使足内翻或外翻。足底朝向内侧称足内翻，足底朝向外侧称足外翻。

③跗跖关节：由 3 块楔骨及骰骨与 5 块跖骨底构成，属于微动关节。

④跖趾关节：由跖骨头与近节趾骨底构成，可做轻微的屈、伸、收和展运动。

⑤趾骨间关节：同指骨间关节，能做屈、伸运动。

足弓（arch of foot）是指跗骨和跖骨借关节和韧带连结形成凸向上方的弓，可分为前后方向的内、外侧纵弓和左右方向的横弓，如图 3-36 所示。足弓增加了足的弹性，有利于行走和跳跃，并有缓冲振荡、保护足底血管神经的作用。如果维持足弓的结构发育不良或损伤，均可导致足弓塌陷，形成扁平足。

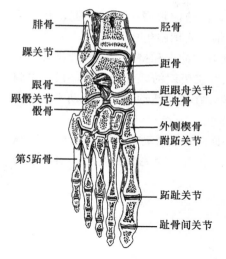

图 3-35　足关节水平切面

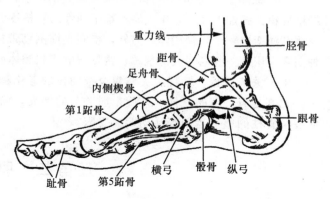

图 3-36　足弓

五、老年人骨和关节的特点

1. 骨的变化特点

随着年龄的增长，骨中的有机物骨胶原纤维和黏多糖蛋白含量逐渐减少或消失，无机盐（如碳酸钙）等逐渐增加。无机盐含量越高，骨越坚硬，但弹性、韧性则越差。老年人骨中的物质变化，其大小和外形均不发生改变，但内部构造出现明显变化。

（1）骨质变化：骨质发生进行性萎缩，骨基质变薄，骨小梁减小并变细，骨质密度降低导致骨质疏松，可出现脊柱弯曲、变短，身高降低。随着老年人骨质逐渐减少，骨骼力学性能明显减退，甚至不能承受正常的生理负荷，骨骼脆性增加，容易发生变形和骨折。骨质疏松越严重，骨骼性能越差，骨折发生的危险性越高。

（2）骨骼代谢：因骨细胞与其他组织细胞同时老化，使骨的新陈代谢缓慢，造成老年人骨的修复与再生能力逐渐减退，骨折愈合需要的时间较长，不愈合的比例增加。有些老年人由于偏食、牙齿松动、脱落，咀嚼困难，肠胃功能减退，造成食物中蛋白质、钙、维生素 D 等摄入不足，也会影响骨骼代谢。由于老年人性腺功能衰退，性激素分泌过少，导致骨生成能力下降，同样会造成骨骼的改变。

2. 关节的变化特点

随着年龄的增长，老年人普遍存在关节的退行性改变，尤以承重较大的膝关节最明显。

（1）关节软骨：关节软骨面变薄，软骨粗糙、破裂，形成小碎片，脱落于关节腔内，形成游离体，即"关节鼠"，可使老年人在行走时关节疼痛；有时可因关节软骨全部退化，使老年人活动时关节两端的骨面直接接触而引起疼痛；另外在退化的关节软骨边缘出现骨质增生形成骨刺，导致关节活动障碍更加明显。

（2）韧带、关节囊：随着年龄的增长，韧带发生退行性改变，弹性降低；关节囊出现纤维组织增生，老年人滑膜萎缩变薄，滑膜代谢功能减退，滑膜下层的弹力纤维和胶原纤维均随退变而增多，滑膜纤维化和钙化，失去弹性，导致关节活动受限，也可进一步影响关节软骨的新陈代谢，加快关节软骨的衰老退变。

（3）滑液：滑液是由滑膜分泌的。关节软骨退变时，滑液因量减少而变黏稠，并且可悬浮有许多软骨碎片等。并发滑膜炎症时，滑液中有大量炎症细胞生成。

（4）椎间盘：颈部和腰部的椎间盘因长期负重，承受各种冲击和挤压力，使纤维环中的纤维变粗，弹性下降。老年人原本富于弹性的髓核逐渐被纤维组织的软骨细胞所替代，椎间盘逐渐演变成一个软骨实体，另外，椎间盘周围韧带松弛，在椎体活动时出现错动不稳，多种因素作用使一些老年人出现颈、腰椎病的症状和体征。

由于关节软骨、韧带、关节囊及椎间盘的老化和退变，关节活动范围随年龄增长而缩小，尤其是肩关节的后伸、外旋，肘关节的伸展，前臂的旋后，髋关节的旋转，膝关节的伸展及脊柱的整体运动等活动明显受限。

任务二　肌

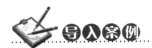

案例一　患者，男性，56岁，主因腹部碾压伤后腹痛2h入院。查体：神志清，痛苦表情，呼吸浅快，腹部平坦，可见碾压伤痕迹。左上腹部区明显压痛，伴反跳痛及肌紧张。叩诊呈鼓音，移动性浊音阴性。CT提示左侧膈疝。临床诊断：腹部闭合性损伤，左侧膈肌破裂。

患者的确诊需要具备以下人体结构知识：

1. 肌的位置、形态；

2. 膈肌的结构特点。

案例二　患者，男性，72岁，主因左侧腹股沟可复性肿物3个月入院。入院查体：左侧腹股沟肿物，约4 cm×4 cm×5 cm大小，质软，无触痛，未进入阴囊，将肿物送入腹腔，按压住深环口处，令患者咳嗽包块仍然出现，左侧阴囊正常存在。入院诊断：左侧腹股沟疝（直疝）。

患者的确诊需要具备以下人体结构知识：

1. 肌的位置、形态；

2. 腹肌形成的结构。

任务二将介绍肌的位置、形态及形成的局部结构。

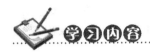

一、概述

人体全身共有600余块骨骼肌，约占体重的40%。每块肌都有一定的形态和结构，执行一定的功能，都含有丰富的血管，受神经支配，每块肌都是一个器官。全身骨骼肌按部位分为头颈肌、躯干肌、四肢肌。

（一）骨骼肌形态和构造

骨骼肌按形态一般可分为长肌、短肌、扁肌和轮匝肌 4 种，如图 3-37 所示：①长肌呈长梭形或带状，多分布于四肢；②短肌较短小，多分布于躯干深层；③扁肌呈薄片状，多分布于胸腹壁，除有运动功能外，还有保护腔内器官的作用；④轮匝肌呈环形，多位于孔裂周围，收缩时可关闭孔裂。

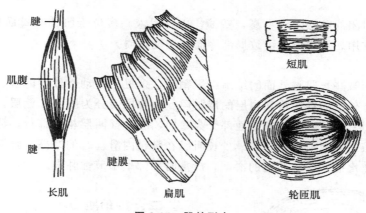

图 3-37　肌的形态

骨骼肌一般由**肌腹**和**肌腱**构成。肌腹位于中间，主要由肌纤维构成，色红而柔软，具有收缩和舒张功能；肌腱位于肌的两端，由致密结缔组织构成，呈银白色，坚韧而无收缩功能。肌借肌腱附着于骨上。长肌的肌腱多呈索条状；扁肌的肌腱宽阔呈膜状，又称**腱膜**。

（二）肌的起止点、作用和配布

肌通常以两端附着于两块或两块以上的骨上，跨过一个或多个关节。肌收缩时，肌在相对固定骨上的附着点称**起点**或**定点**，在移动骨上的附着点称**止点**或**动点**。全身肌的起、止点有一定的规律。通常起点靠近身体正中面或四肢近侧端，止点则在另一端。起点和止点是相对的，在一定条件下可以互换。

肌大多配布在关节的周围，每个关节至少配布有两组运动方向相反的肌，在运动轴的两侧相互对抗的肌，互称**拮抗肌**；在运动轴同一侧作用相同的肌，称**协同肌**。它们既相互拮抗，又相互依存，在神经系统支配下，彼此协调，使动作准确有序。

（三）肌的辅助装置

肌的辅助装置主要有筋膜、滑膜囊、腱鞘等，它们具有保护肌和辅助肌运动的作用。

1. 筋膜

筋膜遍布全身，可分为浅筋膜和深筋膜，如图 3-38 所示。

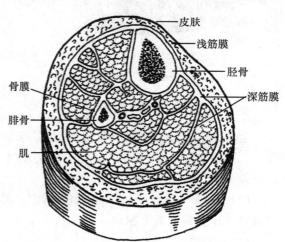

图 3-38　小腿横切面模式图（示筋膜）

（1）**浅筋膜**：位于皮下，亦称皮下筋膜，由疏松结缔组织构成，内含脂肪组织、浅动脉、皮下静脉、皮神经及表浅淋巴结和淋巴管等。脂肪的多少因人而异，并与性别、部位、营养状况等有关。浅筋膜有维持体温和保护深部结构的作用。

（2）**深筋膜**：位于浅筋膜深面，亦称固有筋膜，由致密结缔组织构成。深筋膜包被肌或肌群形成筋膜鞘，在四肢深入肌群间的深筋膜附着于骨面形成肌间隔，包被血管、神经等形成血管神经鞘。

2. 滑膜囊

滑膜囊为封闭的结缔组织小囊，壁薄，内含滑液，多位于肌腱与骨面相接触的部位，起减少摩擦的作用。滑膜囊炎可致局部疼痛和功能障碍。

3. 腱鞘

腱鞘为套于某些长肌腱外面的结缔组织鞘管，多见于活动性较大的腕、踝、手指、足趾等处。腱鞘分外层的**纤维层**和内层的**滑膜层**。滑膜层又分为**脏层**和**壁层**，包在肌腱表面的部分为脏层，紧贴于纤维层的内面部分为壁层，脏、壁两层相互移行，形成滑膜腔，腔内含有少量滑液，起润滑作用，以减少长肌腱在腱鞘内滑动时的摩擦。腱鞘炎时，由于腱鞘损伤，可导致疼痛和影响肌腱的滑动，严重时局部呈结节性肿胀。

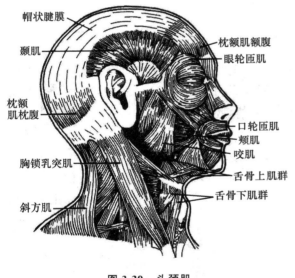

图 3-39　头颈肌

二、头颈肌

头颈肌分为头肌和颈肌，如图 3-39 所示。

（一）头肌

头肌可分为面肌和咀嚼肌两部分，如图 3-39 所示。

1. 面肌

面肌为扁薄的皮肌，大多起自颅骨，止于面部皮肤。面肌大多分布于睑裂、口裂和鼻孔周围，肌纤维呈环形或辐射状排列。面肌收缩时开大或闭合孔裂，并牵动面部皮肤产生各种表情，故又称表情肌。面肌主要有眼轮匝肌、口轮匝肌、枕额肌和颊肌等。

2. 咀嚼肌

咀嚼肌配布于颞下颌关节周围，参与咀嚼运动，主要有咬肌和颞肌等。

（1）**咬肌**（masseter）：位于下颌支外面，起自颧弓，止于下颌角外侧面。作用是上提下颌骨。

（2）**颞肌**（temporalis）：位于颞窝内，起自颞窝，肌束呈扇形，经颧弓深面止于下颌骨冠突。作用是上提下颌骨。

（二）颈肌

颈肌依其所在位置分为浅、深两群肌。

1. 浅群肌

浅群肌包括颈阔肌、胸锁乳突肌和舌骨上、下肌群。

（1）颈阔肌：位于颈部浅筋膜中，为扁阔的皮肌，如图3-40所示，收缩时下拉口角，并使颈部皮肤出现皱褶。

（2）胸锁乳突肌（sternocleidomastoid）：位于颈部两侧，以两个头分别起自胸骨柄前面和锁骨的内侧端，斜向后上方，止于颞骨乳突，如图3-39所示。单侧收缩使头向同侧倾斜，颜面转向对侧；两侧同时收缩可使头后仰。

（3）舌骨上肌群：位于舌骨和下颌骨之间，参与构成口腔的底。主要作用是上提舌骨，协助吞咽；当舌骨固定时，可下降下颌骨，协助张口。

（4）舌骨下肌群：位于颈前正中线两侧，居喉、气管和甲状腺的前方。作用是下降舌骨和使喉上、下移动，参与吞咽运动。

2. 深群肌

深群肌主要有前斜角肌、中斜角肌和后斜角肌。

上述3块斜角肌均起自颈椎横突，其中前、中斜角肌止于第1肋，后斜角肌止于第2肋。前、中斜角肌与第1肋围成的三角形肌间隙称**斜角肌间隙**，内有锁骨下动脉和臂丛通过。两侧斜角肌同时收缩，可上提第1、2肋，协助吸气；一侧斜角肌收缩，使颈侧屈。

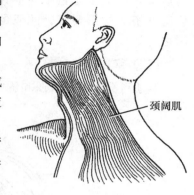

图3-40　颈阔肌

三、躯干肌

躯干肌可分为背肌、胸肌、膈、腹肌和会阴肌。

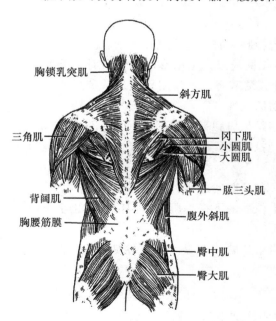

图3-41　背肌

（一）背肌

背肌位于躯干后面，分浅、深两群肌，如图3-41所示。

1. 浅群肌

浅群肌主要有斜方肌和背阔肌。

（1）**斜方肌**（trapezius）：位于项部和背上部的浅层，一侧呈三角形，两侧合起来呈斜方形。斜方肌起自上项线、枕外隆凸、项韧带、第7颈椎及全部胸椎棘突，上部肌束斜向外下方，中部肌束平行向外，下部肌束斜向外上方，止于锁骨外侧1/3、肩峰和肩胛冈。其主要作用是使肩胛骨向脊柱靠拢；上部肌束上提肩胛骨，下部肌束使肩胛骨下降；当肩胛骨固定时，双侧斜方肌收缩可使头后仰。

（2）**背阔肌**（latissimus dorsi）：位于背下部及胸的后外侧，为全身最大的扁肌。起自下 6 个胸椎及全部腰椎的棘突、骶正中嵴和髂嵴后部，肌束向外上方集中，止于肱骨小结节嵴。其作用是使肩关节内收、后伸和旋内；当上肢上举于固定位时，可上提躯干。

2. 深群肌

深群肌主要有**竖脊肌**，又称骶棘肌，纵列于棘突两侧的沟内。起自骶骨背面和髂嵴后部，向上沿途止于各椎骨、肋骨和枕骨。其作用是使脊柱后伸和仰头，是维持人体直立姿势的重要肌。此肌的扭伤或劳损，即所谓的"腰肌劳损"，是腰痛的常见原因之一。

（二）胸肌

胸肌可分为胸上肢肌和胸固有肌，如图 3-42 所示。

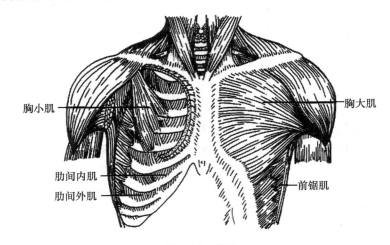

图 3-42　胸肌

1. 胸上肢肌

胸上肢肌均起自胸廓外面，止于上肢骨，包括胸大肌、胸小肌和前锯肌。

（1）**胸大肌**（pectoralis major）：位于胸廓前壁浅层，呈扇形，起自锁骨内侧半、胸骨和第 1~6 肋软骨等处，向外以扁腱止于肱骨大结节嵴。其作用是使肩关节内收、旋内和前屈；当上肢固定时，可上提躯干，还可提肋助吸气。

（2）**胸小肌**：位于胸大肌深面，其主要作用是拉肩胛骨向前下方。

（3）**前锯肌**：位于胸廓侧壁，其主要作用是拉肩胛骨向前紧贴胸廓。

2. 胸固有肌

胸固有肌起、止均在胸廓，参与构成胸壁，包括肋间外肌、肋间内肌等。

（1）**肋间外肌**：位于肋间隙的浅层，起自上位肋的下缘，肌束斜向前下，止于下位肋的上缘。其作用是提肋助吸气。

（2）**肋间内肌**：位于肋间外肌的深层，起自下位肋的上缘，肌束斜向内上，止于上位肋的下缘。其作用是降肋助呼气。

（三）膈

膈（diaphragm）位于胸腔和腹腔之间，封闭胸廓下口。膈为一层向上呈双膨隆的宽阔扁肌。其周围为肌部，起自胸廓下口的周缘和上 2~3 腰椎体前面，肌束向中央集中移行为**中心腱**，如图 3-43 所示。

膈上有 3 个裂孔：①**主动脉裂孔**，位于第 12 胸椎前方，有主动脉和胸导管通过；②**食管裂孔**，位于主动脉裂孔的左前上方，约平于第 10 胸椎，有食管和迷走神经通过；③**腔静脉孔**，位于主动脉裂孔的右前上方，约平于第 8 胸椎，有下腔静脉通过。

膈为主要的呼吸肌。收缩时，膈顶下降，胸腔容积扩大，引起吸气；舒张时，膈顶上升恢复原位，胸腔容积缩小，引起呼气。膈与腹肌联合收缩，可增加腹内压，协助排便、分娩等活动。双侧膈肌麻痹可出现呼吸困难。案例一患者因外伤损伤了膈肌，出现了相应症状。

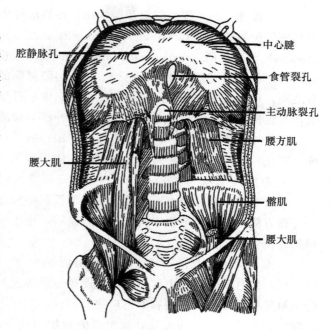

图 3-43　膈

（四）腹肌

腹肌位于胸廓下部与骨盆之间，参与构成腹腔的前外侧壁和后壁，分为前外侧群和后群，如图 3-44 所示。

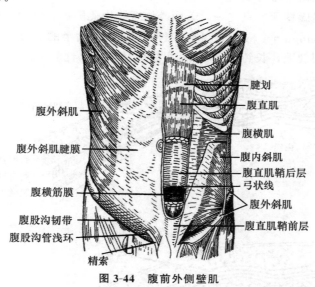

图 3-44　腹前外侧壁肌

1. 前外侧群

前外侧群主要有腹直肌、腹外斜肌、腹内斜肌和腹横肌。

（1）**腹直肌**（rectus abdominis）：位于腹前壁正中线两侧的腹直肌鞘内，上宽下窄，起自耻骨嵴，向上止于胸骨剑突及第 5～7 肋软骨前面。肌的全长被 3～4 条横行的腱划分成多个肌腹。

（2）腹外斜肌、腹内斜肌和腹横肌：在腹前外侧壁腹直肌两侧是3层宽阔的扁肌，由浅到深依次为**腹外斜肌**（obliquus externus abdominis）、**腹内斜肌**（obliquus internus abdominis）和**腹横肌**（transversus abdominis）。3层扁肌至腹直肌外侧缘移行为腱膜包裹腹直肌，形成腹直肌鞘，并止于白线。腹外斜肌腱膜的下缘卷曲增厚连于髂前上棘与耻骨结节之间，称为**腹股沟韧带**。腹内斜肌下部肌束呈弓形，跨过男性的精索或女性的子宫圆韧带，与腹横肌腱膜结合止于耻骨梳。此部纤维为**腹股沟镰**，亦称**联合腱**。

腹前外侧群肌具有保护腹腔脏器的作用；腹肌收缩时，可增加腹内压，协助排便、分娩、呕吐和咳嗽等功能；可使脊柱前屈、侧屈和旋转；还可降肋助呼气。

2. 后群

后群有腰大肌和腰方肌。腰大肌在下肢肌中叙述。

腰方肌位于腹后壁腰椎两侧，起自髂嵴，止于第12肋。收缩时牵拉第12肋，单侧收缩使脊柱侧屈。

3. 腹肌形成的结构（图3-45，图3-46）

（1）腹直肌鞘：是由3层扁肌的腱膜包裹腹直肌形成的，分为前、后两层。前层由腹外斜肌腱膜和腹内斜肌腱膜的前层愈合而成，后层由腹内斜肌腱膜的后层和腹横肌腱膜愈合而成。在脐下4～5 cm处，缺少鞘的后层，其下缘形成一凸向上的弧形界线，称**弓状线**。弓状线以下，腹直肌后面直接与腹横筋膜相贴。

（2）白线：位于腹前壁正中线上，两侧腹直肌鞘之间，由3层扁肌的腱膜交织而成。上端附于剑突，下端附于耻骨联合。白线坚韧而缺少血管，常作为腹部手术入路的切口。白线中部有脐环，是腹壁薄弱点之一，若腹腔内容物由此膨出，则形成脐疝。

（3）**腹股沟管**（inguinal canal）：位于腹股沟韧带内侧半的上方，为腹前壁3块扁肌之间的一条斜形肌间裂隙，长约4～5 cm，男性的精索或女性的子宫圆韧带由此通过。

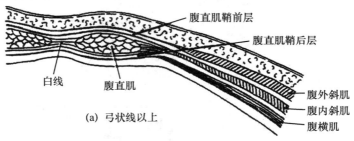

(a) 弓状线以上

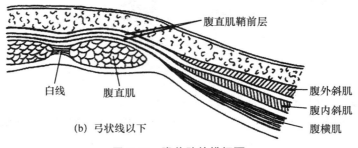

(b) 弓状线以下

图3-45　腹前壁的横切面

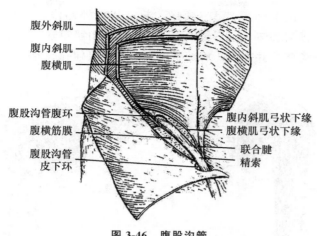

图3-46 腹股沟管

腹股沟管有2个口和4个壁。内口称**腹股沟管深环（腹环）**，位于腹股沟韧带中点上方约一横指处，为腹横筋膜向外突出而成；外口称**腹股沟管浅环（皮下环）**，位于耻骨结节的外上方，由腹外斜肌腱膜形成一近似三角形的裂孔。前壁为腹外斜肌腱膜和腹内斜肌，后壁为腹横筋膜和腹股沟镰，上壁为腹内斜肌和腹横肌的弓状下缘，下壁为腹股沟韧带。

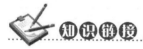

腹股沟三角与腹股沟管

腹股沟（海氏）三角位于腹前壁下部，是由腹直肌外侧缘、腹股沟韧带和腹壁下动脉围成的三角形区域；腹股沟管是腹前壁3块扁肌之间的一条斜形肌间裂隙。腹股沟三角和腹股沟管都是腹壁下部的薄弱区。在病理情况下，腹腔内容物可经腹股沟管深环，进入腹股沟管，经皮下突出，下降入阴囊，形成腹股沟斜疝；若腹腔内容物不经深环，而从腹股沟三角处膨出，则形成腹股沟直疝。案例二诊断为左侧腹股沟疝（直疝），病变就在腹股沟三角处。

（五）会阴肌

会阴肌又称盆底肌，主要有**肛提肌、会阴浅横肌**和**会阴深横肌**等。肛提肌上、下面分别被覆盆膈上、下筋膜，三者共同构成**盆膈**，有肛门通过。会阴深横肌等肌的上、下面分别被覆尿生殖膈上、下筋膜，三者共同构成**尿生殖膈**，在男性有尿道通过，女性则有尿道和阴道通过。

四、四肢肌

（一）上肢肌

上肢肌按部位可分为肩肌、臂肌、前臂肌和手肌。

1. 肩肌

肩肌配布于肩关节周围，如图3-47所示。肩肌主要有三角肌，此外还有冈上肌、冈下肌、小圆肌、大圆肌及肩胛下肌，如表3-2所示。

三角肌（deltoid）位于肩部，呈三角形。起自锁骨外侧份、肩峰和肩胛冈，肌束从前、后、外侧三面包围肩关节，向下集中止于肱骨的三角肌粗隆。其主要作用是外展肩关节；前部肌束可使肩关节屈并旋内，后部肌束则使肩关节伸并旋外。

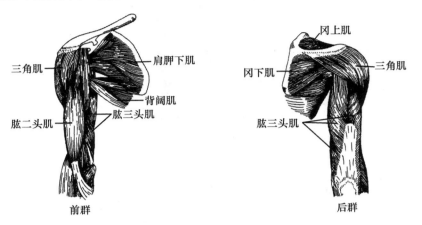

图 3-47　肩肌和臂肌（前群和后群）

表 3-2　肩肌

名　称	起　点	止　点	作　用
三角肌	锁骨外侧端、肩峰、肩胛冈	肱骨三角肌粗隆	肩关节外展，前屈、旋内或后伸、旋外
冈上肌	肩胛骨冈上窝	肱骨大结节上份	肩关节外展
冈下肌	肩胛骨冈下窝	肱骨大结节中份	肩关节旋外
小圆肌	肩胛骨外侧缘	肱骨大结节下份	肩关节旋外
大圆肌	肩胛骨下角	肱骨小结节嵴	肩关节后伸、内收及旋内
肩胛下肌	肩胛下窝	肱骨小结节	肩关节内收、旋内

肱骨上端由于三角肌的覆盖，使肩部呈圆隆状，肩关节脱位时，此圆隆消失，出现"方形肩"。三角肌中部可作为肌内注射的部位。

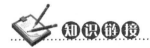 知识衔接

三角肌注射

三角肌前、后部的深面均有较大血管和神经走行，中部深面无大的血管和神经。所以上臂外侧、肩峰下 2～3 横指处为三角肌注射部位。三角肌注射的穿经层次为皮肤、浅筋膜、深筋膜、三角肌。

2. 臂肌

臂肌配布于肱骨周围，分前、后两群，如图 3-47 所示。

（1）前群：包括浅层的肱二头肌和深层的喙肱肌、肱肌。

①**肱二头肌**（biceps brachii）：以长、短两头分别起自肩胛骨的盂上结节和喙突，长

头穿过肩关节囊下降，与短头合成一个肌腹，向下移行为肌腱止于桡骨粗隆。其作用是屈肘关节，同时也有屈肩关节和使前臂旋后的作用。

②**喙肱肌**（coracobrachialis）：位于肱二头肌短头的后内侧，起自喙突，止于肱骨中部内侧。其作用是屈和内收肩关节。

③**肱肌**（brachialis）：位于肱二头肌下半部的深面，起自肱骨体下半部的前面，止于尺骨粗隆。其作用是屈肘关节。

（2）后群：主要有**肱三头肌**（triceps brachii），起端有 3 个头，长头起自肩胛骨的盂下结节，内、外侧头分别起自肱骨后面桡神经沟的内下方和外上方，3 个头会合后以肌腱止于尺骨鹰嘴。其作用是伸肘关节。

3. 前臂肌

前臂肌配布于尺、桡骨的周围，分前、后两群。

（1）前群：位于前臂骨的前面，共 9 块，分为浅、深两层，如图 3-48 所示。

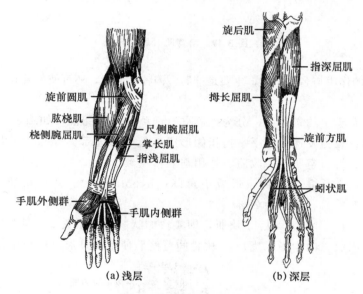

图 3-48 前臂肌（前群）

①浅层：有 6 块肌，自桡侧向尺侧依次为**肱桡肌**、**旋前圆肌**、**桡侧腕屈肌**、**掌长肌**、**指浅屈肌**和**尺侧腕屈肌**。

②深层：有 3 块肌，**拇长屈肌**位于桡侧半，**指深屈肌**位于尺侧半，**旋前方肌**贴在桡、尺骨远端的前面。

前臂前群肌的作用多数与名称一致，主要是屈肘、屈腕、屈指骨间关节，还可使前臂旋前。

（2）后群：位于前臂骨的后面，共 10 块，分为浅、深两层，如图 3-49 所示。

①浅层：有 5 块肌，由桡侧向尺侧依次为**桡侧腕长伸肌**、**桡侧腕短伸肌**、**指伸肌**、**小指伸肌**和**尺侧腕伸肌**。

②深层：有 5 块肌，由上外向下内依次为**旋后肌**、**拇长展肌**、**拇短伸肌**、**拇长伸肌**和**示指伸肌**。

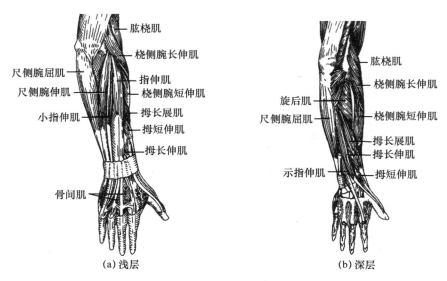

(a) 浅层   (b) 深层

图 3-49 前臂肌（后群）

前臂后群肌的作用与名称一致，主要是伸肘、伸腕、伸指，还可使前臂旋后、拇指外展。

4. 手肌

手肌集中配布于手的掌侧面，分为外侧群、内侧群和中间群，如图 3-50 所示。

（1）外侧群：较为发达，在手掌拇指侧形成隆起，称**鱼际**（thenar）。共 4 块肌：拇短展肌、拇短屈肌、拇对掌肌、拇收肌。作用与名称一致。

（2）内侧群：在手掌小指侧，形成**小鱼际**（hypothenar）。共 3 块肌：小指短屈肌、小指展肌、小指对掌肌。作用与名称一致。

（3）中间群：位于掌心，共 11 块肌，即 4 块蚓状肌屈掌指关节，伸指间关节；3 块骨间掌侧肌使手指内收（向中指靠拢）；4 块骨间背侧肌使手指外展（远离中指）。

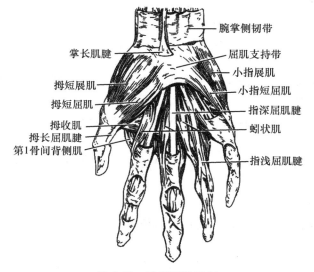

图 3-50 手掌面浅层肌

5. 上肢的局部结构

（1）腋窝：是位于胸外侧壁与臂上部内侧之间的锥形腔隙。腔内有血管、神经、淋巴结等。

（2）肘窝：是位于肘关节前面呈三角形的浅窝。外侧界为肱桡肌，内侧界为旋前圆肌，上界为肱骨内、外上髁之间的连线。窝内有血管和神经通过。

（二）下肢肌

下肢肌按部位分为髋肌、大腿肌、小腿肌和足肌。

1. 髋肌

髋肌配布于髋关节周围，分前、后两群。

（1）前群：包括髂腰肌和阔筋膜张肌，如图 3-51 所示。

①**髂腰肌**：由**髂肌**和**腰大肌**组成，髂肌起自髂窝，腰大肌起自腰椎体侧面和横突，两肌向下经腹股沟韧带深面止于股骨小转子。其作用是屈髋关节并使大腿旋外；当下肢固定时，可使躯干前屈。

②阔筋膜张肌：位于大腿上部前外侧，起自髂前上棘，肌腹在阔筋膜两层之间，向下移行为髂胫束，止于胫骨外侧髁。其作用是紧张阔筋膜并屈髋关节。

（2）后群：主要位于臀部，又称**臀肌**，如图 3-52 所示。主要有臀大肌、臀中肌、臀小肌和梨状肌等。

①**臀大肌**（gluteus maximus）：位于臀部浅层，与皮下组织共同构成臀部膨隆外观。臀大肌起自骶骨背面和髂骨翼外面，止于股骨臀肌粗隆和髂胫束。其作用是伸髋关节并旋外，下肢固定时，能防止躯干前倾。此肌的外上部为肌内注射常用部位。

②**臀中肌**（gluteus medius）和**臀小肌**（gluteus minimus）：臀中肌位于臀部外上方，大部分被臀大肌覆盖。臀小肌位于臀中肌深面。两肌均起自髂骨翼外面，止于股骨大转子。其作用可使髋关节外展。

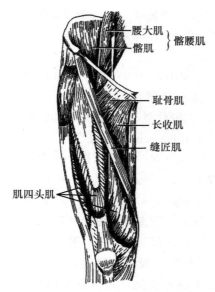

图 3-51 髋肌和大腿肌前面肌群

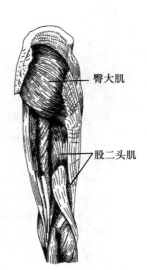

图 3-52 髋肌后群

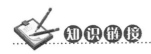

臀肌注射

临床常选臀大肌作为肌肉注射部位。臀大肌肌肉注射的定位方法主要有两种。①十字法：从臀裂顶向左或向右画一水平线，再从髂嵴最高点作一垂直线，将臀部分为4个象限，其外上象限为臀大肌肌肉注射最佳部位。②连线法：取髂前上棘与尾骨连线的外1/3处为注射部位。

③**梨状肌**（piriformis）：位于臀中肌内下方，起自骶骨前面，向外穿坐骨大孔止于股骨大转子。其作用可使髋关节外展和旋外。此肌将坐骨大孔分隔成**梨状肌上孔**和**梨状肌下孔**，孔内有血管和神经通过。

臀肌后群（中层）如图3-53所示，臀肌后群（深层）如图3-54所示。

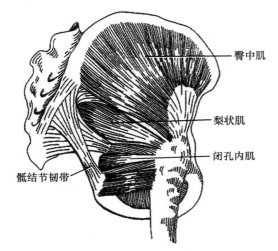

图 3-53　臀肌后群（中层）

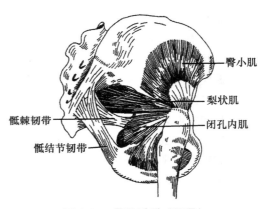

图 3-54　臀肌后群（深层）

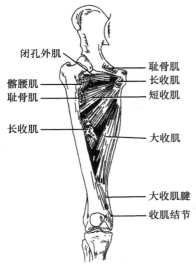

图 3-55　大腿内侧肌（深层）

2. 大腿肌

大腿肌位于股骨周围，分为前群、后群和内侧群，如图3-51，图3-52，图3-55所示。

（1）前群：位于大腿前面，包括缝匠肌和股四头肌。

①**缝匠肌**（sartorius）：是全身最长的肌，呈扁带状，起自髂前上棘，斜向内下方，止于胫骨上端内侧面。其作用是屈髋关节和膝关节。

②**股四头肌**（quadriceps femoris）：为全身体积最大的肌，有4个头，分别称**股直肌**、**股内侧肌**、**股外侧肌**和**股中间肌**。除股直肌起自髂前下棘外，其余3头均起自股骨，4个头合并向下移行为股四头肌腱，包绕髌骨后向下延续为**髌韧带**，止于胫骨粗隆。其主要作用是伸膝关节，股直肌还可屈髋关节。

（2）内侧群：位于大腿内侧，共 5 块，分层排列。浅层自外向内依次为**耻骨肌**、**长收肌**和**股薄肌**，在耻骨肌和长收肌的深面为**短收肌**，诸肌的深面为**大收肌**。其主要作用可使大腿内收。

（3）后群：位于大腿后面，包括外侧的股二头肌、内侧的半腱肌和半膜肌。

①**股二头肌**（biceps femoris）：长头起自坐骨结节、短头起自股骨粗线，两头会合，以长腱止于腓骨头。

②**半腱肌和半膜肌**：均起自坐骨结节，向下分别止于胫骨上端内侧面和胫骨内侧髁后面。大腿后群肌的主要作用是伸髋关节、屈膝关节。

3. 小腿肌

小腿肌位于胫、腓骨周围，分为前群、外侧群和后群，如图 3-56，图 3-57 所示。

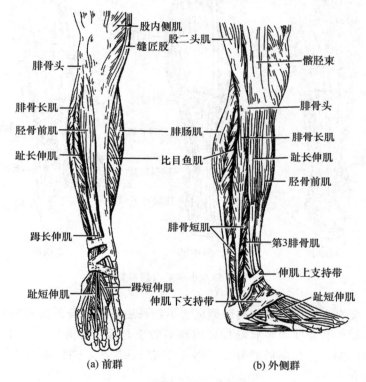

(a) 前群　　　　**(b) 外侧群**

图 3-56　小腿肌（前群和外侧群）

（1）前群：位于小腿骨的前面，共 3 块，由胫侧向腓侧依次为**胫骨前肌**、**蹒长伸肌**和**趾长伸肌**。3 块肌均起自胫、腓骨上端和骨间膜，下行经踝关节前方至足背。胫骨前肌止于内侧楔骨和第 1 跖骨底，可使足背屈和内翻。蹒长伸肌止于蹒趾远节趾骨，趾长伸肌分成 4 条长腱止于第 2～5 趾，两肌的作用与名称一致，并可使足背屈。

（2）外侧群：位于腓骨的外侧面，包括浅层的**腓骨长肌**和深层的**腓骨短肌**。两肌均起自腓骨外侧面，肌腱均经外踝后方至足底，前者止于内侧楔骨和第 1 跖骨底，后者止于第 5 跖骨粗隆。两肌均可使足跖屈并外翻。

（3）后群：位于小腿骨的后面，分浅、深两层，如图 3-57 所示。

①**浅层**：为**小腿三头肌**，由**腓肠肌**和**比目鱼肌**组成。腓肠肌内、外侧头分别起自股骨

内、外侧髁的后面，比目鱼肌位于腓肠肌的深面，起自胫骨、腓骨上端的后面，3 个头会合后向下移行为粗大的**跟腱**，止于跟骨结节。其作用是使足跖屈，并屈膝关节；在站立时，能固定膝关节和踝关节，防止身体前倾。

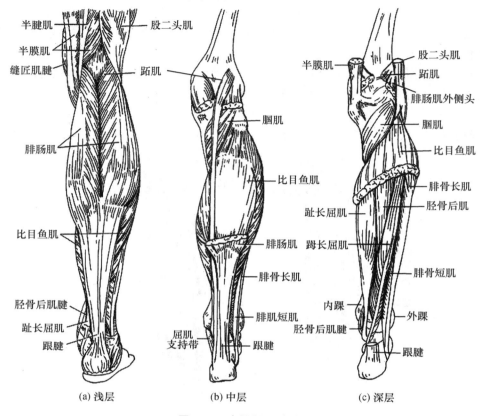

图 3-57　小腿肌（后群）

②深层：主要有 3 块，由胫侧向腓侧依次为**趾长屈肌**、**胫骨后肌**和**跛长屈肌**。它们均起自胫骨、腓骨后面和骨间膜，肌腱均经内踝后方至足底。胫骨后肌止于足舟骨和楔骨，作用使足跖屈和内翻。趾长屈肌腱分成 4 条止于第 2～5 趾，跛长屈肌止于跛趾，两肌的作用可使足跖屈和屈趾。

4. 足肌

足肌分为足背肌和足底肌。

（1）足背肌：有**跛短伸肌**和**趾短伸肌**，分别伸跛趾和第 2～4 趾。

（2）足底肌：其配布和作用与手肌相似，也分外侧群、内侧群和中间群，如图 3-58 所示，但没有对掌肌。主要作用是运动足趾和维持足弓。

5. 下肢的局部结构

（1）股三角：位于大腿前面的上部，呈倒置的三角形。其上界为腹股沟韧带，内侧界为长收肌的内侧缘，外侧界为缝匠肌内侧缘。股三角向上经腹股沟韧带的深面与髂窝相通，尖端向下后通收肌管。股三角内有股神经、股动脉、股静脉和淋巴结等。

（2）收肌管：位于大腿中部，在缝匠肌深面，大收肌与股内侧肌之间。管的上口通向

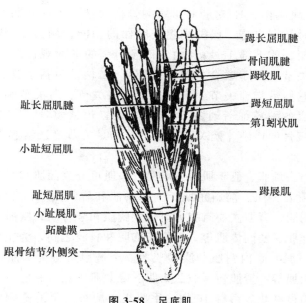

姆长屈肌腱

骨间肌腱

姆收肌

趾长屈肌腱

姆短屈肌

第1蚓状肌

小趾短屈肌

趾短屈肌

小趾展肌

跖腱膜

姆展肌

跟骨结节外侧突

图 3-58　足底肌

股三角尖，下口为收肌腱裂孔，通向腘窝，管内有隐神经、股动脉和股静脉通过。

（3）腘窝：位于膝关节后方，呈菱形。窝的上外侧界为股二头肌，上内侧界为半腱肌和半膜肌，下外侧界为腓肠肌外侧头，下内侧界为腓肠肌内侧头。腘窝内有腘动脉、腘静脉、胫神经、腓总神经和淋巴结等。

五、老年人骨骼肌的特点

人类 20～30 岁是肌肉强度的高峰时期，此后，随年龄增长，肌肉强度持续降低，并进行性加速，衰老改变比其他组织更加明显。老年人机体内的肌肉总量减少，30 岁时男性肌可占体重的 42%～44%，而 60 岁以上的老年人仅占体重的 24%～26%。肌力随年龄增长而下降，60～70 岁时为 20～30 岁时的 80%，且肌韧带萎缩，弹性消失、变硬。老年人骨骼肌的肌细胞内水分减少，细胞间液体增加，肌失去弹性，因而功能减退。肌组织有脂肪和纤维组织生长，个别生长特别明显，使肌假性肥大、效率降低，且易疲劳；同时肌纤维也变得细小，其弹性、伸展性、兴奋性和传导性都大大减弱。由于肌强度、持久力、敏感度持续下降，加之老年人脊髓和大脑功能衰退，使老年人活动进一步减少，最终致老年人动作迟缓、笨拙，举步抬腿不高，行走缓慢不稳。

小　　结

运动系统由骨、骨连结和骨骼肌 3 部分构成，全身各骨借骨连结相连构成人体的支架，骨骼肌附着于骨。运动系统对人体具有支持、保护和运动等功能。

成人躯干骨共 51 块，借骨连结构成脊柱和胸廓。椎骨 26 块，各部椎骨各有形态特点，脊柱由椎骨借椎间盘、韧带和关节连结而成，可作前屈、后伸、侧屈、旋转和环转等运动。胸廓由 12 块胸椎、12 对肋和 1 块胸骨借肋椎关节和胸肋关节连结而成，主要参与呼吸运动，同时具有支持、保护胸腹腔脏器的功能。颅由 23 块颅骨组成，颅的后上部 8 块骨围成脑颅；前下部 15 块骨构成面颅。颅的各面观都有重要的结构。颅连结唯一的关节是下颌关节，属于联合关节。上肢骨 64 块，包括锁骨、肩胛骨、肱骨、尺骨、桡骨和手骨。它们借胸锁关节、肩锁关节、肩关节、肘关节和手关节等连结起来。其关节灵活，可完成各种精细活动。下肢骨 62 块，包括髋骨、股骨、髌骨、胫骨、腓骨和足骨。它们借髋骨的连结、髋关节、膝关节和足关节等连结起来。其关节稳固，利于支持躯体。

　　全身骨骼肌分为头颈肌、躯干肌、四肢肌。头肌可分为面肌和咀嚼肌两部分；颈肌主要包括颈阔肌、胸锁乳突肌、前斜角肌、中斜角肌和后斜角肌。躯干肌可分为背肌、胸肌、膈、腹肌和会阴肌。背肌主要有斜方肌、背阔肌和竖脊肌；胸肌主要有胸大肌、胸小肌、前锯肌、肋间外肌、肋间内肌等；膈位于胸腔和腹腔之间，为主要的呼吸肌；腹肌主要有腹直肌、腹外斜肌、腹内斜肌和腹横肌等。上肢肌可分为肩肌、臂肌、前臂肌和手肌。肩肌主要有三角肌等；臂肌包括肱二头肌、喙肱肌、肱肌和肱三头肌；前臂肌配布于尺、桡骨的周围，前群 9 块，后群 10 块；手肌集中配布于手的掌侧面，分为外侧群、内侧群和中间群。下肢肌分为髋肌、大腿肌、小腿肌和足肌。髋肌包括髂腰肌、阔筋膜张肌、臀大肌、臀中肌、臀小肌和梨状肌等；大腿肌主要有缝匠肌、股四头肌、股二头肌、半腱肌和半膜肌；小腿肌包括胫骨前肌、鉧长伸肌、趾长伸肌、腓骨长肌、腓骨短肌、小腿三头肌、趾长屈肌、胫骨后肌和鉧长屈肌；足肌分为足背肌和足底肌。

　　肌可形成局部结构。腹肌形成的局部结构有腹直肌鞘、白线和腹股沟管，上肢的局部结构有腋窝和肘窝，下肢的局部结构有股三角、收肌管、腘窝。

◤ 能力检测

1. 名词解释：胸骨角、翼点、关节、界线、足弓、股三角。
2. 简述骨的构造。
3. 简述椎骨的一般形态。
4. 简述脊柱、胸廓的组成和结构特点。
5. 叙述体表骨性标志在护理工作中的意义。
6. 简述关节的基本及辅助结构。
7. 列表比较男、女性骨盆的差异。
8. 简述肩关节、肘关节、髋关节和膝关节的组成、结构特点和运动。
9. 简述腹股沟管的位置、构成及其内容。

项目四　消化系统

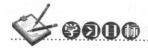

通过本项目的学习，你应：

1. 记忆消化系统的组成，牙的构造和牙周组织，食管的分部和狭窄部位，胃的形态、位置和组织结构，小肠、大肠的分部，肝的形态、位置和组织结构，胆囊和肝外胆道系统的组成；胃液、胰液、胆汁的成分及作用，胃、小肠的主要运动形式，小肠的吸收特点。

2. 理解消化管的一般结构，咽的分部，小肠的组织结构特点，阑尾的位置、体表投影，胰腺的位置、形态和组织结构；消化和吸收的方式及特点。

3. 认识口腔的境界、分区，牙的分类，舌的结构；口腔内消化的特点。

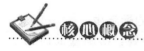

上消化道　下消化道　消化腺　消化　吸收

任务一　内脏学概述

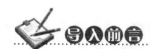

内脏包括消化、呼吸、泌尿和生殖 4 个系统。在学习消化系统之前，首先要了解什么是内脏，内脏包括哪些器官，进而认识这些器官的形态结构。

任务一将介绍内脏学有关知识。

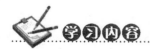

一、内脏的概念

通常把消化、呼吸、泌尿、生殖 4 个系统的器官合称为**内脏**（viscera）。研究内脏各器官的位置和形态结构的科学，称**内脏学**（splanchnolog）。内脏器官绝大部分位于胸腔、腹腔和盆腔内，借孔道直接或间接地与外界相通，其主要功能是保障机体与外界进行物质交换，以供机体的新陈代谢和繁殖后代的需要。

内脏各器官的形态不尽相同，根据其结构可分为中空性器官和实质性器官两大类。

（一）中空性器官

中空性器官呈管状或囊状，内部有空腔，如胃、肠、喉、气管、膀胱、子宫等。其管壁一般有 3～4 层。以消化管为例，其管壁由内向外依次为：黏膜、黏膜下层、肌层和外膜。

（二）实质性器官

实质性器官内部没有特定的空腔，表面包有结缔组织被膜或浆膜，如肝、胰、肾等。结缔组织伸入器官的实质内，将器官的实质分割成若干个小叶，如肝小叶。实质性器官的神经、血管和淋巴管及导管等出入器官之处，常有一凹陷，该部位称为器官的门，如肝门、肺门和肾门等。

二、胸、腹部的标志线和腹部的分区

大部分内脏器官位于胸腔、腹腔和盆腔内，其位置相对较固定。为了便于描述各器官的位置、毗邻和体表投影，通常人为地在胸、腹部的体表确定若干标志线和分区，常用的标志线和分区如图 4-1 所示。

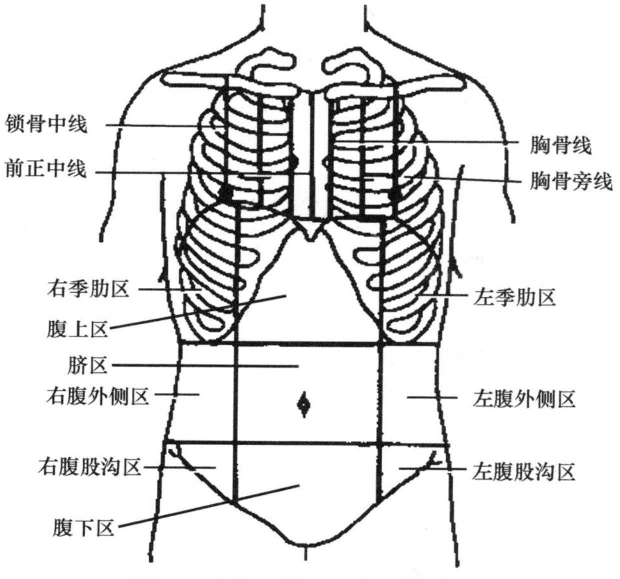
锁骨中线
前正中线
胸骨线
胸骨旁线
右季肋区
腹上区
左季肋区
脐区
右腹外侧区
左腹外侧区
右腹股沟区
左腹股沟区
腹下区

图 4-1　胸腹部标志线与腹部分区

（一）胸部的标志线

（1）**前正中线**：沿胸壁前面正中所作的垂线。

（2）**胸骨线**：沿胸骨外侧缘所作的垂线。

（3）**锁骨中线**：经锁骨中点所作的垂线。在男性，相当于经乳头所作的垂线。

（4）**胸骨旁线**：经胸骨线与锁骨中线之间的中点所作的垂线。

（5）**腋前线**：经腋前襞所作的垂线。

（6）**腋后线**：经腋后襞所作的垂线。

（7）**腋中线**：经腋前线、腋后线的中点所作的垂线。

（8）**肩胛线**：经肩胛骨下角所作的垂线。

（9）**后正中线**：沿身体后面正中所作的垂线。

（二）腹部的分区

在腹部的前面通常采用两条横线和两条垂线将腹部分成 9 个区。上横线是两肋弓最低点（第 10 肋的最低点）之间的连线，下横线是两髂结节之间的连线；两垂线分别是通过两侧腹股沟韧带中点所作的垂线。

上述两横线与两垂线将腹部分为 9 个区，腹上部自左向右依次为**左季肋区**、**腹上区**和右季肋区；腹中部自左向右依次为**左腹外侧区（左腰区）、脐区、右腹外侧区（右腰区）**；腹下部自左向右依次为**左腹股沟区（左髂区）、腹下区（耻区）、右腹股沟区（右髂区）。**

　　临床上，常采用简便方法，即通过脐做一水平线和一垂直线，将腹部分为**左上腹部、右上腹部、左下腹部**和**右下腹部** 4 个区。

　　消化系统（alimentary system）包括消化管和消化腺两部分，如图 4-2 所示。**消化管**（alimentary canal）包括口腔、咽、食管、胃、小肠（十二指肠、空肠、回肠）和大肠（盲肠、阑尾、结肠、直肠和肛管）。临床上通常把从口腔到十二指肠的这一段消化管称**上消化道**，把空肠以下的消化管称**下消化道**。**消化腺**（alimentary gland）包括大消化腺（如大唾液腺、肝和胰）和小消化腺（如肠腺、胃腺等）。

　　消化系统的基本功能是消化食物，吸收营养物质，最后将食物残渣形成粪便排出体外。

　　随着年龄的老化，老年人消化道、消化腺的结构和功能退化，致使消化道运动减弱、消化液分泌减少，食物的消化、吸收功能降低，这些改变是老年人消化系统疾病发生的基础。

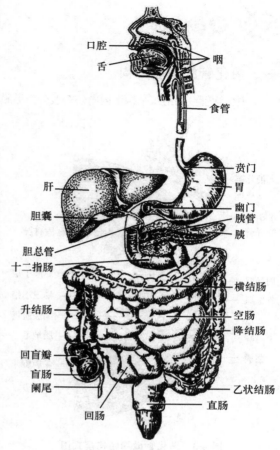

图 4-2　消化系统概况

任务二　消化管

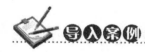

　　患者，男性，65 岁，大学文化程度，已退休。除外出购物，不爱活动，白天大部分时间在家看书报或电视节目。最近一次体检是在一个月前，检查结果显示，除血脂高外，无其他异常。最近一段时间自觉口干、反酸、排便困难，每周排便 2～3 次，大便干结，并略有食欲下降。患者断诊为老年性便秘。

　　案例中解释患者的症状需要具备以下人体结构知识：

　　1. 人体消化管的正常形态结构

　　2. 老年人消化管结构的变化

　　任务二将介绍消化管的正常形态结构及老年人消化管形态结构改变。

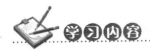

一、消化管的一般结构

消化管管壁的组织结构由内向外一般分为黏膜、黏膜下层、肌层和外膜等4层，如图4-3所示。

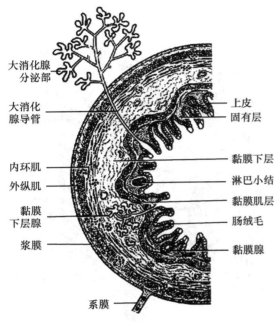

图4-3　消化管微细结构模式图

（一）黏膜

黏膜由内向外依次为上皮、固有层和黏膜肌层。

1. 上皮

上皮的类型依部位而异。消化管的两端，如口腔、咽、食管和肛门等处为复层扁平上皮；其余部分为单层柱状上皮。

2. 固有层

固有层由结缔组织构成，富含毛细血管、毛细淋巴管、淋巴组织及小腺体。

3. 黏膜肌层

黏膜肌层为薄层的平滑肌，其收缩能改变黏膜的形状，促进血液和淋巴流动及腺体分泌物的排出。

（二）黏膜下层

黏膜下层由疏松结缔组织构成。在十二指肠和食管的黏膜下层分别含有十二指肠腺和食管腺。

（三）肌层

肌层除口腔、咽、食管的上段和肛门外括约肌为骨骼肌外，其余均为平滑肌。肌层一般可分为内环、外纵两层。

（四）外膜

外膜由薄层结缔组织构成者称纤维膜，如咽、食管、直肠下段等；由结缔组织及其表面的间皮共同构成者称浆膜，如胃、大部分小肠和大肠。

二、口腔

口腔（oral cavity）是消化管的起始部，向前借口裂与外界相通，向后经咽峡与咽交通。口腔前为上、下唇，两侧为颊，上为腭，下为口底。口腔以上、下牙弓为界，分为**口腔前庭**和**固有口腔**两部分。

（一）口唇和颊

上、下唇之间的裂隙为口裂，两侧结合处称**口角**。上唇外面正中有一纵行浅沟称人中，上唇两侧的浅沟为**鼻唇沟**，是与颊部的分界。颊构成口腔的侧壁，并构成颜面的一部分。

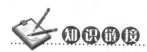 知识链接

急救护理措施

1. 上、下牙列咬合时，口腔前庭与固有口腔仍可经第三磨牙后方的间隙相通，临床上当病人牙关紧闭时，可经此插管、给药或给食，同时防止舌的咬伤。

2. 人中是人类特有的结构，昏迷病人急救时常在此进行针刺或指压刺激，促进其苏醒。

（二）腭

腭（palate）构成口腔的上壁，分隔鼻腔和口腔。其前 2/3 为**硬腭**，后 1/3 为**软腭**。腭后缘游离，中央有一向下的突起称**腭垂**，又称**悬雍垂**。腭垂两侧各有一对弓形皱襞，前方一对称**腭舌弓**，后方一对称**腭咽弓**。由腭垂、左右两侧的腭舌弓和舌根共同围成**咽峡**（isthmus of fauces），如图 4-4 所示，是口腔与咽的分界。

（三）牙

牙（teeth）镶嵌于上、下颌骨的牙槽内，是人体最坚硬的器官，具有对食物进行机械加工、协助发音的功能。

1. 牙的形态和构造

牙可分为牙冠、牙颈和牙根 3 部分。牙内部的腔隙称**牙腔**，腔内容纳神经、血管、淋巴管和结缔组织，统称**牙髓**。贯穿牙根的小管称**牙根管**，牙根尖端的小孔称**根尖孔**。

牙主要由牙质、牙釉质和牙骨质构成。**牙质**构成牙的主体，覆盖在牙冠处牙质表面呈白色而坚硬的为**牙釉质**；牙颈和牙根的表面则包有薄层的**牙骨质**，如图 4-5 所示。

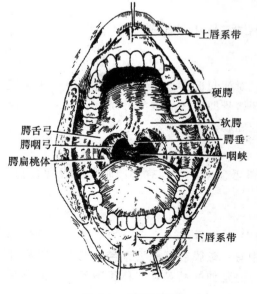

图 4-4　口腔与咽峡

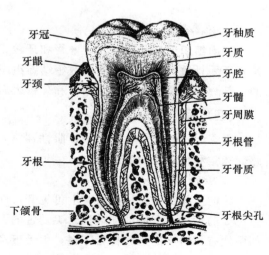

图 4-5　牙的形态构造

2. 牙的分类与排列

人的一生中换一次牙，按牙的萌发顺序，先后有**乳牙**和**恒牙**两套牙。乳牙 20 个，恒牙 28～32 个。根据牙的形态和功能，牙可分为**切牙**、**尖牙**、**前磨牙**和**磨牙** 4 类。

临床上为了记录牙的位置，以被检查的方位为准，用"＋"记号划分 4 个区表示左、右侧及上、下颌的牙位，并用罗马数字Ⅰ～Ⅴ表示乳牙，用阿拉伯数字 1～8 表示恒牙，如图 4-6 所示。例如，"Ⅲ|"表示右下颌乳尖牙，"|6"表示左上颌第 1 磨牙。

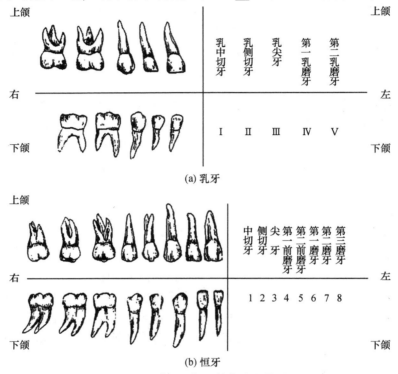

图 4-6 乳牙、恒牙的名称及排列

3. 牙周组织

牙周组织包括**牙周膜**、**牙槽骨**和**牙龈** 3 部分，对牙起保护、固定和支持作用。牙周膜是介于牙骨质与牙槽骨之间的致密结缔组织膜。牙槽骨即牙槽周围的骨质，属上、下颌骨的一部分。牙龈是覆盖在牙槽弓和牙颈表面的口腔黏膜，富含血管，色淡红。

（四）舌

舌（tongue）位于口腔底，肌性器官，表面覆盖黏膜。舌具有协助咀嚼、吞咽食物、感受味觉和辅助发音的功能。

1. 舌的形态

舌的上面称**舌背**，在舌背上可见开口向前的"Ｖ"形**界沟**，将舌分为前 2/3 的**舌体**和后 1/3 的**舌根**。舌体的前端称舌尖。舌的下面正中有一黏膜皱襞称**舌系带**。在舌系带根部的两侧有一对小的隆起称**舌下阜**，由舌下阜向后外侧延伸的黏膜隆起称**舌下襞**。舌的背面观和下面观分别如图 4-7，图 4-8 所示。

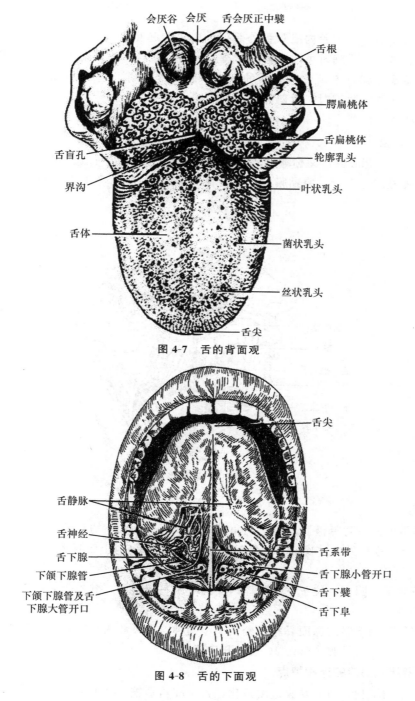

图 4-7 舌的背面观

图 4-8 舌的下面观

2. 舌黏膜

　　舌背黏膜上有许多小突起称**舌乳头**，按形态可分为 4 种：①**丝状乳头**体积最小，数量最多，具有一般感觉功能；②**菌状乳头**形体较大，数量较少，呈鲜红色圆点状；③**轮廓乳头**体积最大，约 7～11 个，其中央隆起，周围有环行沟，分布于界沟前方；④**叶状乳头**在人类已退化。除丝状乳头外，其他乳头都含有味觉感受器，即味蕾，能感受甜、酸、苦、咸等味觉刺激。

3. 舌肌

舌肌为骨骼肌，分为**舌内肌**和**舌外肌**。舌内肌的起止点均在舌内，其纤维排列呈纵、横、垂直 3 个方向，收缩时可改变舌的形态。舌外肌起自舌外止于舌内，其中以**颏舌肌**在临床上最为重要，起自下颌骨体后面的颏棘，肌纤维呈扇形进入舌内，止于舌中线的两侧。两侧颏舌肌同时收缩时，舌前伸；一侧收缩使舌尖伸向对侧。若一侧瘫痪，伸舌时舌尖则偏向瘫痪侧。

（五）口腔腺

口腔腺（oral glands）又称**唾液腺**，如图 4-9 所示，分泌唾液。它可分为大、小唾液腺两类，**小唾液腺**分布于口腔黏膜内，如唇腺、颊腺等。大唾液腺有 3 对。

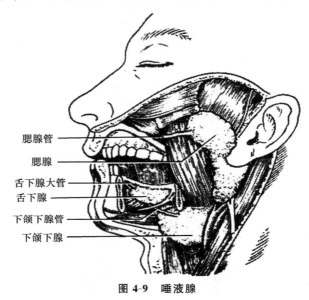

腮腺管

腮腺

舌下腺大管

舌下腺

下颌下腺管

下颌下腺

图 4-9　唾液腺

1. 腮腺

腮腺是最大的一对唾液腺，略呈三角形，位于耳郭的前下方。腮腺导管自腮腺前缘穿出，在颧弓下一横指处横过咬肌的表面，穿过颊肌开口于平对上颌第 2 磨牙的颊黏膜。

2. 下颌下腺

下颌下腺呈卵圆形，位于下颌骨体内面的下颌下腺凹内，其导管开口于舌下阜。

3. 舌下腺

舌下腺位于舌下襞的深面。腺管分大、小两种，舌下腺大管一条，与下颌下腺导管共同开口于舌下阜；舌下腺小管约 10 条，开口于舌下襞。

（六）老年人口腔的结构特点

随着年龄的增长，口腔黏膜过度角化，舌上味蕾萎缩、数量减少，这使得老年人更偏爱味重的食物。

牙齿长期磨损，使牙质内的神经末梢外露，引起对冷、热、酸等食物的过敏而酸痛。随年龄增长，牙质不断向髓腔内增厚，髓腔缩小，牙髓钙化成髓石。牙龈退化萎缩，同时牙周膜变薄，牙根暴露，牙齿逐渐脱落，加之肌肉及骨骼的结构和功能逐渐退化，导致咀嚼功能减退，吞咽功能欠佳，食物不易嚼烂。唾液腺分泌减少，故老年人易感觉口干。案例中患者出现口干即是唾液分泌减少所致。

三、咽

（一）咽的位置和形态

咽（pharynx）为上宽下窄、前后略扁的漏斗形肌性管道。位于第 1～6 颈椎的前方，上端起于颅底，下端达第 6 颈椎下缘移行为食管。头颈部正中矢状面如图 4-10 所示。

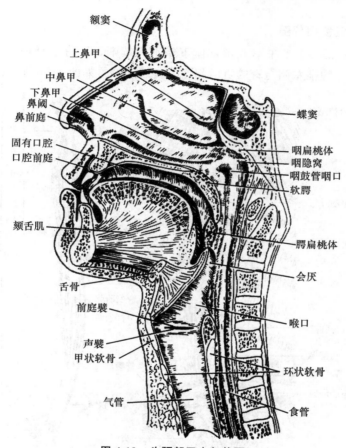

图 4-10　头颈部正中矢状面

（二）咽的分部和结构

咽以软腭和会厌上缘为界，分为鼻咽、口咽和喉咽 3 部分。

1. 鼻咽

鼻咽位于颅底与软腭之间，向前经鼻后孔通鼻腔。咽后上壁黏膜下有丰富的淋巴组织，称**咽扁桃体**。在鼻咽的两侧壁相当于下鼻甲后方 1.5 cm 处，有**咽鼓管咽口**，借咽鼓管通中耳鼓室。该口的前方、上方和后方有明显的半环形隆起，称**咽鼓管圆枕**。咽鼓管圆枕的后上方有一凹陷称**咽隐窝**（pharyngeal recess），是鼻咽癌的好发部位。

2. 口咽

口咽位于软腭与会厌上缘之间，向前经咽峡通口腔。在口咽的外侧壁，腭舌弓与腭咽弓之间有一凹陷称**扁桃体窝**，容纳腭扁桃体。

咽扁桃体、腭扁桃体和舌扁桃体等共同围成**咽淋巴环**。它是消化道和呼吸道上端重要的防御结构。

3. 喉咽

喉咽位于喉的后方，上起会厌上缘，下至第6颈椎体下缘移行为食管，向前经喉口通喉腔。

四、食管

（一）食管的位置和分部

食管（esophagus）上端于第6颈椎体下缘平面续咽，下行于脊柱前方，穿过膈的食管裂孔，约平第11胸椎左侧与胃的贲门相连。食管的位置如图4-11所示。

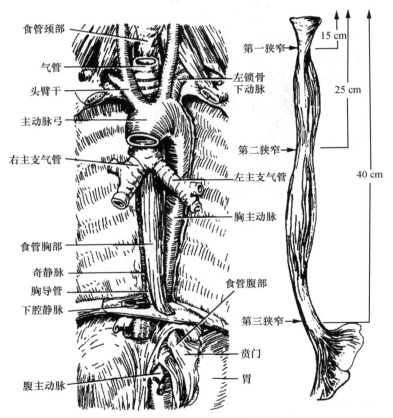

图 4-11　食管的位置及 3 处狭窄

根据食管的走行部位，可将其分为颈、胸、腹3部分。颈部较短，自起始端至胸骨颈静脉切迹平面，长约5 cm。胸部较长，自颈静脉切迹平面至食管裂孔，长约18～20 cm。腹部最短，自食管裂孔至贲门，长约1～2 cm。

（二）食管的形态和狭窄

食管为一细长的肌性管道，全长约25 cm。食管的全长有3处生理性狭窄：第一处为食管的起始处，约平第6颈椎体的下缘，距中切牙15 cm；第二处为食管与左主支气管交叉处，约平第 4 胸椎体下缘，距中切牙约 25 cm；第三处为食管穿膈的食管裂孔处，约平第 10 胸椎体，距中切牙约 40 cm。3 处狭窄如图 4-11 所示。

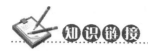

食管狭窄的临床意义

食管的 3 处狭窄是食管异物易滞留和肿瘤好发的部位，在临床工作中，很多操作，如持续胃肠减压（插胃管）、胃镜检查等，均应该注意这 3 处狭窄，避免发生损伤。

（三）食管壁的组织结构

食管壁具有消化管壁典型的 4 层结构，即黏膜、黏膜下层、肌层和外膜。内表面有 7～10 条纵行的黏膜皱襞，当食物通过时，管腔扩张，皱襞展平而消失。食管黏膜上皮为复层扁平上皮，具有保护功能。黏膜下层含有食管腺，食管腺能分泌黏液，润滑管壁，有利于食物下行。食管上段为骨骼肌，下段为平滑肌，中段则兼具两者。食管的外膜为纤维膜。食管壁的组织结构如图 4-12 所示。

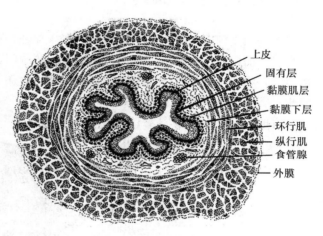

图 4-12　食管壁的组织结构

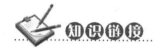

胃食管反流病可引起"哮喘"

胃食管反流病是指胃、十二指肠内容物反流入食管，而引起的反流性食管炎，以及咽喉、气道等食管以外的组织损伤。因反流物多呈酸性，反酸常伴烧心，这是胃、食管反流最常见的症状。但少部分患者以"哮喘"为主要表现，它与一般哮喘不同，普通哮喘往往有过敏原，如花粉、尘螨等，病情会随季节或环境的变化加重或减轻，以呼气困难为主。而因胃、食管反流病引起"哮喘"的病人往往找不到明显的过敏原，长年发病，久治不愈，没有季节分布，主要以喉部痉挛为主，表现为吸气困难，容易半夜因憋气惊醒。这些症状常会误导患者认为自己患上的是哮喘，而忽略了真正病因。

（四）老年人食管的结构特点

老年人食管的黏膜、腺、肌均萎缩，黏膜、肌层均变薄。黏膜固有层弹力纤维增加，食管下段括约肌压力下降，胃十二指肠内容物自发性反流，易致反流性食管炎。导入案例中老人出现反酸症状即是反流所致。由于食管平滑肌的萎缩，使食管裂孔增宽易引起食管裂孔疝。

五、胃

胃（stomach）是消化管最膨大的部分，为囊状中空的肌性器官。胃具有容纳食物、分泌胃液、初步消化食物的功能。

（一）胃的形态和分部

1. 胃的形态

胃有上、下两口，前、后两壁和大、小两弯。上口为**贲门**（cardia），接食管，下口为**幽门**（pylorus），通十二指肠。**胃小弯**短而凹，朝向右上方，其最低处形成一切迹，称**角切迹**；**胃大弯**长而凸，朝向左下方。

2. 胃的分部

胃分为贲门部、胃底、胃体和幽门部 4 部分。位于贲门附近的部分称**贲门部**；**胃底**是指贲门平面向左上方凸出的部分；**胃体**是胃的中间部分；位于角切迹与幽门之间的部分称**幽门部**，临床上常称此部为**胃窦**。幽门部的大弯侧有一不明显的浅沟，把幽门部又分为左侧相对膨大的**幽门窦**和右侧相对较细的**幽门管**。

胃的形态和分部如图 4-13 所示。

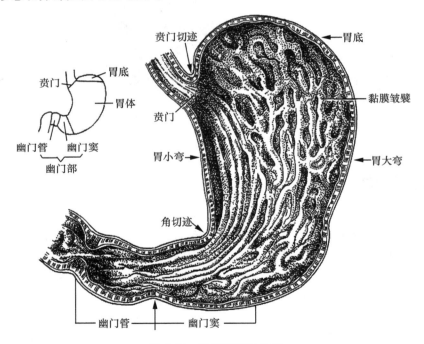

图 4-13　胃的形态和分部

（二）胃的位置

胃的位置随体位、胃的充盈度、体型及性别不同而有所变化。中等充盈的胃大部分位于左季肋区，小部分位于腹上区。贲门位于第 11 胸椎体左侧，幽门在第 1 腰椎体右侧。胃的前壁右侧邻肝左叶；其左侧与膈相邻；在剑突下方的胃前壁直接与腹前壁相贴，该处是胃的触诊部位。胃的后壁与胰、左肾、左肾上腺、横结肠相邻，胃底与膈和脾等相邻。胃的位置如图 4-14 所示。

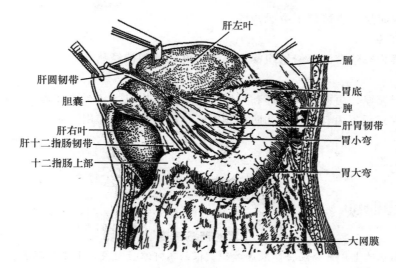

图 4-14 胃的位置

（三）胃壁的组织结构

胃壁具有消化管壁典型的黏膜、黏膜下层、肌层和外膜 4 层结构，其组织结构如图 4-15 所示。

1. 黏膜

胃空虚时，胃黏膜上可见许多纵行皱襞，充盈时变平坦。胃黏膜表面可见许多针孔状小窝称**胃小凹**，是胃底腺的开口。

（1）上皮：为单层柱状上皮。

（2）固有层：内有大量排列紧密的管状腺，称**胃腺**。依据存在的部位可分为贲门腺、幽门腺和胃底腺。

①贲门腺和幽门腺：分布于贲门部和幽门部，主要分泌黏液和溶菌酶等。

②胃底腺：分布于胃底部和胃体部，数量最多。它是产生胃液的主要腺体，分为颈、体和底三部分，由主细胞、壁细胞、颈黏液细胞等组成。

主细胞（chief cell），又称**胃酶细胞**。数量较多，多分布于腺的体部和底部。细胞呈柱状，核呈圆形，靠近基底部，细胞质嗜碱性，顶部充满酶原颗粒。主细胞分泌胃蛋白酶原。婴儿时期主细胞还分泌凝乳酶。

壁细胞（parietal cell），又称**盐酸细胞**。数量较少，分布在腺的体部和颈部。细胞较大，呈圆形或三角形，核呈圆形，位于细胞中央，胞质嗜酸性。壁细胞分泌盐酸和内因子。

颈黏液细胞。其数量较少，位于胃腺的颈部，细胞呈柱状，胞核扁圆，胞质内有黏原颗粒。此细胞产生黏液，对胃黏膜起保护作用。

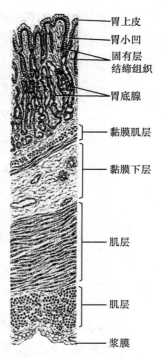

图 4-15 胃壁的组织结构

（3）黏膜肌层：由薄层平滑肌构成。

2. 黏膜下层

黏膜下层为较致密的结缔组织，含血管、淋巴管和神经丛等。

3. 肌层

胃的肌层较厚，由内斜、中环和外纵 3 层平滑肌构成。环行肌在幽门处增厚，形成**幽门括约肌**，有延缓胃内容物排空和防止肠内容物逆流至胃的作用。

4. 外膜

外膜为浆膜。

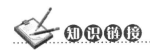

胃的溃疡病变

胃黏膜的上皮可分泌含高浓度碳酸氢根的不可溶性黏液，上皮与黏液共同形成黏膜屏障，可阻止胃酸和胃蛋白酶对黏膜的自身消化，防止氢离子扩散入黏膜内。当胃黏膜屏障受损时，大量氢离子向黏膜内扩散，损伤黏膜上皮，可以导致溃疡病变。

（四）老年人胃的结构特点

胃黏膜变薄，平滑肌萎缩，弹性降低，胃腔扩张、下垂，腺体组织相对萎缩，幽门螺杆菌发生率及胃溃疡发生率明显高于年轻人。

六、小肠

（一）小肠分部和形态

小肠（small intestine）为消化管中最长的一段，是消化吸收的重要部位。上起幽门，下连盲肠，全长约为 5～7 m，分为十二指肠、空肠和回肠 3 部分。十二指肠和胰如图 4-16 所示。

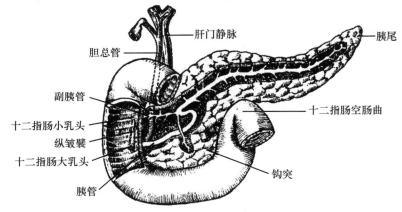

图 4-16　十二指肠和胰

1. 十二指肠

十二指肠（duodenum）介于胃与空肠之间，全长约 25 cm，呈 "C" 字形包绕胰头。依据位置不同可分为上部、降部、水平部和升部 4 部分。

（1）上部：起自幽门，水平行向右后方，至肝门下方急转向下移行为十二指肠降部。转折处为十二指肠上曲。临床上将上部称为**十二指肠球**，是十二指肠溃疡好发部位。

（2）降部：垂直下行于第1～3腰椎右侧，至第3腰椎下缘平面弯向左侧续水平部。降部内面黏膜环状襞发达，在其后内侧壁上有一纵形皱襞，称**十二指肠纵襞**，此襞下端有一突起称**十二指肠大乳头**，是胆总管和胰管的共同开口处。部分人在大乳头稍上方可见**十二指肠小乳头**，是副胰管的开口之处。

（3）水平部：由第3腰椎右侧水平向左横行达第3腰椎左侧续升部。

（4）升部：最短，自第3腰椎左侧斜向左上方，达第2腰椎左侧急转向前下方，形成**十二指肠空肠曲**，移行为空肠。十二指肠空肠曲被**十二指肠悬韧带（Treitz韧带）**固定于腹后壁上。

2. 空肠和回肠

空肠（jejunum）上端起自十二指肠空肠曲，**回肠**（ileum）下端接续盲肠，全部由腹膜包裹，在腹腔内盘曲成**肠袢**，如图4-2所示。空肠和回肠均由肠系膜连于腹后壁，其活动度较大。空肠和回肠的黏膜形成许多环状襞，环状襞上有大量小肠绒毛。空肠和回肠的比较如表4-1所示。

表 4-1　空肠和回肠的比较

项　目	空　肠	回　肠
位置	腹腔的左上部	腹腔的右下部
长度	近侧的2/5	远侧的3/5
管腔	较粗	较细
颜色	较粉红色	粉灰色
管壁	较厚	较薄
环状襞	密集	稀疏
淋巴滤泡	孤立淋巴滤泡	集合淋巴滤泡，孤立淋巴滤泡

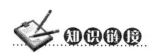 **知识链接**

Meckel 憩室

极少数成人中，在距离回肠末端0.3～1.0 m的肠壁可见有囊状突起，自管壁向外突出称 Meckel 憩室，是胚胎时期的卵黄囊管未完全消失而形成的。Meckel 憩室易出现炎症或合并溃疡穿孔，由于其位置与阑尾接近，在临床表现上与阑尾炎相似，故容易出现误诊。

（二）小肠壁的组织结构

小肠管壁由黏膜、黏膜下层、肌层和外膜构成。回肠壁的组织结构如图4-17所示。小肠的结构特点是管壁有环行皱襞，黏膜上有绒毛，上皮中吸收细胞游离面有发达的微绒毛，三者使小肠的表面积扩大约600倍。

1. 绒毛

绒毛是由黏膜上皮和固有层向肠腔突出而成的细小指状突起。

（1）上皮：为单层柱状上皮，由吸收细胞和杯状细胞构成。

（2）绒毛中轴：由固有层结缔组织构成，含有较多的淋巴细胞、浆细胞、巨噬细胞和肥大细胞等。中央有1～2条纵行的毛细淋巴管称**中央乳糜管**。其周围有丰富的毛细血管和散在的平滑肌纤维。

2. 肠腺

肠腺是黏膜上皮向固有层内陷而形成的管状腺，开口于绒毛根部之间。肠腺主要由柱状细胞、杯状细胞和潘氏细胞构成，其中柱状细胞数量最多，分泌多种消化酶；杯状细胞分泌黏液；潘氏细胞呈锥体形，分布于肠腺的底部，分泌溶菌酶。

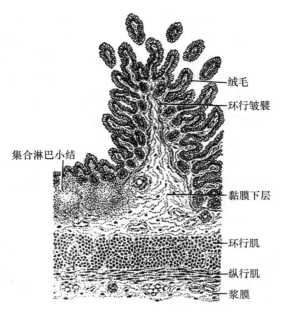

图 4-17　回肠壁的组织结构

七、大肠

大肠（large intestine）上接回肠，终于肛门，全长1.5 m，分为盲肠、阑尾、结肠、直肠和肛管5部分。主要功能为吸收水分、维生素和无机盐，并将食物残渣形成粪便排出体外。结肠和盲肠具有3种特征性结构：

①**结肠带**，有3条，由肠壁的纵行平滑肌增厚而成，3条结肠带汇聚于阑尾根部。

②**结肠袋**，是由于结肠带较肠管短，使肠管形成许多向外膨出的囊状突起。

③**肠脂垂**，为附于结肠带两侧的许多小突起，由浆膜包裹脂肪组织而成。结肠的特征结构如图4-18所示。

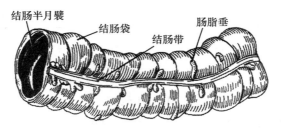

图 4-18　结肠的特征结构

（一）盲肠和阑尾

1. 盲肠

盲肠（caecum）是大肠的起始部，位于右髂窝内，呈囊袋状，全长约6～8 cm。盲肠与回肠相接处，上、下各有一唇状黏膜皱襞突入盲肠，称**回盲瓣**。

2. 阑尾

阑尾（vermiform appendix）为一呈蚓状的细管状器官，开口于盲肠的后内侧壁，末端游离，长约5～7 cm。阑尾的位置主要取决于盲肠的位置，阑尾根部的位置较固定，多位于右髂窝内。阑尾根部的体表投影，约在脐与右髂前上棘连线的中、外1/3交点处，此点称**麦氏点**。

（二）结肠

结肠（colon）围绕在空肠和回肠周围，可分为升结肠、横结肠、降结肠和乙状结肠 4 部分，如图 4-2 所示。

1. 升结肠

升结肠起于盲肠，沿右侧腹后壁上升至肝右叶下方，转向左移行为横结肠，弯曲处称**结肠右曲**或**肝曲**。

2. 横结肠

横结肠起自结肠右曲，向左行至左季肋区，在脾的下方，转折向下形成**结肠左曲**，或称**脾曲**。横结肠由横结肠系膜连于腹后壁，活动度大。

3. 降结肠

降结肠起自结肠左曲，在左肾外侧缘和腰方肌前面下降，至左髂嵴处移行为乙状结肠。

4. 乙状结肠

乙状结肠在左髂区内，呈"乙"字形弯曲，向下至第 3 骶椎平面移行为直肠。乙状结肠借乙状结肠系膜连于骨盆侧壁，活动度较大。

（三）直肠

直肠（rectum）位于盆腔后部，长约 10～14 cm，沿骶骨前面下行穿过盆膈，移行于肛管。直肠并非笔直，在矢状面上有两个弯曲，即**骶曲**和**会阴曲**，骶曲凸向后，会阴曲凸向前。直肠的位置和外形如图 4-19 所示。临床上进行直肠或乙状结肠镜检查时须注意以上弯曲，以免损伤肠壁。

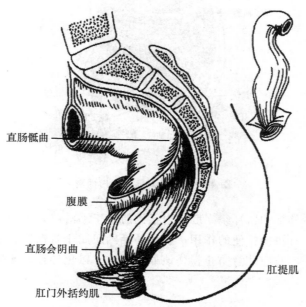

图 4-19 直肠的位置和外形

直肠下端膨大称**直肠壶腹**（ampulla of rectum）。直肠内面有 3 个直肠横襞，其中最大的一个直肠横襞位置较恒定，通常位于直肠壶腹稍上方的直肠右前壁上，距离肛门约 7 cm，可作为乙状结肠镜检查时的定位标志。

（四）肛管

肛管（anal canal）上续直肠，末端终于肛门，长3～4 cm。肛管内面有6～10条纵行的黏膜皱襞称**肛柱**。肛柱下端借半月形黏膜皱襞相连称**肛瓣**。每一个肛瓣与相邻的两个肛柱下部围成开口向上的隐窝称**肛窦**。

通常将连结各肛柱下端和肛瓣边缘的锯齿状环形线称**齿状线**（dentate line）或**肛皮线**。齿状线以上的腔面被覆黏膜，齿状线以下的腔面被覆皮肤。齿状线上、下两区域动脉供应、静脉回流和神经支配等均不相同，具有重要的临床意义。齿状线的下方有一宽约1 cm的环状区域，称**肛梳**。肛梳下缘有一不甚明显的环行线称**白线**，是肛门内、外括约肌的分界处。直肠和肛管的内面观如图4-20所示。

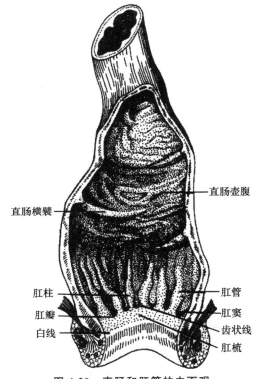

直肠壶腹
直肠横襞
肛柱
肛瓣
白线
肛管
肛窦
齿状线
肛梳

图4-20　直肠和肛管的内面观

肛管周围有内、外括约肌环绕。**肛门内括约肌**属于平滑肌，由肠壁的环行肌在肛管上的3/4段增厚而成，有协助排便的作用；**肛门外括约肌**属于骨骼肌，受意识支配，有较强的控制排便作用，手术时应注意防止损伤该处肌纤维，以免导致大便失禁。

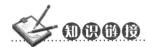 知识链接

痔

在肛梳部的皮下组织和肛柱部的黏膜下层含有丰富的静脉丛，当某种原因使静脉丛瘀血而曲张突起就形成痔，发生在齿状线以上为内痔，发生在齿状线以下为外痔，而在齿状线上、下同时出现时称混合痔。

（五）老年人肠的结构特点

肠壁供血欠佳，肠壁黏膜、肠腺、平滑肌萎缩；小肠上皮细胞数量减少，黏膜、肌层均变薄，小肠吸收能力减弱。结肠蠕动减弱，致老年人易发生便秘；肛门括约肌张力降低，易导致大便失禁。

任务三　消化腺

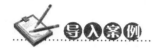

姚某，男性，68岁，口渴、多饮、多尿半年，加重伴乏力1周，发病以来体重减轻10 kg。其母亲曾经患有糖尿病，已病故。查体：血压140/85 mmHg（18.7/11.3 kPa），身高170 cm，体态胖，心、肺、腹无异常。化验：尿常规，蛋白（－），尿糖（＋＋），酮体（－）。空腹血糖8.1 mmol/L，餐后2小时血糖13.5 mmol/L。该患者诊断为糖尿病。

患者的确诊需要具备以下人体结构知识：

1. 人体消化腺正常结构；

2. 老年人消化腺结构改变。

任务三将介绍消化腺的正常形态结构以及老年人消化腺的结构改变。

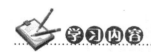

消化腺有小消化腺和大消化腺。小消化腺位于消化管壁内，大消化腺有大唾液腺（前面已阐述）、肝和胰。消化腺的主要功能是分泌消化液，参与食物消化。

一、肝

肝（liver）是人体最大的消化腺，呈红褐色，质软而脆。肝的功能极为复杂，具有分泌胆汁、参与代谢、储存糖原、解毒和吞噬防御等功能，在胚胎时期还有造血功能。

（一）肝的形态

肝略呈楔形，通常分为前、后两缘，上、下两面。前缘锐利，后缘圆钝。肝的上面膨凸，与膈相对应，称**膈面**，膈面前部借矢状位的镰状韧带分为大而厚的**肝右叶**和小而薄的**肝左叶**。膈面的后部无腹膜被覆的部分称**裸区**，肝的下面凹陷与腹腔脏器邻接，称**脏面**，脏面有近似"H"形的沟，左纵沟的前部有**肝圆韧带**，后部有**静脉韧带**。右纵沟的前部为一容纳胆囊的浅窝，称**胆囊窝**，后部为腔静脉沟，有下腔静脉通过。横沟称**肝门**（porta hepatis），有肝管、肝固有动脉、肝门静脉和神经淋巴管等出入，这些结构被结缔组织包绕，共同构成**肝蒂**。肝的脏面借"H"形的沟分为4叶，左纵沟的左侧为**肝左叶**，右纵沟的右侧为**肝右叶**，两纵沟之间在肝门前方的为**方叶**，后方的为**尾状**

叶。肝的膈面和脏面分别如图 4-21、图 4-22 所示。

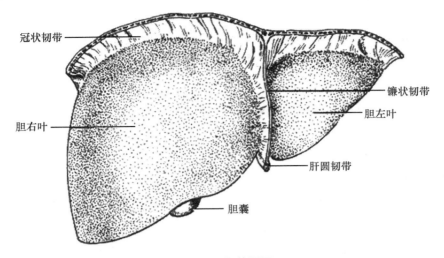

图 4-21 肝的膈面

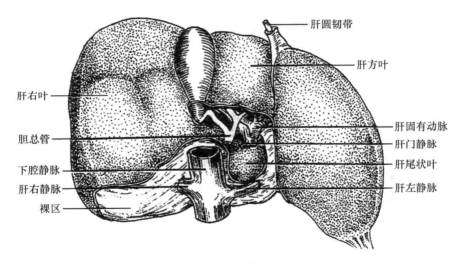

图 4-22 肝的脏面

（二）肝的位置和毗邻

肝大部分位于右季肋区和腹上区，小部分位于左季肋区。

肝的上界与膈穹窿一致，其最高点在右侧相当于右锁骨中线与第 5 肋的交点，左侧相当于左锁骨中线与第 5 肋间隙的交点。肝下界即肝下缘，在右锁骨中线处与右肋弓一致，在腹上区位置较低，可达剑突下 3~5 cm，肝的位置可随膈的运动而上下移动，平静呼吸时肝可上下移动 2~3 cm。

肝上面为膈。肝右叶下面，前部与结肠右曲邻接，中部近肝门处邻接十二指肠上曲，后部邻接右肾和右肾上腺。肝左叶下面与胃前壁相贴，后上方邻接食管腹部。

（三）肝的组织结构

肝的表面大部分有浆膜覆盖，肝门处的结缔组织随肝门静脉、肝动脉、肝管等伸入肝内，将肝实质分成许多的肝小叶。

1. 肝小叶

肝小叶（hepatic lobule）是肝的基本结构和功能单位，呈多面棱柱状，主要由肝细胞组成。成人约有 50 万～100 万个肝小叶。小叶之间以结缔组织分隔，人的肝小叶间结缔组织很少，分界不明显。肝小叶的中央有一条纵行的**中央静脉**，肝细胞以中央静脉为中心向周围呈放射状排列成板状结构称**肝板**，在切片上呈索状，故称**肝索**，相邻肝细胞之间有胆小管，肝板之间有肝血窦。在低倍镜下的肝小叶如图 4-23 所示。

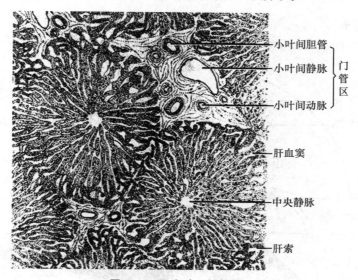

图 4-23 肝小叶（低倍镜）

（1）**肝细胞**（hepatocyte）：是构成肝实质的主要细胞。肝细胞呈多边形，体积较大，核呈圆形，位于细胞中央，核仁明显。肝细胞内含有各种细胞器。

（2）**肝血窦**（hepatic sinusoid）：位于肝板之间，是形状不规则的窦状毛细血管，其内充满血液。窦壁由一层有孔内皮细胞围成，内皮下无基膜。肝血窦内有散在的多突起的**肝巨噬细胞**，此细胞具有很强的吞噬能力，能吞噬血液中的异物（细菌和衰老的红细胞等），是重要的防御装置。

（3）**窦周隙**（perisinusoidal space）：又称**狄氏腔**，是肝细胞与肝血窦内皮细胞之间的狭小间隙，只能在电镜下可见。窦周隙是肝细胞与血液之间进行物质交换的场所。此外，其内含有散在的**贮脂细胞**，主要功能是摄取和储存维生素 A。

（4）**胆小管**（bile canaliculus）：是肝细胞邻接面局部质膜凹陷而成的微细小管，彼此连结成网。肝细胞分泌的胆汁直接进入胆小管。

2. 门管区

在几个相邻的肝小叶之间，结缔组织较多，内有小叶间胆管、小叶间动脉和小叶间静脉通过，此区域称**门管区**（portal area）。小叶间胆管是胆小管出肝小叶后汇集而成的小管，小叶间动脉是肝固有动脉在肝内的分支，小叶间静脉是肝门静脉在肝内的分支。

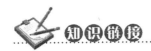

肝的血液循环

肝有两套血管，血液供应丰富。门静脉是肝的功能性血管，将胃肠道吸收的营养物质送入肝内，供肝细胞代谢和转化；肝固有动脉含氧量高，是肝的营养血管。出肝的血管是肝静脉。肝血液循环途径如下：

肝门静脉 → 小叶间静脉┐
　　　　　　　　　　　　肝血窦→中央静脉→小叶下静脉→肝静脉
肝固有动脉→小叶间动脉┘

（四）肝外胆道

肝外胆道包括胆囊和输胆管道如图 4-24 所示。

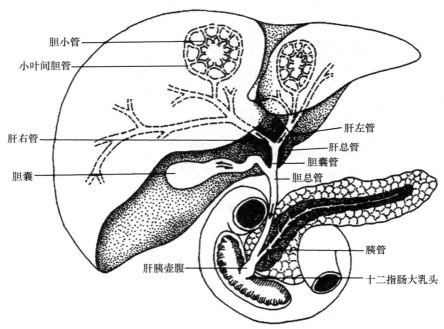

图 4-24　胆囊及输胆管道

1. 胆囊

胆囊（gallbladder）位于肝下面的胆囊窝内。它是储存和浓缩胆汁的器官，容积为 40～60 mL。

胆囊呈梨形，可分为胆囊底、胆囊体、胆囊颈和胆囊管 4 部分。胆囊前端圆钝称**胆囊底**，中间膨大称**胆囊体**，后端变细称**胆囊颈**，颈移行于**胆囊管**。胆囊内衬有黏膜，胆囊颈和胆囊管的黏膜形成**螺旋襞**，有控制胆汁出入的作用。

2. 输胆管道

输胆管道可分为肝内和肝外两部分，肝内部分包括胆小管和小叶间胆管等，肝外部分由肝左管、肝右管、肝总管和胆总管组成。肝内胆小管先合成小叶间胆管，以后逐渐汇合，最后分别形成**肝左管**和**肝右管**，两管出肝门后汇合成**肝总管**。肝总管与胆囊管汇合形成**胆总管**（common bile duct）。

胆总管长约 4~8 cm，在十二指肠韧带游离缘内下行，经十二指肠上部后方至十二指肠降部与胰头之间，斜穿十二指肠降部中份后内侧壁，在此与胰管汇合成**肝胰壶腹**，开口于十二指肠大乳头。在肝胰壶腹周围及胆总管、胰管的末端，有增厚的环形平滑肌形成**肝胰壶腹括约肌**，具有控制胆汁和胰液排出的作用。

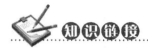

黄 疸

平时肝胰壶腹括约肌保持收缩状态。胆囊舒张，肝细胞分泌的胆汁经肝左管、肝右管、肝总管和胆囊管进入胆囊储存和浓缩；进食后，尤其是高脂肪食物，由于食物和消化液的刺激，反射性地引起胆囊收缩，肝胰壶腹括约肌舒张，使胆囊内的胆汁经胆囊管、胆总管排入十二指肠，参与脂类的消化。胆道可因结石、蛔虫或肿瘤等造成阻塞，使胆汁排出受阻，并发胆囊炎或阻塞性黄疸等。

（五）老年人肝的结构特点

肝实质细胞减少、变性，肝萎缩，面积和体积均缩小，肝脏重量明显减轻，再生能力减退、解毒功能减弱。胆囊亦有萎缩，壁增厚，胆管壁的弹性和胆囊的收缩减弱，胆囊不易排空，胆汁黏稠并有大量胆固醇沉积，易发生结石、胆囊炎。

二、胰

胰（pancreas）是人体第二大腺体，可分泌胰液，在消化过程中发挥重要作用；同时可分泌多种激素，参与糖代谢的调节。

（一）胰的位置

胰位于胃的后方，位置较深，在第 1~2 腰椎水平横贴于腹后壁。

（二）胰的形态

胰呈长条形，质软，色灰红，可分为头、体、尾 3 部分如图 4-16 所示。**胰头**较膨大，被十二指肠环绕，**胰体**位于胰头和胰尾之间，占胰的大部分。**胰尾**为伸向左上方较细的部分，紧贴脾门。

在胰的实质内，有一条贯穿胰的全长、从胰尾向右行的输出管，称**胰管**。它与胆总管汇合成肝胰壶腹，开口于十二指肠大乳头。在胰管上方常有一条**副胰管**，开口于十二指肠小乳头。

（三）胰的组织结构

胰腺的表面覆盖薄层结缔组织被膜并伸入胰实质将其分隔成许多小叶。胰实质由外分泌部和内分泌部组成。胰的组织结构如图 4-25 所示。

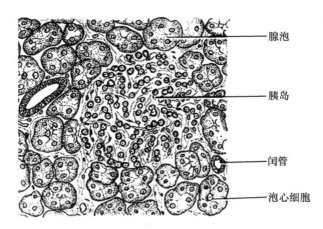

图 4-25　胰的组织结构

1. 外分泌部

外分泌部占胰实质的绝大部分，它由腺泡和导管组成。腺泡由浆液性腺细胞构成，细胞呈锥体形，核呈圆形，位于基底部。导管始于腺泡腔，由单层扁平或低立方上皮构成，逐级汇合形成胰管。外分泌部分泌胰液。

2. 内分泌部

内分泌部又称**胰岛** (pancreas islet)，是散在于外分泌部之间的大小不一的细胞团。胰岛主要有 A、B、D 和 PP 等 4 种细胞。**A 细胞**占胰岛细胞总数的 20%，分布在胰岛周边，分泌**胰高血糖素**，可促进糖原分解，使血糖增高。**B 细胞**占胰岛细胞总数的 75%，位于胰岛中央，分泌**胰岛素**，可促进葡萄糖合成为糖原或转变为脂肪酸储存，使血糖降低。**D 细胞**少，占胰岛细胞总数的 5%，散在于 A、B 细胞之间，分泌**生长抑素**，抑制 A、B 两种细胞的分泌活动。**PP 细胞**很少，主要分布于胰岛的周边部，分泌胰多肽，具有抑制胃肠运动、胰液分泌及胆囊收缩的作用。

（四）老年人胰的结构特点

胰腺重量逐渐减轻，位置降低，致胰液分泌减少，对脂肪的吸收能力降低，易产生脂肪泻。胰岛的生物活性下降，导致糖耐量降低，老年性糖尿病的患病率增高。导入案例中患者确诊为糖尿病可出现血糖升高，尿糖阳性。

任务四　消化系统功能

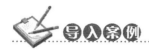

患者，男性，65 岁，有长期饮酒史，反复上腹疼痛 5 年，秋冬季节加重，多于进食后 20 min 左右疼痛明显，进食后 3 h 可缓解，伴有反酸。近 1 周来上腹痛节律性改变，进食后腹胀、恶心、呕吐，呕吐物为隔餐食物，无胆汁。查体：剑突偏左腹部压痛明显，肝、脾未及。此案例诊断为胃溃疡。

患者的确诊需要具备以下基础知识：

1. 人体消化系统的正常生理功能
2. 老年人消化系统的功能改变

任务四将介绍消化系统的正常功能以及老年人消化系统的功能改变。

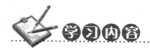 **学习内容**

人体需要从外界摄取各种营养物质作为代谢的物质原料和能量来源。食物在消化道内分解为可吸收的小分子物质的过程称**消化**（digestion）。消化分为两种方式：一种是**机械性消化**（mechanic digestion），即通过口腔或消化道平滑肌的运动将食物磨碎，使其与消化液充分混合，并将食物不断向消化道远端推进的过程；另一种是**化学性消化**（chemical digestion），即通过消化液中的各种消化酶的化学作用，将食物中的大分子物质分解为结构简单、可被吸收的小分子物质的过程。食物经过消化后，小分子物质由消化道黏膜进入血液或淋巴液的过程称**吸收**（absorbtion）。

一、口腔内消化

人体的消化过程始于口腔。口腔内的机械性消化体现在对食物的咀嚼、磨碎，并经舌的搅拌使食物与唾液充分混合而形成食团，以便于吞咽。化学性消化体现在唾液对食物较弱的消化作用。

（一）唾液及作用

唾液为无色无味近中性液体，正常人唾液分泌量每日约1.0～1.5 L，老年人唾液分泌量减少，每日总量约为青年人的1/3，且唾液淀粉酶含量明显降低，因此对淀粉的消化作用减弱。唾液具有湿润、清洁和保护口腔、溶解和消化食物等作用，唾液淀粉酶可使食物中的淀粉分解为麦芽糖，但由于食物在口腔内停留时间很短，此化学性消化作用不大。

（二）咀嚼和吞咽

咀嚼（mastication）是由咀嚼肌群顺序收缩而完成的一种复杂的反射动作。其作用主要是切割、磨碎和润滑食物，以利于吞咽；使食物与唾液淀粉酶充分接触，便于淀粉的化学性消化；可反射性地引起胃液、胰液、胆汁的分泌和胃肠的活动，为食物的下一步消化做好准备。**吞咽**（swallowing）是指食物由口腔经咽、食管进入胃的过程，是一种复杂的神经反射性动作。

老年人食管上段横纹肌可出现运动障碍，主要表现为轻度的咽下困难，可感觉到食物在咽喉后部不能下咽，有时必须用力才能迫使食物自口腔进入食管。

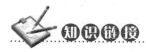 **知识链接**

老年性食管

老年人食管下段可同时发生很多无推进力的收缩，这种食管运动异常一般无症状，偶有胸痛和吞咽困难，称"老年性食管"。有人认为"弥漫性食管痉挛"是老年性正常生理的延伸，其发生率随年龄的增长而增加。吞咽困难与胸骨后疼痛为两个突出的症状，两者可同时存在。吞咽固体食物或液体食物均可感到困难，过冷、过热食物易诱发。咽下困难可多年间歇发作，但没有进行性加重。胸骨后疼痛可向背部、肩胛部放射，易与心绞痛相混淆。

二、胃内消化

成人胃容量一般为1～2L。食物入胃后即受到胃液的化学性消化和胃壁肌肉的机械性消化。

(一) 胃液及作用

1. 胃液的性质和成分

胃液是由胃黏膜的外分泌细胞分泌的混合液。纯净的胃液是无色透明呈酸性的液体，正常成年人每日分泌量约1.5～2.5L。主要成分有盐酸、胃蛋白酶原、黏液和内因子等。老年人因胃血管扭曲和血管壁增厚导致血供减少，腺体萎缩，胃腺多种细胞分泌功能低于青年人。

2. 胃液的作用

(1) 盐酸：由胃腺壁细胞分泌。一般所称的胃酸即指盐酸。胃内盐酸的主要作用：①激活无活性的胃蛋白酶原成为有活性的胃蛋白酶，同时为胃蛋白酶发挥作用提供酸性环境；②使食物中蛋白质变性，易于分解；③杀死随食物入胃的细菌；④盐酸进入小肠后，促进胰液、胆汁和小肠液分泌；⑤盐酸在小肠内有利于小肠对铁和钙的吸收。

老年人胃腺壁细胞分泌功能减弱，盐酸分泌减少，易导致消化功能减退、胃肠道细菌感染、缺铁性贫血、钙吸收障碍，导致的骨软化、骨质疏松及骨折等。

(2) 胃蛋白酶原：由胃腺的主细胞合成并分泌。其本身无生物学活性，在胃酸或已被激活的胃蛋白酶作用下，转变为有活性的胃蛋白酶。可水解食物中的蛋白质。

老年人胃蛋白酶原分泌减少，低酸或无酸使胃蛋白酶原转变成有活性的胃蛋白酶减少，从而使蛋白质在胃内的水解消化降低。

(3) 黏液和碳酸氢盐：胃黏液由胃腺中黏液细胞、胃黏膜表面上皮细胞、黏液颈细胞、贲门腺和幽门腺共同分泌。具有较强黏稠性和形成凝胶的特性，可减少坚硬食物对胃黏膜的机械损伤。

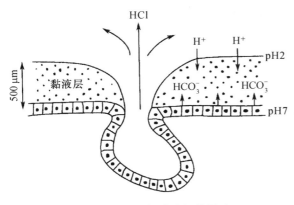

图 4-26　胃黏液-碳酸氢盐屏障

胃黏液形成的凝胶层可有效限制胃液中 H^+ 向胃黏膜的扩散。胃黏膜上皮细胞分泌的 HCO_3^-，可以中和向黏膜下层逆向扩散的 H^+，这种由黏液和碳酸氢盐共同形成的防御屏障，称胃黏液屏障或黏液-碳酸氢盐屏障如图 4-26 所示。长期或过量摄入酒精、阿司匹林等物质可破坏此屏障。案例中老年患者有长期饮酒史，加之老年人黏液分泌减少，导致此屏障作用减弱，致使胃黏膜抵抗力降低，易受理化因素侵袭，引发胃炎、胃溃疡等疾病。

（4）内因子：由壁细胞分泌，可与维生素 B_{12} 结合成复合物，促进其吸收。若内因子分泌不足，将引起维生素 B_{12} 的吸收障碍，影响红细胞的生成而出现巨幼红细胞性贫血。

（二）胃的运动

1. 胃的运动

（1）容受性舒张：咀嚼和吞咽时，食物对口、咽和食管等处感受器的刺激，通过迷走神经反射性地引起胃体和胃底平滑肌舒张而造成胃容积增加，称**胃容受性舒张**（receptive relaxation）。容受性舒张使胃腔容积增大，便于容纳食物。

（2）紧张性收缩：胃壁平滑肌经常处于一定程度的收缩状态，称**紧张性收缩**（tonic contraction）。其有助于保持胃的正常形态和位置，利于胃液渗入食物，促使食糜向十二指肠移动。老年人胃壁平滑肌开始萎缩，此种运动形式减弱，易导致胃下垂或胃扩张。

（3）蠕动：食物入胃后约 5 min，胃便开始蠕动。蠕动波起始于胃中部，有节律地向幽门方向推进，频率大约为 3 次/min，其意义主要在于搅拌和粉碎食物，使食物与胃液充分混合，以利消化；推进胃内容物通过幽门，向十二指肠移行。

2. 胃排空

食糜由胃排入十二指肠的过程称**胃排空**（gastric emptying）。食物进入胃后约 5 min 即有胃排空出现，其速度与食物物理性状和化学成分有关。3 种主要营养物中，糖类排空最快，蛋白质次之，脂肪最慢。对于混合性食物一般需要 4～6 h 才能完全实现胃排空。胃排空的特点是间断的、少量进行的，以保证十二指肠内的消化和吸收充分进行。

三、小肠内消化

食物由胃进入十二指肠后，即开始了小肠内的消化。小肠内消化是整个消化过程中最重要的阶段。食物在小肠内停留时间一般为 3～8 h，在老年人小肠内停留时间较长。通过胰液、胆汁和小肠液的化学性消化及小肠运动的机械性消化，将食物最终转变为可被吸收的小分子物质。经过消化的营养物质也主要在小肠被吸收。因此，小肠是消化与吸收的最主要部位。

（一）胰液及作用

胰液由胰腺外分泌部的腺泡细胞和小导管管壁细胞所分泌，经胰腺导管排入十二指肠。胰液是消化作用最全、最强的消化液。

1. 胰液性质、成分

胰液为无色碱性液体，成人每日分泌量为 1.0～2.0 L。胰液的主要成分有碳酸氢盐、胰淀粉酶、胰脂肪酶、胰蛋白酶原和糜蛋白酶原。老年人胰腺分泌功能降低，分泌的胰液量、碳酸氢盐和淀粉酶含量较青年人低。

2. 胰液作用

（1）碳酸氢盐：中和进入十二指肠的胃酸，使肠黏膜免受强酸侵蚀，为小肠内多种消化酶活动提供最适的 pH 环境。

（2）胰淀粉酶：可分解淀粉为麦芽糖。

（3）胰脂肪酶：是消化脂肪的主要消化酶，可分解脂肪为甘油、脂肪酸和少量甘油一酯。若胰脂肪酶缺乏，将引起脂肪消化不良。

（4）胰蛋白酶原和糜蛋白酶原：刚分泌时均为无活性酶原形式。肠液中肠致活酶、酸、胰蛋白酶本身、组织液均可使胰蛋白酶原活化为胰蛋白酶。糜蛋白酶原由胰蛋白酶激活为糜蛋白酶。两者同时作用于蛋白质时，可将蛋白质水解为小分子的多肽和氨基酸。

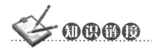

老年人消化性溃疡的特点

老年人消化性溃疡的发病率高，大多数病人的临床表现有典型的饭后上腹部不适，服制酸剂或进食后可以减轻，但也有不典型的表现，如腹部隐隐不适、体重减轻、食欲不振、呕吐，更有以出血或穿孔为首发表现者。老年人消化性溃疡以胃溃疡最常见，老年人胃溃疡的特点有以下几点：①老年人的胃溃疡病史较青年病人短；②老年溃疡出血的发病率比青年病人高，死亡率也高；③老年溃疡病人胃外伴随疾病多于青年人。

（二）胆汁

胆汁（bile）是肝脏分泌的一种苦味液体，可分为肝胆汁和胆囊胆汁。肝胆汁为金黄色或橘黄色，呈弱碱性，胆囊胆汁呈弱酸性。成人每日分泌胆汁 0.8～1.0 L。

胆汁中不含任何消化酶，其主要活性物质为胆盐，它对脂肪的消化与吸收具有重要意义。胆汁还可促进脂溶性维生素的吸收，具有利胆和维持小肠内弱碱性环境的作用。

（三）小肠液及作用

小肠液为十二指肠腺和小肠腺分泌的弱碱性液体，是分泌量最大的消化液，成人每日分泌量为 1～3 L。小肠液能够充分稀释食物，降低渗透压，促进吸收；可中和胃酸，保护肠黏膜；肠致活酶可激活胰蛋白酶原，使之变为有活性的胰蛋白酶，有利于蛋白质的消化。

（四）小肠的运动

1. 紧张性收缩

小肠平滑肌也存在着一定程度的紧张性收缩，使小肠保持正常的形态和位置，维持肠腔内一定的压力。

2. 分节运动

分节运动（segmentation contraction）是以小肠壁环行肌的收缩和舒张为主的节律性运动，如图 4-27 所示。可使食糜与消化液充分混合，以利于化学性消化，还能增加食糜与肠黏膜的接触机会，利于吸收。

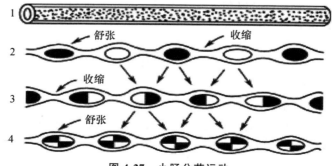

图 4-27　小肠分节运动

3. 蠕动

小肠**蠕动**推进速度慢，可反复发生，在进食后大大增加。此外，小肠还有一种推进速度很快、传播较远的蠕动，称**蠕动冲**。它可把食糜从小肠始端一直推送到小肠末端，有时还可推送到大肠。

四、大肠的功能

大肠没有重要的消化活动，其主要功能为暂时储存食物残渣，吸收水分，形成和排出粪便。老年人由于食物在肠内停留时间延长，水分吸收过多，容易发生便秘。

（一）大肠液及作用

大肠液由大肠黏膜表面的柱状上皮细胞和杯状细胞分泌，分泌物富含黏液和碳酸氢盐。大肠液的主要作用：①保护黏膜和润滑大便；②排泄作用；③消化作用，大肠内细菌能分解人类不能消化的植物纤维和食物残渣，有些细菌能利用肠内某些较简单物质合成 B 族维生素和维生素 K，它们可被吸收利用。

（二）大肠的运动

1. 袋状往返运动

袋状往返运动在空腹时多见，由环行肌不规律地收缩所引起，可使结肠袋中内容物向两个方向作短距离位移，但并不向前推进。

2. 分节或多袋推进运动

分节或多袋推进运动是一个结肠袋或一段结肠收缩，把内容物缓慢推进到下一肠段的运动。

3. 蠕动

蠕动由一些稳定向前推进的收缩波组成。通常蠕动较缓慢，偶尔发生速度快、传播远的蠕动称为**集团蠕动**。老年人由于活动减少，结肠集团蠕动减少，使得肠内容物通过结肠时间延长。

（三）排便与排便反射

排便是一种反射动作，正常人的直肠中平时没有粪便，粪便主要储存于结肠下部。当大肠集团蠕动使粪便进入直肠后，刺激直肠壁压力感受器，其冲动经盆神经和腹下神经传入位于脊髓腰骶段的初级排便中枢，再上传至大脑皮层产生便意。如果条件许可，大脑皮层对脊髓初级排便中枢的抑制解除，盆神经的传出冲动增加，引起降结肠、乙状结肠和直肠收缩，肛门内括约肌舒张，同时，阴部神经的传出冲动减少，肛门外括约肌舒张，使粪便排出体外。排便时，膈肌和腹肌也发生收缩，使腹内压增加，可促进排便过程。

五、吸收

（一）吸收的部位

消化道不同部位的吸收主要与各部位的组织结构、食物被消化的程度和食物停留的时间等因素有关。在口腔和食管内，食物基本不被吸收，但某些药物（如硝酸甘油）可被口腔黏膜吸收。胃内可吸收酒精和少量水分。小肠是各种营养物质吸收的主要部位，如图 4-28 所示。大肠主要吸收食物残渣中剩余的水和盐类。

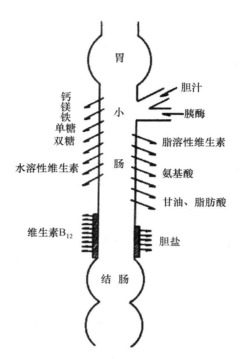

图4-28　各种营养物质在小肠的吸收部位

　　小肠之所以成为食物吸收的主要部位，其原因有：①小肠有巨大的吸收面积；②食物在小肠内停留的时间长；③食物在小肠内已被消化成适合于吸收的小分子物质；④小肠有丰富的毛细血管和毛细淋巴管，提供了输送营养物质的途径。

（二）主要营养物质的吸收

　　1. 糖的吸收

　　糖类必须分解成单糖才能被吸收，吸收途径为血液。各种单糖吸收速率不同，以半乳糖和葡萄糖最快，果糖次之，甘露糖最慢。老年人小肠吸收糖的能力下降，半乳糖、葡萄糖等吸收均减少。

　　2. 蛋白质的吸收

　　食物中的蛋白质经消化分解成氨基酸才能被吸收，吸收部位主要在小肠上段，吸收途径为血液。氨基酸吸收过程与葡萄糖吸收相似。

　　3. 脂肪和胆固醇的吸收

　　脂肪的吸收形式有甘油、脂肪酸、甘油一酯。脂肪和胆固醇的吸收以淋巴途径为主。老年人由于胰腺功能不足，脂肪吸收延迟。有资料表明随着年龄的增长，胆固醇吸收增加，这有助于解释老年人高脂血症、动脉硬化的病因。

　　4. 无机盐的吸收

　　盐类只有在溶解状态下才能被吸收。一般来说，单价碱性盐类如钠、钾、铵盐的吸收很快，多价碱性盐类吸收较慢。凡能与钙结合而形成沉淀的盐，如硫酸钙、磷酸钙、草酸钙等，不能被吸收。老年人维生素 D 依赖的钙结合蛋白减少，小肠钙的吸收和对低钙饮食的适应能力下降。铁在酸性环境中易于溶解，故胃酸有促进铁吸收的作用。老年人铁吸收障碍与摄入过多谷类食物和胃酸缺乏有关。胃大部切除或胃酸分泌减少的患者，常伴有缺铁性贫血。

5. 水的吸收

正常成年人，机体每日从外界摄取 1.5～2.0L 的液体，消化腺每日约分泌 6.0～8.0L 的消化液，两者之和达 8.0～10.0L 左右，随粪便排出的水仅为 0.1～0.2L，其余经过消化道时几乎全部被吸收。在消化道各段，水的吸收都是被动的，各种溶质，特别是 NaCl 的主动吸收所产生的渗透压梯度是水吸收的主要动力。严重呕吐、腹泻时，可大量丢失水分和电解质，引起不同程度的脱水和电解质紊乱。

6. 维生素的吸收

维生素分为脂溶性和水溶性两大类。水溶性维生素主要以扩散的形式在小肠上段被吸收，但维生素 B_{12} 必须与胃黏膜分泌的内因子结合形成水溶性复合物才能在回肠被吸收。脂溶性维生素 A、维生素 D、维生素 E、维生素 K 的吸收机制与脂肪吸收相似。老年人维生素吸收能力亦减弱，血清维生素 A 和胡萝卜素、维生素 B_{12} 含量均下降，但一般不会出现明显的临床症状。

六、社会、心理因素对消化功能的影响

社会和心理因素不仅影响胃肠的运动，还影响消化腺的分泌。精神乐观、情绪稳定可使消化器官活动旺盛，从而促进食欲，有益健康；情绪过度紧张、精神抑郁则可引起食欲减退，消化不良。例如，人在愤怒时可使唾液分泌减少而出现口干，影响吞咽；人在极度悲伤、失望和恐惧时，消化液分泌抑制，可出现厌食、恶心甚至呕吐。此外，忧虑、沮丧的情绪可使十二指肠-结肠反射受到抑制，集团蠕动减弱，常常引起便秘。社会、心理因素对一些消化系统疾病的发生和发展起了相当重要的作用。

小　　结

消化系统包括消化管和消化腺两部分。

消化管壁的组织结构由内向外依次为黏膜、黏膜下层、肌层和外膜 4 层结构。口腔为消化管的起始部位，内含牙、舌和唾液腺等结构。咽分为鼻咽、口咽和喉咽 3 部分。食管分为颈部、胸部和腹部 3 段，全长有 3 处狭窄。胃可分为贲门部、胃底、胃体和幽门部 4 部分。小肠分为十二指肠、空肠和回肠 3 部分。十二指肠分为上部、降部、水平部和升部 4 部分，其结构特点是有环状襞、绒毛和微绒毛。大肠分为盲肠、阑尾、结肠、直肠和肛管 5 部分，其中盲肠和结肠具有结肠带、结肠袋和肠脂垂 3 种特征性结构。结肠分为升结肠、横结肠、降结肠和乙状结肠 4 部分。直肠位于盆腔内，在矢状面上有骶曲和会阴曲两个弯曲。

肝是人体最大的腺，具有分泌胆汁、参与代谢、储存糖原、解毒和吞噬防御等功能。肝有上、下两面和前、后两缘。肝小叶是肝的基本结构和功能单位，每个肝小叶中央有一条中央静脉，肝板、肝血窦、窦周隙及胆小管以中央静脉为中轴，组成肝小叶的复杂构型。胆囊位于胆囊窝内，分为底、体、颈、管 4 部分，有储存和浓缩胆汁的作用。胆道分肝内和肝外两部分，开口于十二指肠大乳头。胰位于胃的后方，分头、体、尾 3 部分，胰

由外分泌部和内分泌部构成，外分泌部分泌胰液，内分泌部分泌多种激素。

消化系统的功能主要是通过消化和吸收为机体代谢提供所需的各种物质和能量。消化的方式有2种：机械性消化和化学性消化。口腔和食道通过咀嚼、吞咽和蠕动完成收纳食物入胃的基本功能，并对食物进行初步加工。胃是储存食物并逐步排空食物的器官，主要通过胃的容受性舒张、紧张性收缩和蠕动等运动来完成。同时，还分泌胃酸、胃蛋白酶原、内因子和黏液，发挥消化和保护作用。小肠是消化和吸收的主要场所，通过小肠的分节运动、紧张性收缩和蠕动，以及小肠内胰液、胆汁和小肠液发挥作用，完成对食物成分的最后加工并吸收。大肠的主要功能是形成、储存和排出粪便。

能力检测

1. 名词解释：上消化道、咽峡、齿状线、肝小叶、消化、吸收、容受性舒张、胃排空、黏液-碳酸氢盐屏障。
2. 简述食管的狭窄部位及临床意义。
3. 试述胃的分部及其组织结构。
4. 试述肝的形态、位置。
5. 简述胆汁的产生和排出途径。
6. 胃液的主要成分有哪些，有何生理作用？
7. 胃有哪些基本运动形式，各有何生理意义？
8. 胰液、胆汁的主要成分有哪些，各有何生理作用？
9. 为什么说小肠是食物吸收的主要场所？
10. 小肠有哪些基本运动形式，各有何生理意义？

项目五　呼吸系统

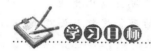

通过本项目的学习，你应：

1. 记忆呼吸系统的组成及上呼吸道、下呼吸道的概念，呼吸道各器官的位置、形态结构，肺的位置、形态，胸膜及胸膜腔的概念，肺与胸膜下界的体表投影，肺通气的动力、弹性阻力、气体交换的过程及影响因素。

2. 理解呼吸道管壁的结构特点，壁胸膜的分部，肋膈隐窝的位置，纵隔的概念，呼吸的过程及特点。

3. 认识肺的组织结构，纵隔分部及其内容，胸膜腔的生理作用，肺通气的非弹性阻力。

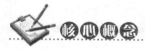

呼吸道　肺　胸膜　纵隔　肺通气　气体交换

呼吸系统（respiratory system）由呼吸道和肺两部分构成。呼吸道是传送气体的管道，肺是进行气体交换的器官。呼吸系统的主要功能是进行气体交换，即不断由外界吸入新鲜的氧气，呼出体内新陈代谢产生的二氧化碳。呼吸系统如图5-1所示。

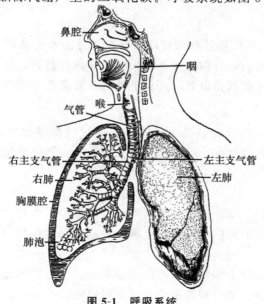

图 5-1　呼吸系统

任务一 呼吸道

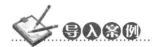 **导入案例**

　　患者，男性，65岁，自述有吸烟史30年，患者于10年前无明显诱因出现咳嗽、咳痰、憋喘，药物治疗后好转。症状常于秋冬季节或受凉后反复发作且逐年加重。1个月前受凉后咳嗽、咳痰、憋喘加重，呈阵发性咳嗽，痰为白色，量中，能咳出，稍活动即感喘憋，休息后可稍好转，夜间尚可平卧入睡。为进一步诊疗遂来院就诊，门诊以"慢性支气管炎急性发作"收入院。

　　患者的确诊需要具备以下人体结构知识：

　　1. 人体呼吸道的正常形态结构；

　　2. 老年人呼吸道结构的变化。

　　任务一将介绍呼吸道的正常形态结构及老年人呼吸道形态结构的改变。

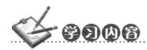 **学习内容**

　　呼吸道包括鼻、咽、喉、气管、主支气管及肺内各级支气管。临床上把鼻、咽、喉称**上呼吸道**，把气管、主支气管及肺内各级支气管称**下呼吸道**。

一、鼻

　　鼻（nose）既是呼吸道的起始部，又是嗅觉器官，并辅助发音。鼻可分为外鼻、鼻腔和鼻旁窦3部分。

（一）外鼻

　　外鼻（external nose）以鼻骨和鼻软骨为支架，外面被覆皮肤和少量皮下组织。外鼻上端狭窄，位于两眼之间的部分称**鼻根**，鼻根向下移行为**鼻背**，鼻背的末端游离而隆起称**鼻尖**，鼻尖两侧的弧形隆起部称**鼻翼**。外鼻下端有一对**鼻孔**，是气体进出呼吸道的门户。

（二）鼻腔

　　鼻腔（nasal cavity）以骨和软骨为基础，表面衬以黏膜和皮肤。鼻腔被鼻中隔分为左、右两腔，前方经鼻孔通外界，后方经鼻后孔通鼻咽。每侧鼻腔以**鼻阈**为界分为**鼻前庭**和**固有鼻腔**两部分。

　　1. 鼻前庭

　　鼻前庭位于鼻腔的前下部，大致为鼻翼所遮盖的部分，内衬皮肤，生有鼻毛，可过滤空气和阻挡异物。鼻前庭的皮肤含有许多毛囊、皮脂腺，是疖肿的好发部位。

　　2. 固有鼻腔

　　固有鼻腔位于鼻腔的后上部，是鼻腔的主要部分，由骨性鼻腔内衬黏膜构成。内侧壁为鼻中隔，由筛骨垂直板、犁骨和鼻中隔软骨等覆以黏膜构成；外侧壁有3个鼻甲，由上而下依次为**上鼻甲**、**中鼻甲**和**下鼻甲**，各鼻甲下方的间隙分别称**上鼻道**、**中鼻道**和**下鼻道**。上鼻甲后上方的凹陷称**蝶筛隐窝**。鼻腔外侧壁如图 5-2 所示。

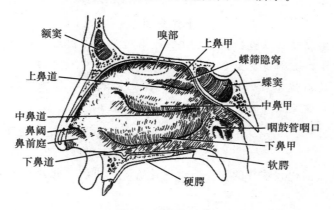

图 5-2　鼻腔外侧壁

固有鼻腔的黏膜根据结构和功能分为嗅区和呼吸区两部分。**嗅区**位于上鼻甲内侧面以上及与其相对应的鼻中隔黏膜，活体呈淡黄或苍白色，内含嗅细胞，具有嗅觉功能。**呼吸区**位于除嗅区以外的部分，活体呈淡红色，富含血管、混合腺和纤毛，对吸入的空气有加温、加湿和净化作用。鼻中隔前下部的黏膜较薄，含丰富的毛细血管网，是鼻出血的好发部位，临床上称**易出血区**（Little 区）。

（三）鼻旁窦

鼻旁窦又称副鼻窦，由鼻腔周围含气颅骨空腔内衬黏膜构成，能调节吸入空气的温度、湿度，对发音起共鸣作用。

鼻旁窦共 4 对，即额窦、筛窦、蝶窦和上颌窦，分别位于同名的颅骨内。额窦、上颌窦和筛窦的前群、中群开口于中鼻道；筛窦的后群开口于上鼻道；蝶窦开口于蝶筛隐窝。鼻旁窦的开口如图 5-3 所示。其中上颌窦是鼻旁窦中最大的一对。

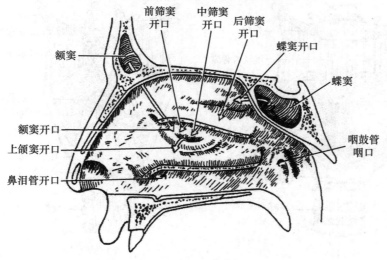

图 5-3　鼻旁窦的开口

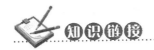 知识链接

上颌窦炎

由于鼻旁窦黏膜与鼻腔黏膜相延续，故鼻腔炎症易引起鼻旁窦炎症。临床上鼻旁窦的炎症中以上颌窦炎为多见。上颌窦是鼻旁窦中最大的一对，窦口位置明显高于窦底，故引流不畅，同时窦腔大，窦底邻近上颌磨牙牙根，此处骨质菲薄，牙根感染常波及上颌窦，引起牙源性上颌窦炎。

二、咽

咽已在项目四（消化系统）的任务二（消化管）中讲解，此处不再赘述。

三、喉

喉（larynx）既是呼吸的管道，又是发音的器官。

（一）喉的位置

喉位于颈前部正中，上端借甲状舌骨膜与舌骨相连，向下接气管。成人的喉相当于第5～6颈椎的高度，老年人喉的位置则较成人低。喉前面被舌骨下肌群覆盖，后面紧邻喉咽部，两侧为颈部的大血管、神经及甲状腺侧叶。喉的活动性较大，可随吞咽或发音而上下移动。

（二）喉的结构

喉以喉软骨为支架，借关节、韧带和肌肉连结而成，内面衬以黏膜。

1. 喉软骨

喉软骨（laryngeal cartilages）包括不成对**甲状软骨、环状软骨、会厌软骨**和成对的**杓状软骨**，如图5-4所示。

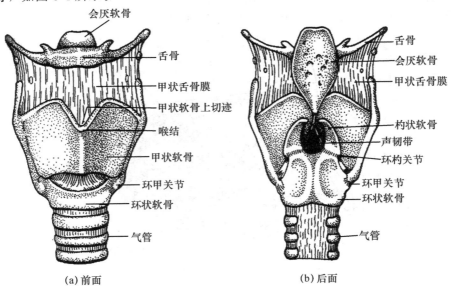

(a) 前面　　　　　　　　　(b) 后面

图5-4　喉的软骨及连结

（1）甲状软骨：是喉软骨中最大的一块，构成喉的前外侧壁，由两块甲状软骨愈合而成。两板的前缘在中线处相互融合构成前脚，其上端向前突出称**喉结**，两板的后缘游离，向上、下各伸出一对突起，分别称上角和下角。甲状软骨上角借韧带与舌骨大角相连，下角的内侧面与环状软骨构成环甲关节。

（2）环状软骨：位于甲状软骨下方，形似指环，前部低平称**环状软骨弓**，平对第6颈椎，是颈部重要的体表标志。后部高而宽阔称**环状软骨板**。环状软骨是呼吸道中唯一完整的软骨环，对保持呼吸道通畅有重要作用。

（3）会厌软骨：形似树叶，上宽下窄。上端游离，下端连于甲状软骨内面。会厌软骨外覆黏膜构成**会厌**。当吞咽时，喉上提，会厌盖住喉口，防止食物误入喉腔。

（4）杓状软骨：位于环状软骨后缘的上方，左右各一，呈三棱锥体形，可分尖、底和二突。底向前伸出的突起称**声带突**，有声韧带附着；底向外侧伸出的突起称**肌突**，有喉肌附着。

2. 喉的连结

喉的连结包括喉软骨之间及喉与舌骨、气管间的连结，如图 5-4 所示。

（1）环甲关节：由甲状软骨下角和环状软骨两侧的关节面构成。甲状软骨在冠状轴上可做前倾和复位运动，使声带紧张或松弛。

（2）环杓关节：由环状软骨板上缘的关节面与杓状软骨底构成。杓状软骨沿此关节的垂直轴做旋转运动，使声门缩小或开大。

（3）弹性圆锥：为弹性纤维组成的膜状结构，起自甲状软骨前角的后面，向下向后止于环状软骨上缘及杓状软骨声带突。此膜上缘游离增厚，张于甲状软骨后面与声带突之间，称**声韧带**，是构成声带的基础。弹性圆锥前份，即环甲膜中部弹性纤维增厚，称**环甲正中韧带**，体表易于触及，急性喉头阻塞时，为抢救病人生命可在此进行穿刺，以建立暂时的通气道。

3. 喉肌

喉肌为骨骼肌，是发音的动力器官。附着于喉软骨的表面，具有紧张或松弛声带、缩小或开大声门裂等作用。主要有环甲肌、环杓后肌、甲杓肌等。

4. 喉腔

喉腔（larygeal cavity）喉的内腔称喉腔，向上经喉口通喉咽，向下通气管。喉腔的上口称**喉口**，喉腔中部两侧壁有上、下两对黏膜皱襞，上方的一对称**前庭襞**，下方的一对称**声襞**。两侧前庭襞之间的裂隙称**前庭裂**；两侧声襞之间的裂隙称**声门裂**，是喉腔最狭窄的部位。喉腔借前庭襞和声襞分为喉前庭、喉中间腔和声门下腔3部分。喉中间腔向侧方突出的隐窝称**喉室**。声门下腔黏膜下组织较疏松，炎症时易发生水肿，婴幼儿喉腔较小，水肿时更易引起阻塞，造成呼吸困难。喉腔的结构如图 5-5 所示。

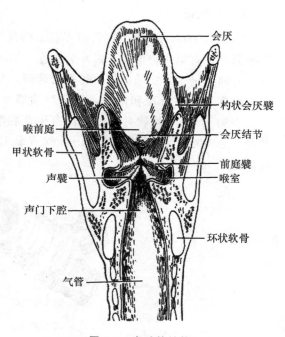

会厌

杓状会厌襞

喉前庭

会厌结节

甲状软骨

前庭襞

声襞

喉室

声门下腔

环状软骨

气管

图 5-5 喉腔的结构

四、气管与主支气管

气管与主支气管是连于喉与两肺之间的通气管道，均由"C"形的气管软骨借韧带连结而成，如图 5-6 所示。气管软骨后面的缺口是由平滑肌和结缔组织构成的膜壁封闭。

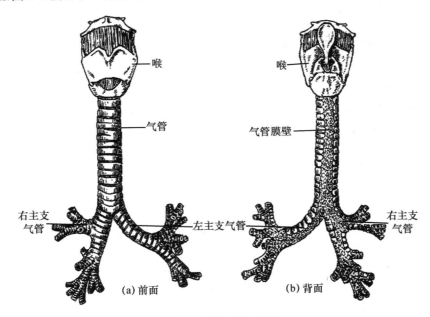

(a) 前面   (b) 背面

图 5-6　气管与支气管

（一）气管

气管（trachea）位于食管前方，上端在平对第 6 颈椎下缘处接环状软骨，向下达胸骨角平面（平对第 4 胸椎体下缘）分为左、右主支气管，分叉处称**气管杈**，在气管杈偏左侧内面有向上呈半月状的纵嵴，称**气管隆嵴**，如图 5-7 所示，是支气管镜检查的定位标志。

根据气管的行程和位置，可分为颈部和胸部。颈部短而表浅，在颈静脉切迹处可触及。在第 2～4 气管软骨环的前面有甲状腺峡横过，两侧有甲状腺侧叶及颈部的大血管、神经。急性喉阻塞时常在第 3～5 气管软骨环处进行气管切开术。胸部狭长，位于胸腔内。

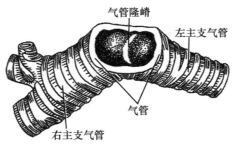

图 5-7　气管隆嵴

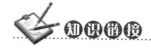 知识链接

气管切开术

临床上为挽救急性喉阻塞病人，常在第3～5气管软骨处沿正中线作气管切开。气管切开经过的层次由浅入深为皮肤、浅筋膜、深筋膜、舌骨下肌群、气管前筋膜和气管软骨环。第2～4气管软骨环前方有甲状腺峡，手术时应向上推开甲状腺峡，暴露气管。气管后壁与食管前壁紧密相贴，切开气管时，不可切入过深，以免损伤食管。

（二）主支气管

主支气管（principal bronchus）左、右各一，自气管发出后，行向外下，分别经左、右肺门入肺。左主支气管细长，走行较水平；右主支气管较粗短，走行较垂直，近似气管的直接延续，所以气管异物容易坠入右主支气管。

（三）气管与主支气管的组织结构

气管与主支气管的组织结构大致相同，管壁自内向外由黏膜、黏膜下层和外膜构成，如图5-8所示。

1. 黏膜

黏膜由上皮和固有层构成。上皮为假复层纤毛柱状上皮，上皮内有大量的杯状细胞，固有层由结缔组织构成，内含有弹性纤维、小血管、腺导管和淋巴组织。

2. 黏膜下层

黏膜下层由疏松结缔组织构成，内有血管、淋巴管、神经及较多的混合腺。

3. 外膜

外膜由"C"形透明软骨和疏松结缔组织构成，软骨后面的缺口处，有横行的平滑肌束和结缔组织。

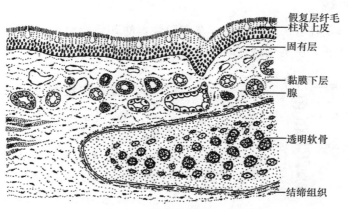

假复层纤毛柱状上皮
固有层
黏膜下层
腺
透明软骨
结缔组织

图5-8 气管的微细结构

五、老年人呼吸道的结构特点

老年人鼻黏膜变薄、萎缩，嗅细胞数量减少，嗅觉功能减退；鼻腔血管和许多腺体组织均发生衰退，鼻腔变宽，鼻甲变薄，上皮纤毛及腺体萎缩，分泌功能减退，呼吸道较干

燥；血管脆性增加，收缩力变差，容易发生血管破裂而出血。

老年人喉黏膜萎缩、变薄，上皮角化，甲状软骨钙化，防御反射变得迟钝，所以老年人患吸入性肺炎比年轻人多。老年人喉部肌肉和弹性组织萎缩，声带弹性下降，故老年人发音的洪亮度减弱。

老年人气管和支气管黏膜上皮和黏液腺退行性改变，纤毛运动减弱。细支气管黏膜萎缩、黏液分泌增加。

导入案例中，患者有长期吸烟史，在烟雾刺激下，呼吸道上皮细胞损伤，使纤毛运动减弱，腺体分泌亢进，杯状细胞增生，黏液分泌增加，气道阻力增加，从而诱发慢性支气管炎。

任务二　肺

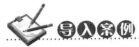

患者，男性，60岁，自述于20年前无明显诱因常于体力劳动时感到气促，7年前，上述症状较前加重，患者上3层楼有明显气促、憋喘。现在在平地活动时亦感气促、憋喘。诊断为"老年性肺气肿"。

患者的确诊需要具备以下人体结构知识：

1. 肺的正常形态结构
2. 老年人肺结构的变化

任务二将介绍肺的正常形态结构以及老年人肺结构的改变。

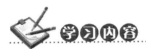

肺是气体交换的器官，呈海绵状，富有弹性，幼儿新鲜肺呈淡红色，随着年龄增长，由于吸入的灰尘沉积，肺的颜色逐渐变为暗红或深灰色。

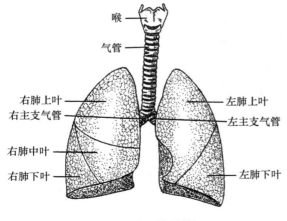

图 5-9　肺（前面观）

一、肺的位置和形态

肺（lungs）左、右各一，位于胸腔内，纵隔的两侧，膈的上方。右肺因肝的影响而位置较高，外形粗短；左肺因心的影响位置偏左而较窄长。

肺形似半圆锥体，具有一尖、一底、两面和三缘，如图 5-9，图 5-10 所示。肺尖钝圆，经胸廓上口突至颈根部，高出锁骨内侧1/3上方 2～3 cm。肺底位于膈的上方，与膈穹窿相一致，向上凹，故又称膈面。外侧面较隆凸，紧邻肋和肋间肌，又

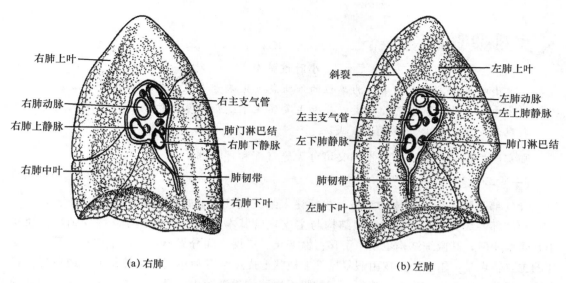

(a) 右肺   (b) 左肺

图 5-10 肺（内侧面）

称**肋面**；内侧面邻贴纵隔，又称**纵隔面**，此面中部凹陷称**肺门**，是主支气管、肺动脉、肺静脉、神经和淋巴管等出入的部位，这些出入肺门的结构被结缔组织包绕在一起，统称**肺根**。肺的前缘和下缘较薄锐，左肺前缘的下部有**左肺心切迹**。肺后缘圆钝，位于脊柱两侧。

肺被叶间裂分成数叶。左肺被自后上斜向前下的斜裂分为上、下两叶；右肺除有与左肺相应的斜裂外，还有一条与斜裂相交的水平裂，它们将右肺分为上、中、下3叶。

二、肺段支气管和支气管肺段

左、右主支气管在肺门处分为**肺叶支气管**进入相应肺叶。各肺叶支气管再分出数支**肺段支气管**。肺段支气管在肺内反复分支，形成树枝状，称**支气管树**。每一肺段支气管及其分支和它所属的肺组织，构成一个**支气管肺段**，简称**肺段**。肺段呈锥体形，尖向肺门，底向肺表面。临床上常以肺段为单位进行定位诊断及肺切除术。

三、肺的组织结构

肺组织分为肺实质和肺间质两部分。肺实质即肺内支气管的各级分支和其末端膨大的肺泡，肺间质是指肺内的结缔组织、血管、淋巴管和神经等。

肺叶支气管入肺后分为肺段支气管，肺段支气管又逐级分支，管径越来越细，管径小于1 mm时称细支气管。细支气管继续分支，管径小于0.5 mm时称终末细支气管，终末细支气管再分支，直至肺泡，如图5-11所示。每条细支气管连同它的各级分支和所属的肺泡构成一个**肺小叶**（pulmonary lobule）。

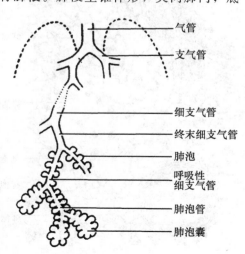

图 5-11 呼吸系统的分部示意图

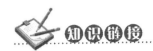

小叶性肺炎

小叶性肺炎是以肺小叶为单位的灶状急性化脓性炎症。由于病灶多以细支气管为中心，故又称支气管肺炎。此病主要发生于小儿和年老体弱者，临床上主要表现为发热、咳嗽、咳痰等症状。

肺实质根据其功能、部位不同又可分为导气部和呼吸部。

（一）导气部

导气部是肺内传送气体的管道，包括终末细支气管以上的所有肺叶支气管的分支。

导气部各级支气管管壁的组织结构与主支气管基本相似，但随着分支的变细，管径变小，管壁变薄，其微细结构也发生了移行性变化。三层之间分界不明显，结构趋于简单。变化的主要特点是：①黏膜上皮由假复层纤毛柱状上皮逐渐变为单层纤毛柱状上皮或单层柱状上皮，杯状细胞逐渐减少直至消失；②黏膜下层腺体逐渐减少，最后消失；③外膜中的软骨环逐渐变为软骨碎片，并逐渐减少，直至消失；④平滑肌相对增多。至终末细支气管，上皮已移行为单层柱状上皮，杯状细胞、腺体和软骨均消失，平滑肌已成为完整的环形层。

（二）呼吸部

呼吸部是进行气体交换的部分，包括呼吸性细支气管、肺泡管、肺泡囊和肺泡，如图5-12所示。

1. 呼吸性细支气管

呼吸性细支气管是终末细支气管的分支，管壁为单层立方上皮，周围有少量结缔组织和平滑肌。管壁上有少数肺泡的开口，管壁不完整。

2. 肺泡管

肺泡管是呼吸性细支气管的分支，管壁连有许多肺泡。

3. 肺泡囊

肺泡囊为若干肺泡共同开口而形成的囊腔。

4. 肺泡

肺泡（pulmonary alveoli）呈大小不一的囊泡状，开口于肺泡囊、肺泡管和呼吸性细支气管，是进行气体交换的部位。肺泡壁极薄，由肺泡上皮和基膜构成。肺泡的结构模式如图5-13所示。

（1）**肺泡上皮**：肺泡上皮为单层上皮，由两种类型的细胞构成：①**Ⅰ型肺泡细胞**，为扁平形细胞，数量多，构成广阔的气体交换面；②**Ⅱ型肺泡细胞**，

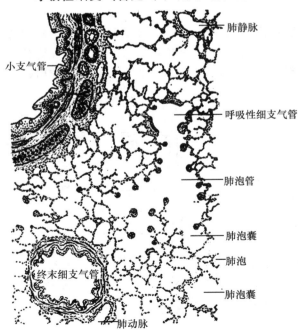

图5-12　肺的呼吸部

肺静脉

小支气管

呼吸性细支气管

肺泡管

肺泡囊

肺泡

终末细支气管

肺泡囊

肺动脉

呈立方形，数量少，夹在Ⅰ型肺泡细胞之间，它能分泌**表面活性物质**（磷脂类物质），分布于肺泡上皮的内表面。

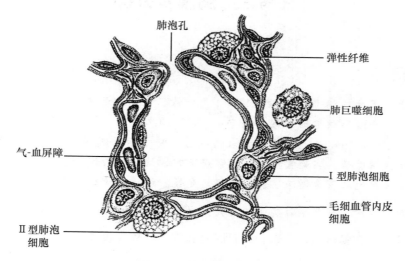

图 5-13　肺泡结构模式图

（2）**肺泡隔**：相邻肺泡之间的薄层结缔组织称**肺泡隔**，内含有密集的毛细血管网、大量的弹性纤维和散在的肺巨噬细胞等。弹性纤维有助于保持肺泡的弹性，使吸气时扩大的肺泡在呼气时有良好的回缩力。肺巨噬细胞能吞噬吸入的灰尘、病原体、异物及渗出的红细胞。

（3）**肺泡孔**：是相邻肺泡之间气体流通的孔道。肺泡孔可均衡肺泡间气体的含量，但肺部感染时，也是炎症扩散的渠道。

（4）**气-血屏障**（blood-air barrier）：肺泡内气体与毛细血管内气体分子交换所通过的结构，称**气-血屏障**，又称**呼吸膜**。此屏障由肺泡表面液体层、Ⅰ型肺泡上皮与基膜、薄层结缔组织、毛细血管基膜与内皮构成，如图 5-14 所示。

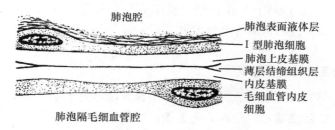

图 5-14　气-血屏障的组成示意图

四、老年人肺的结构特点

老年人的肺萎缩，肺组织重量逐渐减轻，肺泡数量逐渐减少，肺泡壁弹性纤维也逐渐减少，肺泡弹性下降，导致肺泡隔变薄，肺泡扩大或融合，从而易出现肺气肿。

任务三　胸膜和纵隔

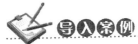

　　患者，男性，53 岁，咳嗽、胸痛 1 周就诊。咳嗽为干咳，胸痛为持续性针刺样疼痛，深呼吸和咳嗽时加重，查体：T 37.1℃，P 82 次/分，BP 120/75 mm-Hg（16.0/10.0 kPa），急性病容，表情痛苦。呼吸活动减弱，听诊呼吸音减弱，可闻及干性摩擦音。实验室检查：血常规正常，结核菌素实验阳性。X 线检查可见中、下肺野大征密度增深阴影，肋膈角变钝。该病人诊断为结核性胸膜炎。

　　患者的确诊，需要学习胸膜的有关知识。

　　任务三将介绍胸膜概念、分部，胸膜隐窝和胸膜的体表投影。

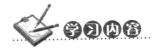

一、胸膜、胸膜腔与胸腔的概念

　　（1）**胸膜**（pleura）是一层光滑的浆膜，可分**脏胸膜**和**壁胸膜**两部分。脏胸膜紧贴于肺表面，不易分离，并伸入肺叶间裂内。壁胸膜贴附于胸壁内表面、膈上面和纵隔的两侧面（图 5-15）。

　　（2）**胸膜腔**：（pleural cavity）是指胸膜的脏、壁两层在肺根处互相移行形成的封闭、潜在性的腔隙，左右各一，互不相通，腔内呈负压，有少量浆液，可减少呼吸时脏、壁胸膜间的摩擦。案例中诊断为结核性腹膜炎即是此部发生感染。

　　（3）**胸腔**：（thoracic cavity）由胸壁与膈围成，上界为胸廓上口，下界借膈与腹腔分隔。胸腔中间为纵隔，左右两侧为胸膜腔和肺。

二、壁胸膜的分部及胸膜隐窝

　　壁胸膜因贴附部位的不同可分为 4 部分：①**膈胸膜**贴附于膈的上面；②**纵隔胸膜**贴附于纵隔的两侧面；③**肋胸膜**贴附于胸廓内表面；④**胸膜顶**突出胸廓上口，伸向颈根部，覆盖于肺尖上方，高出锁骨内 1/3 上方 2～3 cm。颈根部穿刺时，应注意胸膜顶的位置，避免穿破胸膜顶造成气胸。

　　胸膜隐窝是不同部位的壁胸膜相互移行转折处的胸膜腔，即使在深吸气时，肺缘也不能伸入其间。其中最大最重要的胸膜隐窝是在肋胸膜与膈胸膜的相互转折处，称**肋膈隐窝**（又称肋膈窦），如图 5-15 所示。肋膈隐窝是胸膜腔的最低部位，胸膜腔积液常先积于此处。

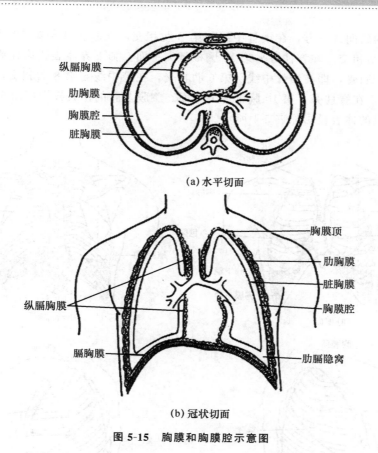

（a）水平切面

（b）冠状切面

图 5-15 胸膜和胸膜腔示意图

知识链接

胸膜腔穿刺术

胸膜腔穿刺术是用于检查胸腔积液的性质，抽液、抽气减压，或通过穿刺向胸膜腔内给药的一种诊疗技术。胸腔积液的穿刺部位常选取肩胛线或腋后线第7～8肋间隙或腋中线第6～7肋间隙，气胸的穿刺点常选取锁骨中线第2肋间隙。胸膜腔穿刺术经过的层次由浅入深为皮肤、浅筋膜、深筋膜和胸壁肌层、肋间结构、胸内筋膜、壁胸膜。

三、胸膜及肺的体表投影

胸膜前界即肋胸膜与纵隔胸膜前缘之间的返折线。两侧均起自胸膜顶，向内下方经胸锁关节后方，至第2胸肋关节水平，左右侧靠拢并沿中线两侧垂直下行。左侧在第4胸肋关节处斜向外下，沿胸骨左缘外侧约2 cm处下行，至第6肋软骨后方移行为胸膜下返折线；右侧在第6胸肋关节处右转，移行为胸膜下返折线。肺的前界几乎与胸膜前界相同。

胸膜下界是肋胸膜与膈胸膜的返折线。右侧起自第6胸肋关节处，左侧起自第6肋软骨后方，两侧均斜向外下方，在锁骨中线与第 8 肋相交，在腋中线与第 10 肋相交，在肩胛线处与第 11 肋相交，在脊柱旁平第 12 胸椎棘突平面。肺下界体表投影比胸膜下界的返折线高出约 2 个肋骨，即在锁骨中线与第 6 肋相交，在腋中线与第 8 肋相交，在肩胛线处与第 10 肋相交，在脊柱旁平第 10 胸椎棘突平面。胸膜及肺的体表投影如图 5-16 所示，肺下界和胸膜下界的体表投影如表 5-1 所示。

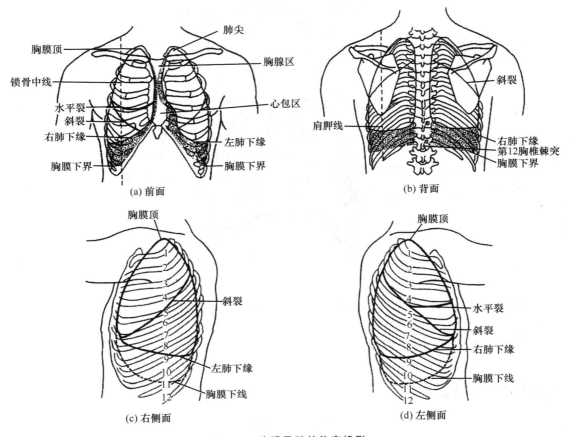

图 5-16　胸膜及肺的体表投影

表 5-1　肺下界和胸膜下界的体表投影

	锁骨中线	腋中线	肩胛线	后正中线
肺下界	第 6 肋	第 8 肋	第 10 肋	第 10 胸椎棘突
胸膜下界	第 8 肋	第 10 肋	第 11 肋	第 12 胸椎棘突

四、纵膈

（一）纵膈的概念和境界

纵膈（mediastinum）是两侧纵膈胸膜之间所有组织和器官的总称。上界为胸廓上口，下界为膈，前界为胸骨，后界为脊柱胸段，两侧界为纵膈胸膜。

（二）纵膈的分部和内容

纵膈以胸骨角平面分为上、下纵膈。下纵膈又以心包为界分为前纵膈、中纵膈、后纵膈。前纵膈位于心包与胸骨之间，有疏松结缔组织、淋巴结等；中纵膈是心及大血管所在部位；后纵膈位于心包与脊柱胸段之间，主要结构有胸主动脉、胸导管、食管、奇静脉、迷走神经、主支气管、交感神经干等。纵膈的分部如图 5-17 所示。

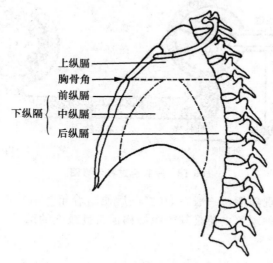

图 5-17　纵膈的分部

任务四　呼吸系统功能

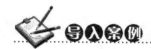

　　患者，男性，67 岁，咳嗽、咳痰 10 年，伴活动后气短 3 年，1 周前受凉后上述症状出现加重。吸烟 30 余年。患者神志清，桶状胸，双肺叩过清音，可闻及干湿性罗音。辅助检查：$FEV_1 < 60\%$。X 线胸片：肺纹理增粗、紊乱。此案例诊断为慢性阻塞性肺疾病。

　　患者的确诊需要具备以下基础知识：

　　1. 人体呼吸系统的正常生理功能

　　2. 老年人呼吸系统的功能改变

任务四将介绍呼吸系统的正常生理功能及老年人呼吸系统的功能改变。

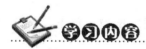

　　呼吸是保持正常生命代谢活动的重要环节。人体需要不断从环境中摄取 O_2，并向体外环境中释放 CO_2，这种机体与外界环境之间进行气体交换的过程称呼吸。人体呼吸过程由 4 个环节构成，如图 5-18 所示：①**肺通气**，肺与外界的气体交换；②**肺换气**，肺泡与肺毛细血管之间的气体交换；③**气体运输**，气体在血液中的运输；④**组织换气**，血液与组织细胞之间的气体交换。肺通气和肺换气又合称外呼吸，组织换气又称内呼吸。

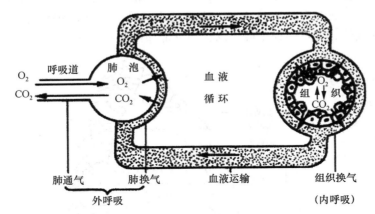

图 5-18　呼吸全过程示意图

人类呼吸系统的生理功能，一般在 30 岁以后便随着年龄增长而趋向衰退，60 岁以后衰退速度更为显著，这种现象主要是其组织结构退行性改变的结果。

一、肺通气

肺通气（pulmonary ventilation）是指气体通过呼吸道进出肺的过程。气体进出肺取决于推动气体流动的动力与阻碍气体流动的阻力之间的相互作用。只有当气体流动的动力克服阻力时，才能实现肺通气。

（一）肺通气的原理

1. 肺通气的动力

肺通气的直接动力是肺泡气与大气之间的压力差，原动力是呼吸运动。

（1）呼吸运动：呼吸运动是由呼吸肌的收缩和舒张引起的胸廓节律性地扩大与缩小，包括吸气运动和呼气运动。呼吸运动的形式有平静呼吸和用力呼吸、腹式呼吸和胸式呼吸。正常成人胸式呼吸和腹式呼吸同时存在称混合式呼吸。老年人的呼吸肌逐渐发生退行性改变，肌纤维萎缩，吸气力量减弱，耐力下降，容易疲劳，加之胸廓变形、活动度受限，致使老年人逐渐倾向于以腹式呼吸代偿。

正常成年人平静时呼吸频率为 12～18 次/min，呼吸频率可随着年龄、性别、肌肉活动和情绪变化等发生变化。

（2）肺内压：肺内压是指肺泡内气体的压力。在呼吸运动过程中，胸腔容积周期性的变化使得肺内压也发生周期性的变化。由于肺内压的周期性交替升降，造成肺内压和大气压之间的压力差，这一压力差成为推动气体进出肺的直接动力。

（3）胸膜腔内压：胸膜腔内压是指胸膜腔内的压力，呈负压状态。胸膜腔负压有利于维持肺的扩张状态，有利于静脉血和淋巴液的回流。

2. 肺通气的阻力

肺通气的阻力是指肺通气过程中遇到的阻力。肺通气的阻力可以分为弹性阻力和非弹性阻力。前者约占70%，包括胸廓的弹性阻力和肺的弹性阻力，是平静呼吸时的主要阻力；后者约占30%，以气道阻力为主。

（1）肺的弹性阻力：即肺的回缩力，来自两个方面，2/3由肺泡表面液体层所形成的表面张力构成，1/3由肺弹性纤维所形成的弹性回缩力构成。

（2）肺泡表面张力：肺泡内表面覆盖着薄层液体，与肺泡内气体形成液-气界面。它使液体表面如紧张的弹性薄膜，具有使液体表面收缩至最小表面积的趋势，从而阻止肺泡扩张。

而肺泡内的表面活性物质可降低肺泡表面张力，降低吸气阻力，有利于肺的扩张，还可稳定大小肺泡的容积，阻止毛细血管中液体向肺泡内渗入，防止肺水肿的发生。老年人肺泡表面活性物质合成与释放较青年人减少，肺泡表面张力增大，吸气阻力增大，易导致呼吸困难，甚至发生肺不张和肺水肿。

（3）肺弹性回缩力：是由肺组织之间的弹性纤维形成的，在一定范围内，肺愈扩张，弹性回缩力愈大。老年人肺组织弹性纤维退行性改变，肺回缩速度变慢，弹性回缩力下降。在临床上肺气肿时，弹性纤维破坏，弹性阻力减小，使肺泡内气体呼出减少，残余气体增加，导致肺通气效率降低，严重时可出现呼吸困难。老年人由于肺泡壁断裂，肺泡互相融合，使肺泡数减少而肺泡腔变大，残气量增加。肺泡过度膨大会导致老年性肺气肿。

（4）胸廓的弹性阻力：来自于胸廓的弹性组织，老年人由于胸廓骨骼脱钙与疏松，椎骨变扁平，椎间隙变窄，肋软骨发生钙化甚至骨化，导致胸廓弹性降低，弹性阻力增大。

（5）非弹性阻力：包括惯性阻力、黏滞阻力和气道阻力，约占呼吸总阻力的30%。其中气道阻力是形成非弹性阻力的主要因素。老年人小气道杯状细胞数量增多，分泌亢进，黏液滞留，部分管腔变窄，气道阻力增大，容易发生呼气性呼吸困难，并常发生早期小气道萎陷和闭合。由于管腔内分泌物排泄不畅，发生感染的机会也增多。案例中老年患者的发病机制就在于此。因此，老年人慢性支气管炎、肺气肿等慢性阻塞性肺疾病的患病率高。在临床上，支气管哮喘患者由于呼吸道平滑肌强烈收缩，气道口径减小，使气道阻力明显增加，亦可出现严重的呼吸困难。

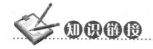 知识拓展

支气管哮喘

支气管哮喘（bronchial asthma，简称哮喘）是一种以嗜酸粒细胞、肥大细胞反应为主的气道变应性炎症和气道高反应性为特征的疾病。临床上表现为反复发作性伴有哮鸣音的呼气性呼吸困难、胸闷或咳嗽，可自行或治疗后缓解。若长期反复发作可使气道（包括胶原纤维、平滑肌）重建，导致气道壁增厚气道变狭窄，成为阻塞性肺气肿。哮喘的防治原则是消除病因，控制急性发作，巩固治疗。

（二）肺通气功能的评价

肺通气功能评价的重要指标有肺容积、肺容量及肺通气量等。老年人呼吸系统结构上的变化必然导致功能上的降低，并且随增龄而加速。如果20岁的肺功能为100%，那么到60岁时为75%，到80岁时降到60%。呼吸储备功能变化出现最早而且受损最为明显。

1. 肺容积

肺容积（pulmonary volume）是指肺能容纳气体的最大体积。

（1）潮气量：平静呼吸时，每次吸入或呼出的气量，称**潮气量**（tidal volume，TV）。正常成年人约为 400～600 mL。

（2）补吸气量：平静吸气末，再尽力吸气所能吸入气体的量，称**补吸气量**（inspiratory reserve volume，IRV）。正常成年人约为 1500～2000 mL，老年人随增龄而逐渐减少。

（3）补呼气量：平静呼气末，再尽力呼气所能呼出气体的量，称**补呼气量**（expiratory reserve volume，ERV）。正常成年人约为 900～1200 mL，老年人随增龄而逐渐减少，且较补吸气量更容易受到损害。

（4）余气量：作最大呼气后，仍残留在肺内的气体量，称**余气量**（residual volume，RV）。正常成年人约为 1000～1500 mL，老年人随增龄而增大。余气量过大，提示肺通气功能不佳。

2. 肺容量

肺容量是肺容积中两项或两项以上的联合气量。

（1）深吸气量：平静呼气末作最大吸气所能吸入气体的量，称**深吸气量**（inspiratory capacity，IC）。它是潮气量与补吸气量之和，是衡量最大通气潜力的一个重要指标。胸壁或肺实质病变、腹部占位病变均可使深吸气量明显降低。

（2）功能余气量：平静呼气末，肺中残留的气量称**功能余气量**（functional residual capacity，FRC），它等于余气量与补呼气量之和。正常成年人约为 2500 mL。严重肺气肿患者的功能余气量比正常人大。

（3）肺活量：最大吸气后再尽力呼气所能呼出的气体量，称**肺活量**（vital capacity，VC）。它等于潮气量、补吸气量和补呼气量之和。正常成年男性平均 3500 mL，女性 2500 mL。**用力呼气量**（forced expiratory volume，FEV）也称**时间肺活量**（timed vital capacity，TVC），即深吸气后再用力以最快的速度作最大呼气，记录第 1 秒、第 2 秒、第 3 秒末所呼出的气体量占肺活量的容积百分比，正常成人应分别达到 83%、96%、99%。其中第 1 秒用力呼气量（FEV_1）在临床上最为常用，对于肺纤维化等限制性肺疾病患者，FEV_1 可正常甚至超过 80%；而对于哮喘等阻塞性肺疾病患者，FEV_1 低于 60%。用力呼气量是一种动态指标，不仅反映肺活量的大小，而且反映了呼吸所遇阻力的变化，是评定肺通气功能的可靠指标之一。

3. 肺通气量

（1）每分通气量：每分钟吸入或呼出的气体总量称**每分通气量**（minute ventilation volume）。它等于潮气量与呼吸频率的乘积。正常成人在安静状态下的每分通气量为 6～8 L/min。以最快的速度和最大深度呼吸时的每分通气量称**最大通气量**，正常值可达 150 L/min，老年人随增龄而显著降低。

（2）每分肺泡通气量：每分钟进入肺泡能够与血液进行气体交换的新鲜空气量称每分肺泡通气量，简称**肺泡通气量**（alveolar ventilation volume）。从鼻腔到肺的终末细支气管只是气体进出肺的通道，而无气体交换功能，称**解剖无效腔**（anatomical dead space）或**死腔**，其容积为 150 mL。每次吸入的新鲜空气，只有进入肺泡才能进行气体交换，故平静呼吸时：

每分肺泡通气量＝（潮气量－无效腔气量）×呼吸频率

老年人一方面呼吸道黏膜萎缩，解剖无效腔较青年增大约 0.62 倍，另一方面肺毛细血管的数量减少，肺泡壁变薄，肺泡数减少等因素使肺泡无效腔亦增大，故肺泡通气量随增龄而减少。

二、气体交换

气体的交换包括肺泡与肺毛细血管血液之间，以及血液与组织细胞之间的 O_2 和 CO_2 的交换，前者称肺换气，后者称组织换气。

（一）气体交换的原理

1. 气体的分压差

气体分压差是气体交换的动力，气体分子在分压差的作用下总是从分压高的一侧向分压低的一侧扩散。气体扩散速度与分压差呈正比关系。分压差越大，气体扩散速度越快。在肺泡气、血液、组织各处的 O_2 和 CO_2 的分压值如表 5-2 所示。

表 5-2 在肺泡气、血液、组织各处的 O_2 和 CO_2 的分压值 单位：mmHg（kPa）

气 体	肺泡气	静脉血	动脉血	组 织
$p(O_2)$	104（13.9）	40（5.3）	100（13.3）	30（4.0）
$p(CO_2)$	40（5.3）	46（6.1）	40（5.3）	50（6.7）

2. 扩散面积和距离

气体扩散速率与扩散面积成正比，扩散面积越大，扩散的分子总数也越多。分子扩散的距离越大，扩散过程所需的时间越长。因此，扩散速率与扩散距离成反比。

（二）气体交换的过程

1. 肺换气过程

肺泡气的 $p(O_2)$ 大于流经肺毛细血管静脉血的 $p(O_2)$，而肺泡气的 $p(CO_2)$ 则小于静脉血的 $p(CO_2)$。在分压差的推动下，O_2 从肺泡向静脉血扩散，CO_2 从静脉血向肺泡扩散。通过肺换气使静脉血变成含 O_2 较多、CO_2 较少的动脉血。气体交换示意图如图 5-19 所示。

2. 组织换气过程

组织细胞内的 $p(O_2)$ 低于流经体循环毛细血管动脉血的 $p(O_2)$，而组织细胞内的 $p(CO_2)$ 高于动脉血的 $p(CO_2)$。在分压差的推动下，O_2 从动脉血向组织扩散，CO_2 从组织向动脉血扩散。通过组织换气使动脉血变成含 O_2 较少、CO_2 较多的静脉血，如图 5-19 所示。

三、影响呼吸运动的因素

体内外环境因素的变化对呼吸环节中气体交换的

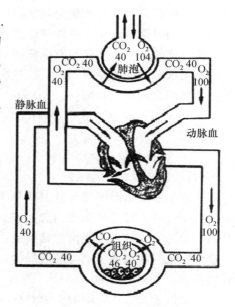

图 5-19 气体交换示意图

影响最为显著。

（一）影响肺换气的因素

前已述及，影响气体扩散速率的因素都可以影响气体交换，除此以外还有扩散距离、扩散面积和通气/血流比值对肺换气的影响。

1. 呼吸膜的厚度

呼吸膜平均厚度约 $0.6\,\mu m$，通透性极大，气体很容易扩散通过。在老年性肺气肿、肺水肿、肺纤维化等病理情况下，呼吸膜的厚度增加，气体扩散率降低。

2. 呼吸膜的面积

正常成人肺的总扩散面积很大，约 $70\,m^2$。老年人呼吸膜的最大有效交换面积减少，到 70 岁时减为 $60\,m^2$ 左右。呼吸膜广大的面积及良好的通透性，保证了肺泡与血液间能迅速地进行气体交换。在肺不张、肺气肿或肺毛细血管阻塞等病理情况下，呼吸膜的面积减小，影响肺换气。

3. 通气/血流比值

通气/血流比值（ventilation/perfusion ratio，V_A/Q）指的是每分钟肺泡通气量与肺血流量之间的比值。正常成人在安静状态下，每分钟肺泡通气量约为 $4.2\,L$，肺血流量即心输出量约为 $5.0\,L/min$，$V_A/Q = 4.2/5.0 = 0.84$。在此情况下，肺泡通气量与肺血流量配合适当，气体交换的效率最高。V_A/Q 比值大于或小于 0.84，都将使换气效率降低。

老年人由于心输出量的减少使各肺区血流量不均匀分布加大，肺最大通气量减少，且各肺区的通气分布也不均匀，必然导致 V_A/Q 的失调，肺换气的效能降低，使得动脉血 PO_2 下降，且随增龄而降低，易引起氧的弥散障碍。

（二）影响组织换气的因素

影响组织换气的因素，主要是组织细胞代谢及血液供应情况。当组织细胞代谢活动增强时，耗氧量、CO_2 产生量增多，使动脉血与组织间的 O_2 及 CO_2 分压差增大，气体交换增多。同时组织代谢产生的酸性产物，使毛细血管大量开放，血流量增多，也有利于气体交换。此外，组织细胞与有血流的毛细血管间距离也影响气体交换。例如组织水肿时，细胞与毛细血管间的距离增大，换气将减少。如果水肿组织间隙压力过高，压迫毛细血管，将使气体交换进一步减少。

小　　结

呼吸系统由呼吸道和肺两部分组成。呼吸道包括鼻、咽、喉、气管、主支气管及肺内各级支气管。鼻是呼吸道的起始部，包括外鼻、鼻腔和鼻旁窦 3 部分。喉以喉软骨为基础，借关节、韧带和肌肉连结而成。喉腔可分为喉前庭、喉中间腔和声门下腔 3 部分。气管与主支气管是连于喉与肺之间的通气管道。气管至胸骨角平面分为左、右主支气管，分别经左、右肺门入肺。

肺位于胸腔内，膈的上方、纵隔的两侧。肺实质可分为导气部和呼吸部，导气部是肺内传送气体的管道，包括终末细支气管以上的肺叶支气管的各级分支；呼吸部是进行气体交换的部分，包括呼吸性细支气管、肺泡管、肺泡囊和肺泡。

　　胸膜是覆盖于肺的表面、胸壁内表面、膈上面和纵隔的两侧面的浆膜，分为脏胸膜和壁胸膜两部分，两者之间的潜在密闭性腔隙为胸膜腔。纵隔是两侧纵隔胸膜之间所有组织和器官的总称。

　　机体与外界环境之间的氧和二氧化碳气体交换的过程称呼吸。呼吸的全过程包括：肺通气、肺换气、气体在血液中的运输、组织换气等 4 个基本环节。肺通气的原动力是呼吸运动，直接动力是大气与肺泡气之间的压力差。肺通气的阻力包括肺与胸廓的弹性阻力和非弹性阻力。肺泡表面活性物质的主要作用是降低肺泡表面张力，具有重要的生理意义。胸腔负压主要是由肺回缩力形成的，其生理意义在于维持肺的扩张状态，促进静脉血和淋巴液的回流。肺活量反映一次呼吸的最大通气能力，是肺静态通气功能的一项重要指标。用力呼气量是一种动态指标，既反映肺活量的大小，又反映呼气时所遇阻力的变化，是评价肺通气功能的较好指标。气体的交换包括肺换气和组织换气。影响肺换气的主要因素有：气体分压差，呼吸膜的厚度和面积，肺通气/血流比值。影响组织换气的因素主要有：组织细胞代谢及血液供应情况等。

能力检测

1. 名词解释：上呼吸道、血-气屏障、肋膈隐窝、纵隔、肺通气、用力呼气量、肺泡通气量、通气/血流比值。
2. 简述 4 对鼻旁窦的名称及其开口部位。
3. 气管异物易坠入哪侧主支气管？为什么？
4. 简述呼吸部的组成及结构特点。
5. 肺泡表面活性物质有何生理意义？
6. 胸膜腔负压有何生理意义？
7. 气体交换的过程及其影响因素有哪些？

项目六　泌尿系统

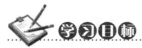
通过本项目的学习，你应：

1. 记忆泌尿系统的组成，肾的位置、形态及被膜，输尿管的 3 处狭窄，膀胱的位置及毗邻，排泄的概念和途径，尿生成的基本过程，尿生成过程中的影响因素。

2. 理解肾单位的结构，球旁复合体，输尿管的走行及分段，膀胱的形态，尿液的排放。

3. 认识女性尿道的特点，尿液的理化特性，尿的输送和储存。

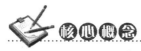
肾　输尿管　膀胱　女性尿道　排泄　滤过　重吸收

泌尿系统（urinary system）由肾、输尿管、膀胱和尿道组成，男性泌尿生殖器模式如图 6-1

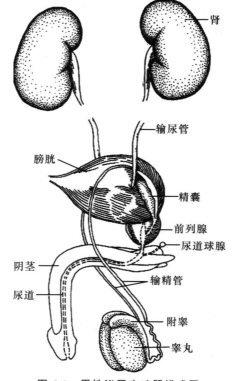

图 6-1　男性泌尿生殖器模式图

所示。其功能是排出机体在新陈代谢过程中所产生的代谢废物（如尿素、尿酸等），以及多余的水分和某些无机盐等，对维持机体水盐代谢、酸碱平衡和内环境的相对稳定具有重要的作用。肾形成的尿液，经输尿管流入膀胱暂时储存，当尿液达到一定量时，再经尿道排出体外。如果肾脏疾病引起肾功能障碍，导致代谢废物蓄积于体内，破坏机体内环境的相对稳定，就会影响新陈代谢的正常进行，严重时可造成肾衰竭，出现尿毒症，甚至危及生命。

任务一　肾

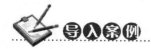

患者，女性，50岁，2年前无诱因出现面部水肿，以晨起明显，伴双下肢轻度水肿、尿少、食欲不振。一周前着凉后咽痛，水肿加重；尿少，尿色较红，无发热和咳嗽，无尿频、尿急和尿痛。实验室检查：Hb12 g/L，尿蛋白＋＋，RBC10－20/HP，WBC0－1/HP，门诊以"慢性肾小球肾炎"收入院。

患者的确诊需要具备以下人体结构知识：

1. 人体肾脏正常形态结构
2. 老年人肾脏结构的变化

任务一将介绍肾脏的正常形态结构以及老年人肾脏形态及结构改变。

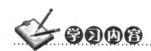

一、肾的形态

肾（kidney）是成对的红褐色实质性器官，形似蚕豆，质软而光滑。肾可分为上、下两端，前、后两面和内侧、外侧两缘。上端宽而薄，下端窄而厚。前面较隆凸，朝向前外侧；后面较平坦，紧贴膈和腹后壁。外侧缘隆凸，内侧缘中部凹陷，是肾动脉、肾静脉、肾盂、淋巴管和神经出入肾的部位，称**肾门**（renal hilum）。出入肾门的结构被结缔组织包裹在一起，合称**肾蒂**（renal pedicle）。右侧肾蒂较左侧短，故临床上右肾手术较左肾手术难度大。肾门向肾内凹陷并扩大所形成的腔隙称**肾窦**（renal sinus），窦内容纳肾动脉的分支、肾静脉的属支、肾大盏、肾小盏、肾盂、神经、淋巴管和脂肪组织等。

二、肾的位置与毗邻

正常成年人的肾位于腹膜后方脊柱的两侧，紧贴腹后壁的上部，属于腹膜外位器官。肾和输尿管如图6-2所示。左肾上端平第11胸椎体下缘，下端平第2腰椎体下缘，第12肋斜过其后面中部；右肾因受肝的影响比左肾约低半个椎体的高度，上端平第12胸椎体上缘，下端平第3腰椎体上缘，第12肋斜过其后面上部。肾门约平第1腰椎体，距正中线平均约 7.2 cm。肾的体表投影如图 6-3 所示。肾门在腹后壁的体表投影位于竖脊肌外侧缘与第 12 肋下缘所形成的夹角内，临床上称此区为**肾区**（renal region）（肋脊角）。肾患某些疾病时，叩击和触压该区，常可引起疼痛。

肾后上 1/3 借膈与肋膈隐窝相邻，肾后下 2/3 与腰大肌、腰方肌和腹横肌相邻。左、右肾前面的毗邻各不相同：右肾邻十二指肠、肝右叶和结肠右曲；左肾邻胃、胰、空肠、脾和结肠左曲。两肾上端均紧邻肾上腺。

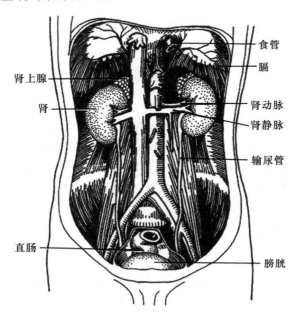

食管
膈
肾上腺
肾
肾动脉
肾静脉
输尿管
直肠
膀胱

图 6-2　肾和输尿管

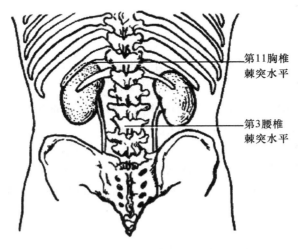

第11胸椎
棘突水平

第3腰椎
棘突水平

图 6-3　肾的体表投影（后面）

三、肾的被膜

肾的表面包有 3 层被膜，由内向外依次为纤维囊、脂肪囊和肾筋膜，如图 6-4，图 6-5 所示。

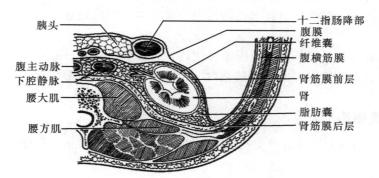

图 6-4　肾的被膜（平第一腰椎水平切面）

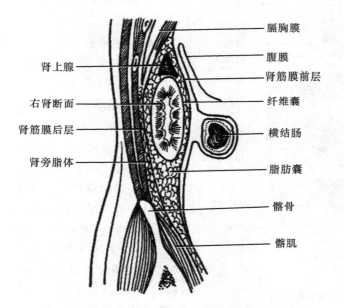

图 6-5　肾的被膜（经右肾矢状切面）

（一）纤维囊

纤维囊（fibrous capsule）为贴附于肾表面的致密结缔组织薄膜，质坚韧，内含少量弹力纤维。在正常状态下，纤维囊与肾连结疏松，易于剥离。但在病理情况下，则可与肾实质粘连，不易剥离。

（二）脂肪囊

脂肪囊（adipose capsule）是位于纤维囊外周的脂肪组织层，其对肾起弹性垫样的保护作用。临床上作肾囊封闭，即是将药物注入此囊内。

（三）肾筋膜

肾筋膜（renal fascia）位于脂肪囊的外面，分前、后两层包裹肾和肾上腺。在肾上腺的上方和肾的外侧缘处，前、后两层相互融合；在肾的下方两层分开，其间有输尿管通过；在肾的内侧，两侧前层于腹主动脉和下腔静脉的前面相互移行，后层与腰大肌筋膜相融合。肾筋膜向深部发出许多结缔组织小束，穿过脂肪囊连于纤维囊，对肾有固定作用。

肾的位置主要有赖于肾被膜的固定。此外，肾血管、腹膜、腹内压及邻近器官对肾也有固定作用。当上述固定装置不健全时，则可引起肾移位，形成肾下垂或游走肾。

四、肾的剖面结构

在肾的冠状切面上，可将肾实质分为肾皮质和肾髓质两部分。右肾冠状切面如图6-6所示。

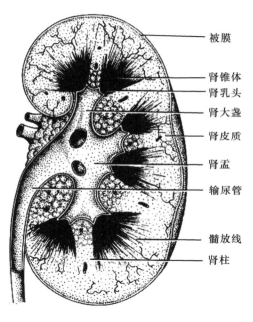

被膜
肾锥体
肾乳头
肾大盏
肾皮质
肾盂
输尿管
髓放线
肾柱

图6-6　右肾冠状切面

（一）肾皮质

肾皮质（renal cortex）主要位于肾实质的浅部，富含血管。新鲜标本呈红褐色，肉眼可见密布的红色点状颗粒为肾小体。肾皮质主要由肾小体和肾小管组成。肾皮质深入肾髓质的部分称**肾柱**（renal column）。

（二）肾髓质

肾髓质（renal medulla）位于肾实质的深部，呈淡红色，血管较少。肾髓质主要由15～20个**肾锥体**组成。肾锥体呈圆锥形，其基底部朝向皮质，尖端圆钝，朝向肾窦，称**肾乳头**。肾乳头上有**乳头孔**，肾生成的尿液经乳头孔流入肾小盏内。

在肾窦内有7～8个呈漏斗状的**肾小盏**包绕肾乳头。2～3个肾小盏合成一个**肾大盏**。每肾有2～3个肾大盏，最后汇合成一个呈漏斗状的**肾盂**（renal pelvis）。肾盂出肾门后，弯行向下，逐渐变细移行为输尿管。

五、肾的组织结构

肾实质主要由大量泌尿小管构成，其间的少量结缔组织、血管、淋巴管和神经等构成肾间质。泌尿小管和肾血管模式如图6-7所示。泌尿小管是形成尿的结构，由肾单位和集合小管两部分组成，如表6-1所示。

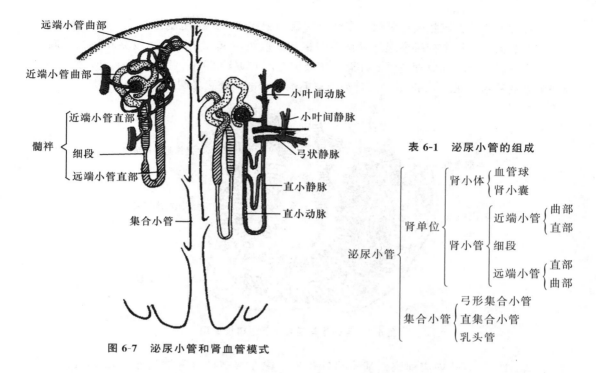

图 6-7　泌尿小管和肾血管模式

表 6-1　泌尿小管的组成

泌尿小管	肾单位	肾小体	血管球
			肾小囊
		肾小管	近端小管 曲部 / 直部
			细段
			远端小管 直部 / 曲部
	集合小管		弓形集合小管
			直集合小管
			乳头管

（一）肾单位

肾单位（nephron）是肾结构与功能的基本单位，每侧肾约有 100 万～150 万个肾单位。肾单位由肾小体和肾小管构成。肾单位及球旁复合体模式如图 6-8 所示。

1. 肾小体

肾小体（renal corpuscle)形似球形，又称肾小球，由**血管球**（glomerulus）和**肾小囊**（renal

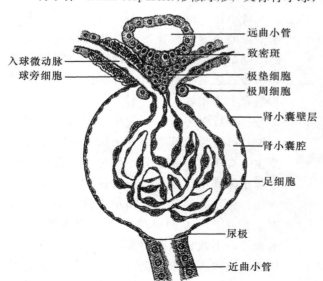

图 6-8　肾单位及球旁复合体模式图

capsule）组成。肾小体有血管出入的一端称血管极，此处有两条微动脉出入，一条为短而粗的入球微动脉，另一条为细而长的出球微动脉；与血管极相对的一端称尿极，与近端小管相连。

（1）血管球：是连结入球微动脉和出球微动脉之间的一团盘曲成球状的毛细血管。在电镜下，毛细血管壁由内皮及外面的基膜构成，内皮细胞有许多小孔，小孔外多无隔膜，故通透性较大，有利于血液中的小分子物质滤出。

（2）肾小囊：是肾小管起始部膨大并凹陷形成的杯状双层囊。肾小囊分脏、壁两层，两层之间的腔隙称**肾小囊腔**。肾小囊壁层由单层扁平上皮

143

构成，与近端小管上皮相续；脏层由多突起的**足细胞**构成。足细胞胞体较大，从胞体伸出数个大的初级突起，每个初级突起又发出许多指状的次级突起，相邻的次级突起间相互嵌合，形似栅栏，紧贴于毛细血管基膜的外面。次级突起间有宽约 25 nm 的裂隙称**裂孔**，裂孔上覆以薄膜称**裂孔膜**（slit membrane）。足细胞与毛细血管电镜模式如图 6-9 所示。

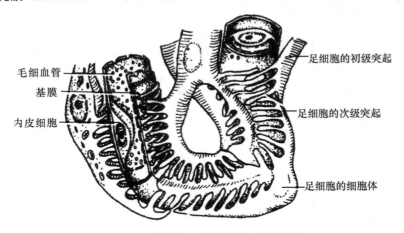

图 6-9　足细胞与毛细血管电镜模式图

毛细血管的有孔内皮细胞、基膜和裂孔膜，这 3 层结构合称**滤过膜**（filtration membrane），亦称**滤过屏障**（filtration barrier）。滤过屏障模式如图 6-10 所示。当血液流经血管球毛细血管时，血浆内的水、无机盐等小分子物质均能通过滤过膜进入肾小囊腔，而血细胞及大分子蛋白质等物质则不能通过。滤入肾小囊腔的滤液称原尿。若滤过膜受损，则大分子物质，如蛋白质，甚至红细胞亦可滤出，形成蛋白尿或血尿。导入案例中，患者出现血尿、蛋白尿的机制就在于此。

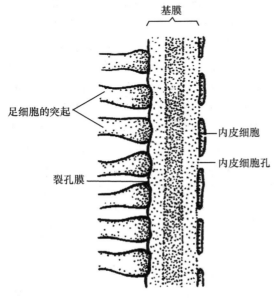

图 6-10　滤过屏障模式图

2. 肾小管

肾小管（renal tubule）是由单层上皮细胞围成的小管。根据形态结构、位置和功能的不同，肾小管可分为**近端小管**、**细段**和**远端小管**。近端小管与肾小囊相连，远端小管与集合小管相续。

（1）近端小管：是肾小管中最长最粗的一段，可分为曲部和直部两段。近端小管主要位于皮质内，起于肾小体尿极，盘曲走行于肾小体周围，然后直行入髓质，管腔突然变细，移行为细段。近端小管管腔小而不规则，管壁上皮细胞呈单层立方形或锥体形，细胞界限不清。细胞游离面有排列整齐的刷状缘。刷状缘即微绒毛，它扩大了上皮游离面的表面积，有利于近曲小管的重吸收。近端小管的主要功能是重吸收。

（2）细段：位于肾锥体内，连结于近端小管直部与远端小管直部之间，管径最细，管壁薄，由单层扁平上皮构成，有利于水和电解质透过。

（3）远端小管：由细段返折上行变粗而成，可分为直部和曲部两部分。远端小管先在髓质内直行，然后进入皮质盘曲于肾小体周围，末端汇入集合管。远端小管管腔较大而规则，管壁上皮细胞为单层立方形，细胞界限清晰，游离面无刷状缘。远端小管的功能是重吸收水和钠离子，并向管腔中分泌钾离子、氢离子和氨，这对维持体液的酸碱平衡有重要作用。

近端小管直部、细段和远端小管直部共同构成的"U"形结构称**肾单位袢**（nephron loop）或**髓袢**（medullary loop），其主要功能是减缓原尿在肾小管内的流速，吸收原尿中的水和部分无机盐，并参与尿液的浓缩和稀释。

（二）集合小管

集合小管（collecting tubule）包括弓形集合小管、直集合小管和乳头管 3 段，各段之间无明显分界。集合小管由肾皮质行向肾髓质的过程中，管径由细变粗，管壁上皮由单层立方上皮逐渐变为单层柱状上皮。集合小管也有重吸收水、钠离子和排出钾离子的功能。

（三）球旁复合体

球旁复合体（juxtaglomerular complex）也称**肾小球旁器**，主要由球旁细胞、致密斑等组成，如图 6-8 所示。

1. 球旁细胞

球旁细胞是入球微动脉在近血管极处，管壁中膜的平滑肌细胞特化而成的上皮样细胞。细胞能分泌肾素。肾素为一种蛋白水解酶，有收缩血管、升高血压等作用。

2. 致密斑

致密斑是由远曲小管近血管极一侧的管壁上皮细胞特化成的椭圆形结构。致密斑是一种离子感受器，能感受远端小管滤液内钠离子浓度的变化。

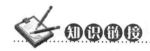 知识拓展

肾衰竭与肾移植

肾衰竭是指由于各种病因引起的肾功能进行性减退而出现的临床综合征。肾衰竭晚期（尿毒症）主要表现为代谢产物潴留，水、电解质、酸碱平衡失调。肾衰竭晚期最理想的治疗方法就是肾移植。肾移植（俗称换肾）是把一个来自供体的健康肾移植到尿毒症患者的身体内，以代替无功能病肾的工作，发挥其正常功能。肾移植一旦获得成功，病人可完全恢复健康，长期生存。

六、老年人肾的结构特点

老年人肾萎缩，重量减轻，至 80～90 岁重量减少 20％～30％。肾小球的数量逐渐减少，硬化的肾小球逐渐增多。肾小管萎缩，细胞退行性改变。

任务二　输尿管

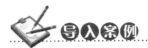

　　患者，男性，55 岁，自述 3 个月前右侧腰部持续性胀痛，活动后出现血尿并伴轻度尿急、尿频、尿痛。曾就诊化验尿中有较多红细胞、白细胞，给予抗炎治疗。1 月前 B 超发现右侧输尿管内多个高密度影像，查体发现右肾区叩痛（＋），右输尿管平脐水平，有深压痛。门诊以"右侧输尿管结石"收入院。

　　患者的确诊需要具备以下人体结构知识：

　　1. 人体输尿管的正常形态结构；

　　2. 老年人输尿管结构的变化。

任务二将介绍输尿管的正常形态结构及老年人输尿管形态及结构的改变。

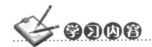

一、输尿管的位置和分段

　　输尿管（ureter）是一对细长的肌性管道，附于腹后壁，腹膜的后方，为腹膜后位器官。起于肾盂末端，终于膀胱，全长约 25～30 cm。输尿管按位置和行程可分为腹段、盆段和壁内段 3 部分如图 6-2 所示。

（一）输尿管腹段

　　输尿管腹段在腹后壁沿腰大肌前面下降，至小骨盆入口处，左输尿管跨过左髂总动脉末端的前方，右输尿管跨过右髂外动脉起始部的前方，进入盆腔移行为盆段。

（二）输尿管盆段

　　输尿管盆段自小骨盆入口处，沿盆腔侧壁向后下，约在坐骨棘水平转向前内侧达膀胱底，斜穿膀胱壁，移行为壁内段。男性输尿管在膀胱底与输精管交叉，女性输尿管在子宫颈外侧约 2.5 cm 处绕子宫动脉后下方前行。故在行子宫切除术结扎子宫动脉时，应注意输尿管与子宫动脉的位置关系，以免误扎输尿管。

（三）输尿管壁内段

　　输尿管壁内段为斜穿膀胱壁的部分，以输尿管口开口于膀胱内面。当膀胱充盈时，膀胱内压力增高，压迫壁内段，使管腔闭合，以防止尿液逆流入输尿管。

二、输尿管的狭窄

　　输尿管全长有 3 处生理性狭窄：第一处狭窄位于肾盂与输尿管移行处，第二处狭窄位于小骨盆上口并与髂血管交叉处，第三处狭窄在穿膀胱壁处。这些狭窄是输尿管结石易滞留的部位。当结石在狭窄处滞留或嵌顿而阻塞输尿管时，可引起剧烈疼痛。导入案例中患者平脐水平出现深压痛，表明结石嵌顿于第二处狭窄。

任务三　膀胱与尿道

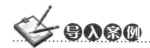

患者，女性，65岁，有尿频症，已十余年。起初单纯为尿频、尿急，现在咳嗽、打喷嚏、大笑时不自主溢尿。医院体检未发现结石或其他病症。

导入案例中解释老人的症状需要具备以下人体结构知识：

1. 人体膀胱的正常形态结构；
2. 老年人膀胱结构的变化。

任务三将介绍膀胱的正常形态结构以及老年人膀胱形态及结构的改变。

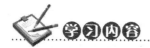

膀胱（uninary bladder）为储存尿液的囊状肌性器官，如图6-11所示。膀胱的大小、形态、位置及壁的厚薄随尿液的充盈程度而异。

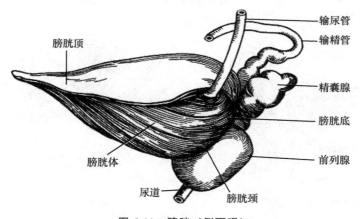

图6-11　膀胱（侧面观）

一、膀胱

（一）膀胱的形态

膀胱充盈时呈卵圆形，空虚时则呈三棱锥体形，可分为**膀胱尖、膀胱底、膀胱体、膀胱颈**4部分。膀胱尖细小，朝向前上方；膀胱底近似三角形，朝向后下方；膀胱尖与膀胱底之间的部分为膀胱体；膀胱的最下部称膀胱颈，以**尿道内口**与尿道相接。

(二) 膀胱的位置和毗邻

成人的膀胱位于盆腔的前部。其前方为耻骨联合；后方在男性邻精囊、输精管壶腹和直肠，在女性邻子宫和阴道；膀胱的下方，在男性邻接前列腺，女性邻接尿生殖膈；膀胱上面有腹膜覆盖。男性膀胱后面的毗邻如图 6-12 所示。

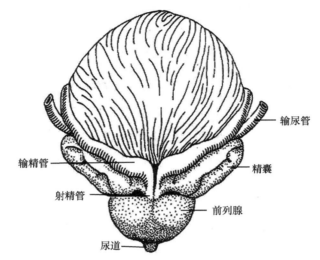

图 6-12　男性膀胱后面的毗邻

膀胱空虚时，膀胱尖一般不超过耻骨联合上缘；充盈时，膀胱尖高出耻骨联合上缘，其上面的腹膜转折部也随之上移，使膀胱前下壁直接与腹前壁相贴，此时，在耻骨联合上方行膀胱穿刺术，不伤及腹膜。膀胱与腹膜的关系如图 6-13 所示。老年人因盆底肌松弛，故膀胱的位置更低。

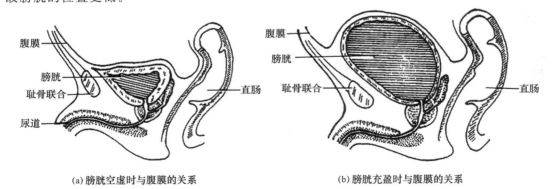

(a) 膀胱空虚时与腹膜的关系　　　　　(b) 膀胱充盈时与腹膜的关系

图 6-13　膀胱与腹膜的关系

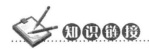 知识链接

膀胱穿刺术

膀胱穿刺术适用于急性尿潴留导尿失败，或禁忌导尿而又无条件行耻骨上膀胱造瘘术者，也适用于经穿刺抽取膀胱内尿液做检验或进行细菌培养者。穿刺部位选择在耻骨联合上缘正中部。穿经的结构依次为皮肤、浅筋膜、腹白线、腹横

筋膜、膀胱前壁。穿刺时需注意在耻骨联合上缘垂直进针，针尖勿向后下方穿刺，以免刺伤耻骨联合后方的静脉丛；也勿向后上方穿刺，以免损伤腹膜。

（三）膀胱壁的组织结构

膀胱壁分3层，由内向外依次为黏膜、肌层和外膜。

1. 黏膜

黏膜由上皮和固有层构成。当膀胱空虚时，黏膜形成许多皱襞，充盈时则消失。在膀胱底部的内面，两侧输尿管口与尿道内口之间的三角形区域，由于此区缺少固有层，黏膜上皮直接与肌层紧密相连，无论膀胱处于空虚或充盈，黏膜均平滑无皱襞，称**膀胱三角**（trigone of bladder），如图6-14所示，是肿瘤和结核的好发部位。两侧输尿管口之间的弧形皱襞，称**输尿管间襞**，呈苍白色。在膀胱镜检查时，此襞可作为寻找输尿管口的标志。

2. 肌层

肌层属于平滑肌，分为内纵、中环、外纵3

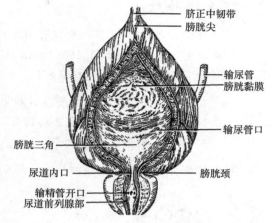

图6-14　膀胱（前面观）

层，这3层肌束相互交错，共同构成**膀胱逼尿肌**。在尿道内口处，环形肌层增厚形成**膀胱括约肌**（或**尿道内括约肌**）。老年人膀胱肌萎缩，肌层变薄，纤维组织增生，使膀胱括约肌收缩无力，膀胱缩小，膀胱容量减少。故老年人容易出现尿外溢，残余尿增多，尿频、夜尿量增多等。导入案例中患者出现症状的解剖学基础就在于此。

3. 外膜

外膜除膀胱上面覆以浆膜（腹膜）外，其余部分的外膜均为纤维膜。

二、尿道

尿道（urethra）是膀胱与体外相通的管道。男性尿道除有排尿功能外，还兼有排精作用，故在生殖系统中叙述（见男性生殖系统）。

女性尿道（female urethra）起于膀胱的尿道内口，经阴道的前方行向前下，穿过尿生殖膈，以**尿道外口**开口于阴道前庭。女性膀胱与尿道冠状切面如图6-15所示。女性尿道长约3~5 cm，较男性尿道宽、短、直，且尿道外口距阴道口和肛门较近，故易引起逆行性泌尿系统感染。

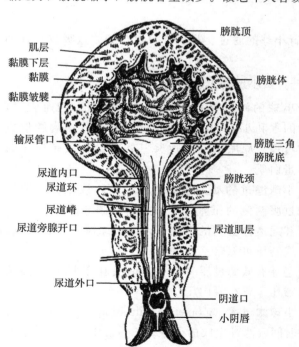

图6-15　女性膀胱与尿道冠状切面

任务四　肾的排泄功能

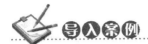

患者，男性，56岁，既往有高血压史，一周前受凉感冒，纳差、浮肿入院，部分检查结果如下：血压 190/130 mmHg（25.3/17.3 kPa），尿量 400～500 mL/d，尿蛋白 4.5 g/d，血浆蛋白 15 g/L。本病诊断为：老年人肾病综合征。

患者的确诊需要具备以下基础知识：

1. 正常肾的排泄功能及影响因素
2. 老年人排泄功能的改变

任务四将介绍肾的正常排泄功能、影响因素和老年人排泄功能的改变。

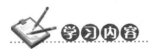

排泄（excretion）是指机体将代谢终产物和进入体内的各种异物及过剩的物质，经血液循环途径排出体外的过程。人体主要的排泄途径有肾、呼吸道、消化器官和皮肤，其中最主要的是肾，肾通过尿液的生成与排出完成排泄。

一、尿生成的过程

尿由肾单位和集合管共同生成，包括肾小球的滤过、肾小管与集合管的重吸收和肾小管与集合管的分泌 3 个基本环节。

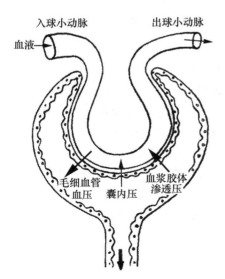

图 6-16　肾小球滤过示意图

（一）肾小球的滤过功能

肾小球的滤过是指血液经过肾小球毛细血管时，血浆中的水和小分子溶质经滤过膜滤入肾小囊腔形成原尿的过程。原尿成分与血浆基本一致，只是原尿缺乏血浆蛋白质。

肾小球滤过的动力是有效滤过压，该压力主要取决于滤过膜两侧的压差。其示意图如图 6-16 所示。在血流量和通透性稳定的情况下，由于原尿中蛋白极少，其胶体渗透压可忽略不计，故

肾小球有效滤过压＝肾小球毛细血管血压－（血浆胶体渗透压＋肾小囊内压）

肾小球滤过率（glomerular filtration rate，GFR）是指单位时间内两肾生成的原尿量，是反映肾滤过功能的重要指标。正常成人肾小球滤过率约为 125 mL/min。

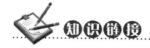知识链接

肾小球滤过率

GFR 在肾疾病的相对早期就有变化，并且肾小球滤过率的下降与肾病损害的严重程度密切相关。正常成人，GFR 至少应大于 90 mL/min；低于 60 mL/min 时提示患者已处于肾衰三期，需要积极治疗；小于 15 mL/min 则需透析。肾小球滤过率除了受肾功能水平影响外，还受其他因素（包括年龄、性别、体表面积、蛋白质摄入量、无机盐摄入量、水潴留状态及体位等）的影响，肾小球滤过率在正常人群中变异度很大，故滤过功能的诊断不能单凭滤过率的变化来确定。

（二）肾小管和集合管的重吸收功能

人两肾每天滤过生成的原尿可达 180 L，但并不会完全排出，原尿经肾小囊收集后流入肾小管，此时称小管液。小管液中的物质会由肾小管和集合管上皮细胞，从肾小管管腔中转运至血液，该过程称肾小管和集合管的**重吸收**（reabsorption）。各段小管结构各有特点，重吸收能力差异很大，其中近端小管重吸收能力最强。

根据机体需要肾小管会对物质选择性重吸收，小管液中全部的葡萄糖、氨基酸，99% 的 NaCl 和水，部分的电解质和尿素被重吸收，肌酐则完全不被重吸收。

肾小管重吸收又有一定的限度。重吸收葡萄糖的部位仅限于近端小管，如果在近端小管没能将葡萄糖全部重吸收，尿中将出现葡萄糖而形成糖尿。当正常人血液中葡萄糖浓度超过 9～10 mmol/L 时，近端小管对葡萄糖的重吸收达到极限，尿中开始出现葡萄糖，此时的血糖浓度称**肾糖阈**。肾糖阈是尿中出现葡萄糖时的最低血糖浓度。

（三）肾小管和集合管的分泌功能

肾小管和集合管的分泌是指肾小管和集合管上皮细胞将本身代谢产生的物质或血液中的某些物质转运至小管液的过程。常机体主要分泌的物质有 H＋、NH3、K＋，还有某些进入体内的药物如青霉素、酚红、利尿剂等。

二、影响尿生成的因素

（一）影响原尿生成的因素

原尿的生成是由流经肾小球的血浆经过滤过膜，在有效滤过压的作用下进行的，因此影响肾小球滤过的因素有如下几个。

1. 肾血浆流量

肾血浆流量是滤过液的来源，如果肾血浆流量增大，肾小球滤过率增大；反之，肾小球滤过率减小。

2. 滤过膜的面积和通透性

在正常情况下，滤过膜的面积和通透性都比较稳定。有效滤过面积减小，肾小球滤过率降低，会导致患者出现少尿甚至无尿。滤过膜通透性增大，血浆蛋白滤出增多，同时滤过率增大，患者可出现多尿、蛋白尿甚至是血尿。

3. 有效滤过压

（1）肾小球毛细血管血压：在正常情况下，当动脉血压在 80～180 mmHg 范围内变化时，在肾自身调节能力的作用下，肾小球毛细血管血压并不会随着全身动脉血压的变化而明显波动。当超过这一范围时，肾小球毛细血管血压与全身动脉血压增减变化相一致，肾小球滤过率也会相应改变。导入案例中患者尽管血压升高，但因多年的高血压病史，血流阻力增大，肾小球毛细血管血压反而降低，同时肾血浆流量减少，因此尿量减少。

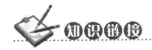

高血压患者的尿量变化

高血压病早期，若动脉血压未超过 180 mmHg，则由于肾血流量的自身调节，肾小球滤过率基本不变，因此尿量与正常无异。即使血压超过 180 mmHg，一方面肾小球毛细血管血压会升高，另一方面肾小球毛细血管内血流速度加快，滤过速度也加快，促进血浆胶体渗透压的升高，两者综合的结果，不会导致发生滤过的毛细血管长度明显增长，因此，尿量无明显增加。高血压病晚期，入球小动脉硬化，口径缩小，血流阻力增大，肾血流量减少，肾小球毛细血管血压明显降低，滤过减少而导致尿量减少。

（2）囊内压：在肾盂或输尿管结石、肿瘤压迫等情况下，尿液或小管液排出受阻，原尿大量积存在肾小囊内，囊内压迅速升高，有效滤过压降低，肾小球滤过率降低。

（3）血浆胶体渗透压：当血浆蛋白的浓度降低时，血浆胶体渗透压降低，有效滤过压将升高，肾小球滤过率也随之增加。

（二）影响终尿生成的因素

一般来说，生理状态下肾可通过自身调节维持尿量稳定；失血、缺氧、中毒等病理状态下，可通过神经、体液调节减少肾小球滤过，以维持机体血容量的相对稳定。

1. 肾的自身调节

正常情况下，近端小管的重吸收始终占肾小球滤过量的 65%～70%，使尿量不至于因肾小球的滤过增减而出现大幅度的变动。如果小管液中溶质浓度升高，小管液渗透压升高，使水和 NaCl 的重吸收减少，那么尿量会增多，这种现象称**渗透性利尿**（osmotic diuresis）。例如，导入案例中患者出现浮肿，可以利用甘露醇、山梨醇等药物，提高小管液中的溶质浓度，从而利尿消肿。

2. 肾的神经调节

肾交感神经兴奋时，肾小球毛细血管血浆流量减少，肾小球滤过率降低；同时，重吸收增加，尿量减少。在紧急情况下，全身血液经交感-肾上腺髓质系统的调节将重新分布，使血液主要分配到脑、心、肺等重要器官。

3. 肾的体液调节

（1）**抗利尿激素**（antidiuretic hormone，ADH）：又称血管升压素，是调节肾脏泌尿功能最重要的体液因素。抗利尿激素由下丘脑视上核和室旁核合成和分泌，经下丘脑神经垂体束运输至神经垂体贮存释放，作用于远曲小管和集合管，增加对水的通透性，使水的重吸收增加，尿量减少。大量饮入清水时，抗利尿激素释放会减少，导致尿量增多的现象，称**水利尿**（water diuresis）。

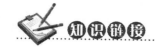

尿崩症

尿崩症是指因为抗利尿激素严重缺乏或部分缺乏（称中枢性尿崩症）或肾脏对抗利尿激素不敏感（肾性尿崩症），导致集合管重吸收水的功能出现障碍，从而引起以多尿、烦渴、多饮和排出低比重、低渗透尿等为特征的综合征。尿崩症可发生于任何年龄，但以青少年为多见，男性多于女性。

（2）**醛固酮**（aldosterone）：由肾上腺皮质球状带细胞分泌。它的作用是促进远曲小管和集合管主细胞重吸收 Na^+ 和 H_2O，同时促进 K^+ 的排出，即有保 Na^+ 排 K^+、保 H_2O 的作用。

三、尿液及排放

（一）尿液的组成和理化特性

1. 尿液的成分及尿量

最终排出体外的尿液是终尿，其成分有水、有机物和无机盐。有机物中最主要的是尿素，其余有肌酐、尿酸等。无机盐主要是 NaCl，其余有硫酸盐、磷酸盐、钾盐和氨盐等。正常尿液中不会有葡萄糖和蛋白质。导入案例中患者出现蛋白尿，说明患者肾排泄功能出现问题。

正常成人尿量为 $1.0\sim2.0\,L/d$，平均为 $1.5\,L/d$。如果每天的尿量长期超过 $2.5\,L$，为多尿；每天尿量在 $0.1\sim0.5\,L$，为少尿；少于 $0.1\,L$ 为无尿，均属不正常现象。导入案例中患者属于少尿情况。

2. 尿液的理化特性

尿液呈透明淡黄色，若摄水减少，尿液浓缩，颜色就会加深。若尿中有红细胞或血红蛋白，尿液可呈褐色或棕红色，血红蛋白尿颜色清亮，血尿较为浑浊。尿的 pH 一般为 $5.0\sim7.0$，随饮食成分而改变。素食的人由于食入生物碱较多，尿液呈碱性。荤素杂食的人，由于蛋白代谢产物呈酸性，其尿呈酸性。剧烈运动后，尿中的酸性物质排泄增多，尿呈明显的酸性。

（二）排尿和排尿反射

尿的生成是个连续过程，但膀胱排尿是间歇进行的。在正常情况下，逐渐产生的尿液被送入膀胱暂时贮存。当膀胱内尿量增加到 $400\sim500\,mL$ 时，膀胱壁的牵张感受器受到刺激而兴奋，冲动沿盆神经传入，到达骶髓的排尿反射初级中枢，同时经脊髓上传到大脑皮层的排尿反射高位中枢，产生尿意。骶髓排尿反射初级中枢发出传出冲动沿盆神经传出，引起逼尿肌收缩、尿道内括约肌松弛，尿液进入后尿道。这时尿液还可以刺激尿道的感受器，冲动沿阴部神经再次传到骶髓排尿中枢，进一步加强其活动，使外括约肌开放，于是尿液被强大的膀胱内压驱出。尿液对尿道的刺激又可进一步反射性地加强排尿中枢活动，这是一个正反馈过程，使排尿反射一再加强，直至尿液排完为止。排尿反射示意图如图 6-17 所示。

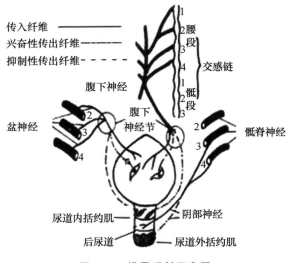

图 6-17　排尿反射示意图

（三）排尿异常

常见的排尿异常有尿失禁、尿潴留和尿频等。排尿次数过多（明显超过本人以往正常频率）称**尿频**。膀胱中尿液充盈过多而不能排出者称**尿潴留**，多由骶髓损伤使排尿反射初级中枢的活动发生障碍所致。**尿失禁**是指排尿活动失去意识控制，其病因多是骶髓以上中枢受损，以致初级中枢不能接受大脑皮层的功能性抑制。

四、老年人肾排泄功能的改变

老年人由于肾萎缩变小，肾血流量减少，肾小球滤过率及肾小管重吸收能力下降，导致肾脏排泄功能减退。老年人膀胱逼尿肌萎缩，括约肌松弛，常有多尿现象。另外，老年男性前列腺增生，老年女性子宫脱垂易导致尿路感染，这些刺激可以使患者持续出现尿意，出现尿频。

小　结

泌尿系统由肾、输尿管、膀胱和尿道组成，肾位于腹膜后方脊柱的两侧，左肾上端平第 11 胸椎体下缘，下端平第 2 腰椎体下缘；右肾比左肾约低半个椎体的高度。肾形似蚕豆，可分为上、下两端，前、后两面和内侧、外侧两缘。其中肾的内侧缘中部有肾门，出入肾门的结构称肾蒂。肾有三层被膜，由内向外依次为纤维囊、脂肪囊和肾筋膜。肾实质主要由大量泌尿小管构成，泌尿小管由肾单位和集合小管组成。肾是形成尿液的器官。

输尿管起于肾盂，终于膀胱，分为腹段、盆段和壁内段。输尿管全长有 3 处生理性狭窄。膀胱是暂时储存尿液的肌性器官，其大小、形态、位置及壁的厚薄随尿液的充盈程度而异，毗邻关系男、女各不相同。尿道是膀胱与体外相通的管道，其中女性尿道特点为宽、短、直。

肾是机体最主要的排泄器官。肾生成尿的过程包括肾小球的滤过、肾小管和集合管的重吸收和分泌 3 个环节：

（1）肾小球滤过率是肾滤过功能的重要指标。肾小球滤过作用的动力是有效滤过压。

（2）肾小管和集合管的重吸收。绝大部分重吸收过程集中在近端小管。远端小管和集合管主要通过改变重吸收水和溶质的量来发挥调节能力。

（3）肾小管和集合管的分泌物质包括 H^+、NH_3 和 K^+。影响肾小球滤过的因素有肾血浆流量、滤过膜的面积和通透性、有效滤过压。若小管液溶质浓度增加会引起渗透性利尿。

（4）调节肾功能的神经主要是交感神经。抗利尿激素作用于远曲小管和集合管。醛固酮有保 Na^+ 排 K^+、保 H_2O 的作用。排尿反射的初级中枢在骶髓，高级中枢在大脑皮层，是一种正反馈。常见的排尿异常有尿失禁、尿潴留、尿频等。老年人排泄功能减退，且易出现多尿、尿频等现象。

能力检测

1. 名词解释：肾蒂、肾区、膀胱三角、排泄、肾小球滤过率、肾糖阈、渗透性利尿、水利尿。
2. 简述肾的被膜层次结构。
3. 简述输尿管的分段和三处狭窄的部位。
4. 试述尿液的产生及排出途径。
5. 血糖浓度超过肾糖阈时，尿量会有何变化？为什么？
6. 影响尿生成的因素有哪些？
7. 常见的排尿异常及原因是什么？

项目七　生殖系统

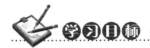 **学习目标**

通过本项目的学习，你应：

1. 记忆男性和女性生殖系统的组成，睾丸、输精管、前列腺、卵巢、输卵管、子宫等器官的位置形态和功能，男性尿道的分部、狭窄、弯曲及临床意义。

2. 理解精子的形成过程，卵泡发育及排卵的过程，睾丸、卵巢、子宫等器官的组织结构。

3. 认识生殖器官在人体发育过程中的作用。

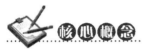 **核心概念**

睾丸　附睾　输精管　前列腺　男性尿道　卵巢　输卵管　子宫

生殖系统（reproductive system）包括男性生殖系统和女性生殖系统。男、女性生殖系统都可分为内生殖器和外生殖器两部分。内生殖器多位于盆腔内，由生殖腺、生殖管道和附属腺体所组成；外生殖器则露于体表，为交接器官。生殖系统的功能是产生生殖细胞、分泌性激素、维持第二性征及繁殖后代。

任务一　男性生殖系统

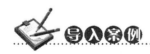 **导入案例**

患者，男性，53岁，因尿频、排尿困难来院就诊，经检查身体状况良好，超声检查显示前列腺增生，残余尿增多。初步诊断为前列腺增生。

患者的确诊需要具备以下人体结构知识：

1. 男性生殖器官正常形态结构

2. 老年男性生殖器官的结构变化

任务一将介绍男性生殖器官的正常形态结构及老年男性生殖器官形态、结构、功能的改变。

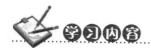

男性生殖系统由内生殖器和外生殖器两部分组成。内生殖器包括生殖腺（睾丸）、生殖管道（附睾、输精管、射精管、男性尿道）、附属腺体（精囊、前列腺、尿道球腺）；外生殖器包括阴囊及阴茎如图7-1所示。

一、男性内生殖器

（一）睾丸

1. 睾丸的位置和形态

睾丸（testis）位于阴囊内，左右各一，呈扁椭圆形，表面光滑，可分内、外侧两面，前、后两缘及上、下两端，如图7-2所示。内侧面较平坦而邻阴囊隔，外侧面较隆凸，与阴囊壁相贴；前缘游离，后缘与附睾和输精管起始段相接触，睾丸的血管、神经和淋巴管由此出入；上端被附睾头遮盖，下端游离。睾丸能产生精子、分泌男性激素。

2. 睾丸的组织结构

睾丸表面除后缘外都被有一层光滑的浆膜，是睾丸鞘膜的脏层，其深面紧贴一层较厚的结缔组织膜称白膜。白膜在睾丸后缘增厚并突入睾丸内形成睾丸纵隔。从睾丸纵隔呈放射状向前发出许多睾丸小隔（结缔组织小束），将睾丸实质分为许多睾丸小叶，每个睾丸小叶内含有1～4条细长弯曲的**生精小管**，生精小管之间的结缔组织称睾丸间质。生精小管在睾丸后部汇合成精直小管，进入睾丸纵隔内吻合成睾丸网。由睾丸网发出12～15条睾丸输出小管，经睾丸后缘上部进入附睾头，如图7-3所示。

1）生精小管

生精小管是产生精子的部位。成年人的生精小管长约30～70 cm，管壁上皮由特殊的生精上皮构成。生精上皮由生精细胞和支持细胞组成，前者是形成精子的细胞，后者对管壁起支持、营养等作用。

（1）生精细胞：包括**精原细胞**、**初级精母细胞**、**次级精母细胞**、**精子细胞和精子**。从精原细胞发育成为精子的过程称**精子发生**。各级生精细胞散布于支持细胞之间，镶嵌在其侧面，因其所处发育阶段不同，故在生精上皮中的位置也不同，随着精子的发育，细胞从基膜依次向腔面移动。生精小管与睾丸间质模式如图7-4所示，生精细胞微细结构模式如图7-5所示。

①精原细胞是生精上皮中最幼稚的细胞，紧贴于基膜，细胞体积较小，呈圆形或椭圆形。

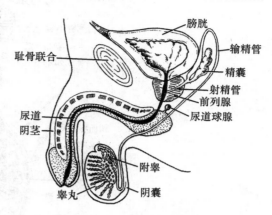

图7-1 男性生殖系统概观

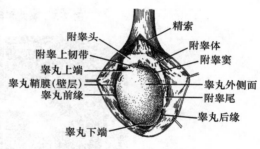

图7-2 睾丸及附睾

老年人体结构与功能

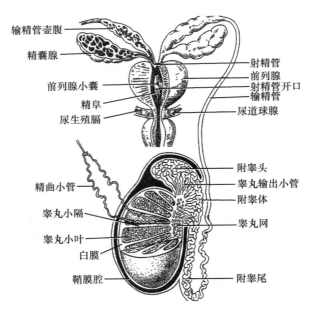

图 7-3　睾丸和附睾的结构及排精途径

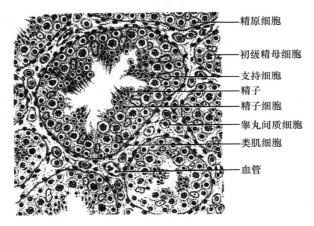

图 7-4　生精小管与睾丸间质模式图

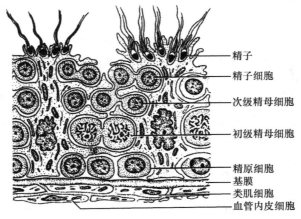

图 7-5　生精细胞微细结构模式图

②初级精母细胞位于精原细胞近腔侧，细胞呈圆形，体积较大，细胞核大而圆，染色体核型为46XY。初级精母细胞经过第一次成熟分裂，形成两个次级精母细胞。

③次级精母细胞更靠近管腔，细胞呈圆形，细胞核大而圆，染色体核型为23X或23Y。每条染色体由两条染色单体组成。由于次级精母细胞不再进行DNA复制，在进行第二次成熟分裂时，染色单体分离移向细胞两侧，形成两个单倍体的精子细胞。

④精子细胞贴近管腔，细胞呈圆形，体积较小，细胞核大而圆。精子细胞不再分裂，而是经过复杂的形态变化发育成精子。

⑤精子呈蝌蚪形，长约 $60\,\mu m$，分头、尾两部分。精子的头主要为一个染色质高度浓缩的细胞核，头部被顶体覆盖。顶体内含有多种水解酶，如顶体蛋白酶、透明质酸酶和酸性磷酸酶等。精子的尾部细长，称鞭毛，是精子运动的装置，可分为颈段、中段、主段和末段，其结构如图7-6所示。

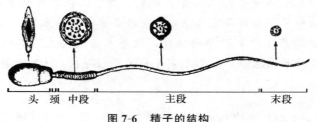

头　颈　中段　　　　　主段　　　　　　末段

图7-6　精子的结构

整个生精过程大约需64天。在精子形成过程中，常会出现畸形精子，若畸形精子数超过20%，则可导致男性不育。

（2）支持细胞：呈不规则锥体状，基部紧贴基膜，顶部伸达管腔，在光镜下轮廓不清，核卵呈圆形，染色浅，核仁明显。支持细胞有支持和营养各级生精细胞的功能。

2）睾丸间质

睾丸间质为疏松结缔组织，富含毛细血管和淋巴管。结缔组织中除了常见的成纤维细胞、肥大细胞、巨噬细胞和淋巴细胞外，还可见睾丸间质细胞，该细胞体积较大，呈圆形或多边形，细胞核呈圆形，居中，细胞质嗜酸性，其功能是分泌**雄激素**（testosterone），促进精子发生、性器官发育及维持男性第二性特征。

（二）附睾

附睾（epididymis）为一上粗下细的条状结构，紧贴睾丸的上端和后缘。上端膨大为附睾头，中部为附睾体，下端变细为附睾尾，附睾尾向内上弯曲移行为输精管如图7-2，图7-3所示。附睾除暂时储存精子外，其分泌物还供精子营养，并促进精子继续发育成熟。附睾为结核的好发部位。

（三）输精管和射精管

1. 输精管

成人**输精管**（ductus deferens）全长约32 cm，如图7-3所示。管壁较厚，肌层发达，管腔细小，于活体触摸时呈圆索状。依其行程可分为4部分：①**睾丸部**位于睾丸后缘，自附睾尾至睾丸上端；②**精索部**自睾丸上端到腹股沟管皮下环之间，行于皮下，位置表浅，输精管结扎术常在此施行；③**腹股沟部**位于腹股沟管内；④**盆部**从腹环弯向内下，沿盆侧壁行向后下,经输尿管末端前上方至膀胱底后面达前列腺底,其末端膨大称输精管壶腹。在前列腺底,**输精管**与精囊腺的排泄管汇合成**射精管**(ejaculatory duct)。射精管长约1.8 cm,向前下穿前列腺实质,开口于尿道前列腺部。

2. 精索

精索(spermatic cord)为一对从睾丸上端至腹股沟管腹环之间的柔软的圆索状结构,表面包有精索外筋膜、提睾肌和精索内筋膜3层被膜,内有输精管、睾丸动脉、蔓状静脉丛,此外,还有输精管动脉、静脉、神经丛、淋巴管及鞘韧带等。

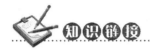知识链接

男性结扎手术

男性结扎手术是一种永久性的避孕方式。由于已把运送精子的输精管结扎,使精子无法排出体外。此避孕法只适合不想再生育的夫妇采用。男性接受结扎手术后,并不会立即产生永久避孕的功效,故手术后还要采用其他可靠的避孕措施,直至经过两次精液检查,证明已完全无精子的存在,才可放弃避孕措施。

(四)精囊

精囊(seminal vesicle)为成对的椭圆形囊状腺体,位于膀胱底之后,输精管壶腹的外侧。表面凹凸不平,如图7-7所示。精囊的排泄管与输精管末端合成射精管。此腺分泌淡黄色黏稠液体,参与组成精液。

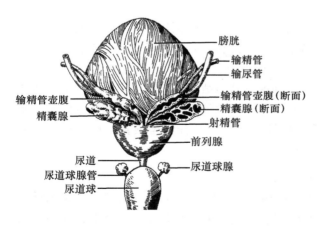

图7-7 精囊腺、前列腺和尿道球腺后面观

膀胱
输精管
输尿管
输精管壶腹(断面)
精囊腺(断面)
射精管
精囊腺
输精管壶腹
前列腺
尿道
尿道球腺
尿道球腺管
尿道球腺
尿道球

(五)前列腺

前列腺(prostate)为栗子形的实质性器官,位于膀胱下方,其上端宽大称前列腺底,与膀胱颈相接,有尿道穿入,如图7-7所示;下端尖细称前列腺尖,向下与尿生殖膈相邻,尿道由此穿出。前列腺底与尖之间部分为前列腺体。后面较平坦,紧贴直肠壶腹,正中有一纵行浅沟称前列腺沟,在活体可经直肠触及,前列腺肥大时此沟消失。前列腺分泌乳白色弱碱性液体,为组成精液的主要成分之一。其排泄管开口于尿道前列腺部的后壁。

(六)尿道球腺

尿道球腺(bulbourethral gland)是一对豌豆大的球形腺体,埋于会阴深横肌内。其排泄管细长,开口于尿道球部,如图7-8所示。

精液由输精管道各部及附属腺的分泌物和大量精子组成,呈乳白色,呈弱碱性。一次排精量约2~5 mL,含有精子约3亿~5亿个。

二、男性外生殖器

（一）阴囊

阴囊（scrotum）为一皮肤囊袋，位于阴茎的后下方，皮肤薄而柔软，有少量阴毛和色素沉着。正中有一纵行的阴囊缝。阴囊壁由皮肤和肉膜组成。肉膜是阴囊的浅筋膜，缺乏脂肪组织，含有少量平滑肌纤维，可使阴囊收缩或舒张，以调节阴囊内的温度，有利于精子的发育与生存。肉膜在正中线向深部发出阴囊中膈，将阴囊分为左右两部分，各容纳一侧的睾丸和附睾。

（二）阴茎

阴茎（penis）分为头、体和根 3 部分，如图 7-9 所示，为男性的性交器官。后部为阴茎根，附于耻骨下支、坐骨支和尿生殖膈。中部为阴茎体，呈圆柱状，悬于耻骨联合前下方。阴茎前端膨大为阴茎头，头的尖端处有矢状位的尿道外口，头后稍细的部分称阴茎颈。

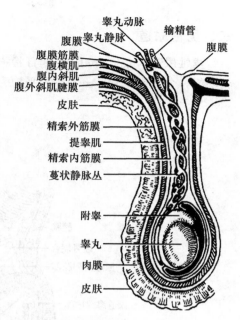

图 7-8　阴囊结构及内容物

阴茎主要由位于背侧的一对阴茎海绵体和位于腹侧的一条尿道海绵体组成，如图 7-10 所示。尿道海绵体前端膨大成阴茎头，后端膨大成尿道球，固定于尿生殖膈下筋膜，尿道贯穿其全长。3 个海绵体外面共同包有浅、深阴茎筋膜和皮肤。皮肤在阴茎颈处游离向前延伸形成双层环行皱襞，包被阴茎头称**阴茎包皮**。在尿道外口下方与包皮间连一皮肤皱襞称**包皮系带**，临床上做包皮环切时应注意勿损伤此系带。

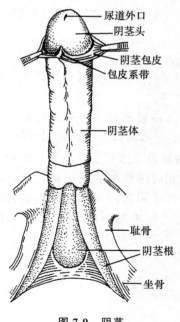

图 7-9　阴茎

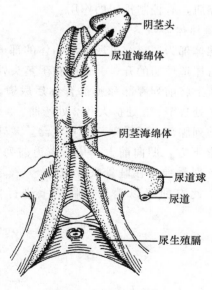

图 7-10　阴茎海绵体

三、男性尿道

男性尿道（male urethra）起自膀胱的尿道内口，止于阴茎头的尿道外口。具有排尿和排精功能，全长约16～22 cm，管径平均为5～7 mm，尿道全长可分为3部分，如图7-11所示。

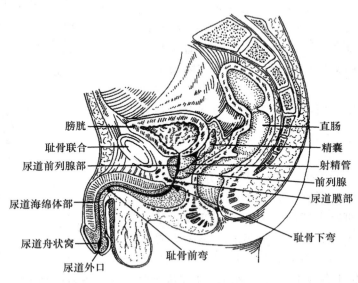

图 7-11　男性盆腔正中矢状面

1. 前列腺部

前列腺部为贯穿前列腺的部分，长约2.5 cm。此部有射精管和前列腺排泄管的开口。

2. 膜部

膜部为贯穿尿生殖膈的部分，长约1.2 cm，短而窄，周围有尿道膜部括约肌环绕，此肌为骨骼肌，有控制排尿的作用。

3. 海绵体部

海绵体部为尿道穿过尿道海绵体的部分，长约14 cm，后端在尿道球内扩大，称尿道球部，有尿道球腺的开口。前端在阴茎头处扩大为舟状窝。

临床上将前列腺部和膜部合称**后尿道**，将海绵体部称**前尿道**。尿道在行径中粗细不一，有3处狭窄、3处扩大和2处弯曲。3处狭窄分别是尿道内口、膜部和尿道外口。3处扩大是前列腺部、尿道球部和舟状窝。两处弯曲分别为耻骨下弯和耻骨前弯。**耻骨下弯**在耻骨联合下方，凹向前上，位于尿道前列腺部、膜部和海绵体部的起始部，此弯曲恒定无变化；**耻骨前弯**在耻骨联合的前下方，凹向后下，位于阴茎根和体之间，如将阴茎向上提起，此弯曲可以消失。临床上进行导尿或膀胱镜检查时，应注意尿道的弯曲和狭窄。

四、老年男性生殖器的结构变化

随着年龄的增长，老年人睾丸有一系列的变化：①睾丸逐渐萎缩、重量减轻、体积变小，睾丸血液供应减少；②生精小管直径缩小、生精上皮变薄、精子发生能力减弱，生精功能低下；③睾丸间质细胞数量减少、发生变性，导致产生雄激素的能力减弱。主要表现为男性性功能减退。

老年人前列腺萎缩，若腺体内结缔组织增生，可引起前列腺肥大，由于尿道前列腺部从其实质穿过，因此常压迫尿道，出现排尿困难。前列腺增生是老年男性常见的一种慢性疾病，导入案例中的患者即是此疾病。

任务二 女性生殖系统

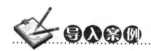 **导入案例**

患者，女性，53岁，已绝经三年，本月初忽然出现阴道流血，量大时间长，到医院检查，经刮宫病理涂片检查，诊断为子宫内膜不典型增生。

患者的确诊需要具备以下人体结构知识：

1. 女性生殖器官的正常形态结构
2. 老年女性生殖器官的结构变化

任务二将介绍女性生殖器官的正常形态结构及老年女性生殖器管形态、结构、功能的改变。

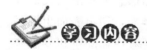 **学习内容**

女性生殖系统由内生殖器和外生殖器两部分组成。内生殖器包括生殖腺（卵巢）、生殖管道（输卵管、子宫和阴道）、附属腺体（前庭大腺）；外生殖器包括女阴。女性盆腔正中矢状面及内生殖器如图7-12、图7-13所示。

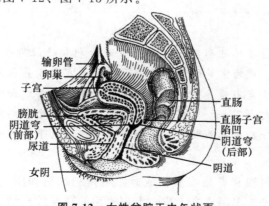

图7-12 女性盆腔正中矢状面

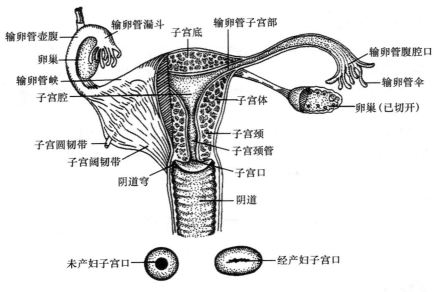

图 7-13　女性内生殖器

一、女性内生殖器

（一）卵巢

1. 卵巢的位置和形态

卵巢（ovary）左右成对如图 7-13 所示，位于髂内、外动脉分叉处的卵巢窝内。卵巢呈扁卵圆形，灰红色。分内、外侧两面，上、下两端和前、后两缘。后缘游离，前缘借卵巢系膜连于子宫阔韧带，其中部有血管、神经、淋巴管出入处称卵巢门；上端借卵巢悬韧带连于骨盆缘，下端借卵巢固有韧带连于子宫底两侧。卵巢的大小和形态随年龄增长而变化，幼儿卵巢较小，表面光滑，性成熟期卵巢最大，以后由于多次排卵，卵巢表面出现疤痕，显得凹凸不平，35～40 岁时开始缩小，50 岁左右逐渐萎缩。卵巢具有排卵和分泌女性激素的功能。

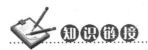

卵巢囊肿

卵巢囊肿为妇科常见肿瘤之一，好发于育龄期和绝经期女性，以 20～50 岁最多见，多为良性。较为常见的卵巢囊肿是卵巢子宫内膜异位囊肿，又名卵巢巧克力囊肿，是由于子宫内膜异位症波及卵巢，在卵巢内形成含有巧克力样黏稠液体的囊肿。肿块的大小不一，根据患者的年龄、囊肿大小、痛经程度、有无生育要求等综合考虑，分别采取药物、保守性手术、根治性手术等治疗。

2. 卵巢的组织结构

卵巢由表面上皮、白膜和卵巢实质构成。卵巢微细结构如图 7-14 所示。表面上皮位于卵巢表层，为单层扁平或单层立方上皮。上皮深面的薄层致密结缔组织为白膜。卵巢实质分为外周的皮质和中央的髓质，两者之间无明显分界。青春期后，皮质较厚，含有不同发育阶段的卵泡、黄体、白体、闭锁卵泡等结构。髓质较少，由疏松结缔组织构成，内含丰富的血管、淋巴管、神经和弹性纤维。

1）卵泡的发育与成熟

卵泡由中央一个卵母细胞和周围多个卵泡细胞构成。其生长发育过程一般分为原始卵泡、生长卵泡和成熟卵泡3个阶段，其发育模式如图7-15所示。

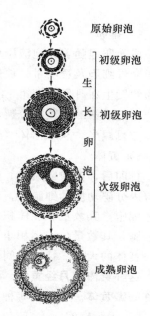

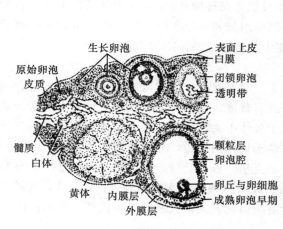

图7-14 卵巢微细结构

图7-15 卵泡发育模式

（1）原始卵泡：位于皮质浅层，体积小，数量多，出生女婴两侧卵巢中有30万～40万个。每个原始卵泡由中央的一个初级卵母细胞和周围的单层扁平卵泡细胞构成。

（2）生长卵泡：从青春期开始，部分原始卵泡开始生长，体积增大，成为生长卵泡。生长卵泡可分为初级卵泡和次级卵泡两个时期。

初级卵泡位于原始卵泡的深面，其主要结构变化有：①初级卵母细胞体积增大，但仍处于第一次减数分裂的前期；②卵泡细胞增生，由扁平变为立方或柱状，再由单层变为多层；③卵泡细胞和初级卵母细胞之间出现一层较厚的富含糖蛋白的嗜酸性膜，称**透明带**，它由卵母细胞和卵泡细胞共同分泌而成。

次级卵泡逐渐向皮质深部移行，其结构变化有：①初级卵母细胞体积已达到最大——直径约125～150 μm，其周围包裹一层约5 μm厚的透明带；②卵泡腔的形成——卵泡细胞分裂增多至十余层时，卵泡细胞之间出现一些大小不等的含有液体的小腔隙，并随卵泡的发育，逐渐融合为一个大的**卵泡腔**，由于组成卵泡壁的卵泡细胞排列密集，呈颗粒状，故称颗粒层，卵泡细胞也称颗粒细胞，卵泡腔内的液体为卵泡液；③卵丘与放射冠的形成——随着卵泡液的增多，卵泡腔扩大，初级卵母细胞与周围的卵泡细胞被挤向卵泡腔的一侧，形成凸向卵泡腔的丘状隆起称**卵丘**，紧靠透明带表面的一层颗粒细胞增大变成柱状，呈放射状排列，这层细胞称**放射冠**；④卵泡膜的形成——卵泡周围的结缔组织内细胞增殖分化，形成卵泡膜，随着卵泡的增大，卵泡膜分化为内外两层。

（3）成熟卵泡：是卵泡发育的最后阶段。此时，卵泡液急剧增多，卵泡体积明显增大，可占据皮质全层并向卵巢表面凸出。在排卵前36～48小时，初级卵母细胞完成第一次减数分裂，产生一个大的次级卵母细胞和一个小的第一极体。第一极体位于次级卵母细胞和透明带之间的卵周间隙内，次级卵母细胞随即进入第二次减数分裂，并停止在分裂中期。

次级卵泡和成熟卵泡具有内分泌功能，主要分泌雌激素，调节子宫内膜等器官的功能活动。

2）排卵

成熟卵泡随着卵泡液剧增，内压升高，使凸出部分的卵巢组织越来越薄，最后破裂，次级卵母细胞及透明带、放射冠随卵泡液一起从卵巢表面排至腹膜腔，这一过程称**排卵**。排卵约发生在月经周期第14天左右。次级卵母细胞在排卵24小时内未受精即退化；若受精，则完成第二次减数分裂，产生一个成熟的卵细胞和一个小的第二极体。成熟卵细胞染色体数目减半，从二倍体（46，XX）细胞变为单倍体（23，X）细胞。

3）黄体

排卵后，卵泡壁塌陷，卵泡膜亦伸入其中，二者在黄体生成素的作用下，增大分化为具有内分泌功能的细胞团，新鲜时呈黄色，故名**黄体**。黄体内的颗粒细胞增殖分化为颗粒黄体细胞，其数量多、体积大、染色浅，位于黄体中央，分泌孕激素；膜细胞转变为膜黄体细胞，其数量少、体积小、染色较深，常位于黄体的周边，分泌雌激素。

黄体的大小、持续时间取决于卵细胞是否受精。若未受精，则黄体小，仅维持12～14天，这种黄体称**月经黄体**。若受精妊娠，则月经黄体继续增大，维持4～6个月，这种黄体称**妊娠黄体**。无论是哪种黄体，最后总会萎缩退化，逐渐被结缔组织代替，变为白体。

4）闭锁卵泡

进入青春期后，在垂体分泌的促性腺激素作用下，原始卵泡陆续开始发育，但每个月一般仅有一个卵泡成熟，并排卵，女性一生约排卵400～500个，其余99％的卵泡在发育不同阶段先后退化，退化后的卵泡称**闭锁卵泡**。

（二）输卵管

输卵管（uterine tube）是一对弯曲的肌性管道。长约8～12 cm，连于子宫底的两侧。输卵管由内侧向外侧分为4部分如图7-13所示：①**子宫部**为穿经子宫壁的一段，以输卵管子宫口开口于子宫腔；②**输卵管峡**细而直，连于子宫壁外侧，约占输卵管内侧1/3段，临床上在此行输卵管结扎术；③**输卵管壶腹**管径较粗，行程弯曲，约占输卵管全长的外侧2/3，两性生殖细胞通常在此部相遇受精；④**输卵管漏斗**为输卵管外侧端的膨大部分，呈漏斗状，以输卵管腹腔口开口于腹膜腔，其游离缘有许多指状突起称**输卵管伞**，是手术中识别输卵管的标志。

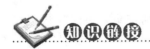

输卵管妊娠

输卵管妊娠是因卵子在输卵管壶腹部受精后因某些原因在输卵管被阻，而在输卵管的某一部位着床、发育。以壶腹部妊娠为最多，占50％～70％；其次为峡部，占 30%～40%。典型病例具有急性腹痛，短期闭经及不规则点滴阴道流血等特征，检查时患侧输卵管胀大压痛；出血多时，则可出现失血性休克。

（三）子宫

子宫（uterus）为一中空的肌性器官，是孕育胎儿的场所。

1. 子宫的形态和分部

成年未产妇的子宫呈前后稍扁的倒置梨形如图 7-12，图 7-13 所示，长约 7～8 cm，宽约 4～5 cm，厚约 2～3 cm。子宫的形态可分为底、体、颈 3 部分，子宫底是两侧输卵管子宫口以上的圆凸部分；子宫底向下移行为子宫体；子宫下端狭窄为子宫颈，其下端伸入阴道内的部分称子宫颈阴道部，在阴道以上的部分称子宫颈阴道上部。子宫颈阴道部为宫颈癌的好发部位。子宫颈与体连结的狭细部称**子宫峡**，此部长约 1 cm，在妊娠末期可延长至 7～11 cm。子宫内腔较狭窄，可分上、下两部。上部由子宫底、子宫体围成**子宫腔**，呈前后略扁的倒置三角形，底两端通输卵管；下部位于子宫颈内，称**子宫颈管**，呈梭形，其上口通子宫腔，其下口通阴道称**子宫口**。未产妇的子宫口呈圆形，分娩后呈横裂形。子宫口的前后缘分别称前唇和后唇，后唇较长，位置较高。

2. 子宫的位置和姿势

子宫位于小骨盆中央，介于膀胱与直肠之间，正常未妊娠子宫底位于小骨盆入口平面以下，子宫颈下端在坐骨棘平面稍上方。子宫的正常姿势呈轻度的前倾前屈位。前倾是指子宫长轴与阴道长轴间形成向前开放的钝角，略大于 90°；前屈是子宫体与子宫颈之间形成一个向前开放的钝角，约为 170°，如图 7-16 所示。膀胱空虚时，子宫底伏于膀胱上面。

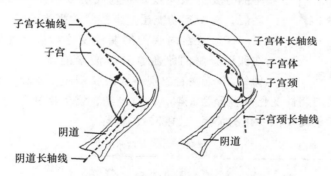

图 7-16 子宫前倾前屈位示意图

3. 子宫的韧带和固定装置

维持子宫正常位置的装置除盆底肌的承托外，尚有 4 对韧带，如图 7-13、图 7-17 所示。

（1）子宫阔韧带：由子宫前、后的腹膜在子宫两侧会合而成，呈冠状位伸向盆腔侧壁而固定。阔韧带内包有输卵管、卵巢、子宫圆韧带、卵巢固有韧带、血管、神经、淋巴管等。子宫阔韧带可限制子宫向两侧移位。

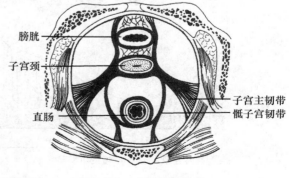

图 7-17 女性盆底韧带

（2）子宫圆韧带：由平滑肌和结缔组织组成，呈圆索状。起自输卵管与子宫连结处的下方，在阔韧带两层间前行，然后通过腹股沟管止于大阴唇皮下，维持子宫的前倾位。

（3）子宫主韧带：由平滑肌和结缔组织构成，连于子宫颈阴道上部与骨盆侧壁之间，对固定子宫颈及防止子宫下垂起主要作用。

（4）骶子宫韧带：由平滑肌和结缔组织构成，起自子宫颈阴道上部后面，向后弓形绕过直肠，止于骶骨前面。此韧带与子宫圆韧带共同维持子宫的前倾前屈位。

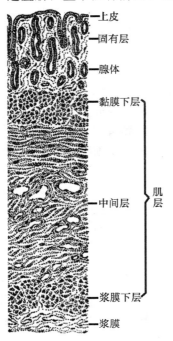

图 7-18　子宫壁

4. 子宫的组织结构

子宫壁由外向内分为外膜、肌层和内膜，如图 7-18 所示。外膜大部分为浆膜；肌层很厚，由成束的平滑肌纤维组成，各层间肌纤维互相交织；内膜即子宫黏膜，较复杂，故在此进行主要叙述。

（1）子宫内膜的一般结构：子宫内膜可分为浅层的**功能层**和深层的**基底层**，功能层较厚，自青春期开始，在卵巢分泌的激素作用下发生周期性的剥脱、出血，即**月经**；基底层较薄、较致密，不参与月经的形成，但在月经后能增生修复功能层。

子宫内膜由上皮和固有层组成。上皮为单层柱状，有分泌细胞和纤毛细胞两种，以分泌细胞为主；固有层由结缔组织构成，内含丰富的血管和子宫腺等。**子宫腺**是子宫内膜向子宫固有层内陷形成的单管腺；子宫动脉进入子宫壁后有较多的分支进入内膜，在基底层发出短而直的小动脉，营养基底层，分支到功能层呈螺旋状称**螺旋动脉**。

（2）子宫内膜的周期性变化：从青春期开始，子宫内膜在卵巢分泌的雌激素和孕激素的作用下，出现周期性变化，即每 28 天左右出现一次内膜剥脱、出血、修复和增生，称**月经周期**。子宫内膜周期性变化一般分为 3 期，即月经期、增生期和分泌期。子宫内膜的周期性变化及其与卵巢周期性变化的关系，如图 7-19 所示。

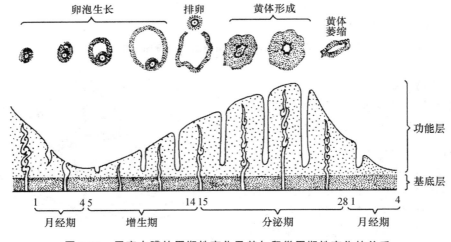

图 7-19　子宫内膜的周期性变化及其与卵巢周期性变化的关系

①**月经期**：指月经周期的第1～4天。此时卵巢的黄体退化，体内孕激素和雌激素含量骤然下降，螺旋动脉先持续痉挛使子宫内膜功能层缺血、缺氧，引起组织坏死；继而由于坏死组织的刺激作用，螺旋动脉突然扩张，导致毛细血管破裂出血。血液与坏死的内膜组织等一起剥落并经阴道排出，即为月经，故此期称月经期。

②**增生期**：指月经周期的第5～14天。此期的卵巢有若干卵泡生长，在卵泡分泌的雌激素作用下，子宫内膜发生增生性变化，子宫内膜逐渐增厚，螺旋动脉伸长并盘曲呈螺旋状，子宫腺增长并弯曲。

③**分泌期**：指月经周期的第15～28天。此期卵巢已经排卵，黄体形成。在黄体分泌的孕激素和雌激素作用下，子宫内膜继续增厚，故又称**黄体期**。若未受精，黄体退化，孕激素和雌激素水平下降，内膜脱落转入月经期。若受精，子宫内膜进入妊娠期。

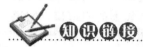

怎样预测排卵期

月经周期正常的妇女，一般每月排卵一次，并且排卵时间亦有规律。但在某些情况下，如月经周期不准、产后哺乳等，则排卵时间难以固定。用测定基础体温的方法可以预测排卵期。

基础体温测定是指经过6～8小时睡眠后，醒来尚未进行任何活动（如说话、进食或起床等）时所测得的口腔体温。按日期将所测得的体温连成曲线，称基础体温曲线。因为排卵后卵巢所分泌的孕激素可刺激体温中枢使体温升高，所以有排卵能力者其月经周期前半期的基础体温偏低，而后半期即排卵后的基础体温则升高，一般两者体温差可达0.5℃左右，这样基础体温曲线呈上下波动的双向变化。若无排卵，则其基础体温曲线平坦而呈单相型。

（四）阴道

阴道（vagina）为前后扁的肌性管道，是女性的交接器官，也是排出月经和娩出胎儿的通道。阴道的下部较窄，下端以阴道口开口于阴道前庭。阴道上端宽阔，包绕子宫颈，二者之间形成环状间隙称**阴道穹**。阴道穹可分为前部、后部和两侧部，以后部为最深。后部与直肠子宫陷凹仅隔阴道后壁和腹膜，当该陷凹有积液或积血时，可经阴道穹后部进行穿刺或引流，以协助诊断和治疗。阴道前壁邻接膀胱底和尿道，后壁邻接直肠，如邻接部位损伤，可发生尿道阴道瘘或直肠阴道瘘。

（五）前庭大腺

前庭大腺（greater vestibular gland）相当于男性的尿道球腺，形如豌豆，位于阴道口的两侧，前庭球后端的后方，导管开口于阴道前庭，分泌物有润滑阴道的作用。

二、女性外生殖器

女性外生殖器又称女阴，如图7-20所示，包括以下结构。

（一）阴阜

阴阜为耻骨联合前面的皮肤隆起，皮下富有脂肪。性成熟后，生有阴毛。

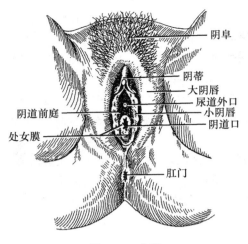

图 7-20　女阴

（二）大阴唇

大阴唇是一对纵长隆起的皮肤皱襞，大阴唇前端和后端左右相互连合，形成唇前连合和唇后连合。

（三）小阴唇

小阴唇位于大阴唇的内侧，为一对薄的皮肤皱襞，表面光滑。两侧小阴唇后端彼此吻合形成阴唇系带。前端分叉，外侧者包绕阴蒂形成阴蒂包皮，内侧者连于阴蒂下面为阴蒂系带。

（四）阴道前庭

阴道前庭是位于两侧小阴唇之间的裂隙，其前部有较小的尿道外口，后部有较大的阴道口，阴道口的两侧各有一个前庭大腺的开口。处女的阴道口周缘附有环状或半月状的黏膜皱襞称**处女膜**。

（五）阴蒂

阴蒂由两个阴蒂海绵体组成，相当于男性的阴茎海绵体。后端的两个阴蒂脚固定于耻骨支和坐骨支，两脚向前结合成阴蒂体，体的前端为阴蒂头，富有神经末梢，感觉敏锐。

（六）前庭球

前庭球相当于男性的尿道海绵体，呈蹄铁形。位于阴道前庭的两侧，大阴唇的深部，前端在阴蒂下方左右相连结。

三、会阴

会阴（perineum）有狭义和广义之分。临床上常将肛门与外生殖器之间的区域称会阴，即狭义的会阴，又称**产科会阴**，妇女分娩时应注意保护此区，以免造成会阴撕裂。广义的会阴是指盆膈以下封闭骨盆下口的全部软组织。其境界呈菱形，与骨盆下口一致，前方为耻骨联合下缘，后

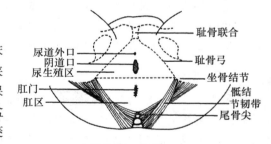

图 7-21　会阴

方为尾骨尖，两侧界为耻骨下支、坐骨支、坐骨结节和骶结节韧带。两侧坐骨结节前缘的连线将会阴分为前部的**尿生殖三角**（尿生殖区）和后部为**肛门三角**（肛区）两个区。前者在男性有尿道通过，女性则有尿道和阴道通过；后者有肛管通过，如图 7-21 所示。

四、老年女性生殖器的结构变化

随着年龄的增长，卵巢体积逐渐缩小，重量逐渐减轻，绝经后期，卵巢分泌功能几乎完全消失，血中雌激素水平日益下降。老年女性子宫体积缩小，重量减轻，子宫内膜萎缩，腺体分泌减少，50 岁左右闭经。子宫韧带松弛，易发生子宫脱垂。子宫内膜增生症是 45 岁以上中老年妇女的常见病、多发病，具有一定的癌变倾向，月经失调是本病的突出症状之一，常表现为阴道不规则出血，闭经或闭经一段后出血不止，一般称之为无排卵功血。导入案例中的患者诊断为子宫内膜不典型增生病变就缘于此。

任务三 乳 房

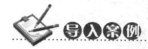

导入案例

患者，女，50岁，主诉乳头瘙痒、脱屑、糜烂，近期乳头有溢液现象来医就诊，经检查腋窝淋巴结无痛性肿大，毛囊处凹陷形成"橘皮征"。体检乳腺钼靶见乳腺内有毛刺样肿块，细胞学检查可见癌细胞。诊断为乳腺癌。

患者的确诊需要学习女性乳房正常形态结构的知识。

任务三将介绍女性乳房的正常形态结构及老年女性乳房形态结构的改变。

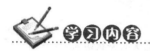

学习内容

乳房（breast）为哺乳动物特有的结构。人的乳房为成对器官，男性的不发育，女性乳房于青春期后开始生长发育，妊娠和哺乳期的乳房有分泌活动。

一、乳房的位置

乳房位于胸前部，在胸大肌及其筋膜的表面，上起自第2～3肋，下至第6～7肋，内侧至胸骨旁线，外侧可达腋中线。未授乳女性的乳头约平第4肋间隙或第5肋。

二、乳房的形态

成人女子未授乳的乳房呈半球形，紧张而有弹性，如图7-22所示。乳房的中央有乳头，其顶端有8～15个输乳管的开口称**乳头孔**。在乳头周围皮肤有一色素较深的环行区域，称**乳晕**，深面有颗粒状的乳晕腺，可分泌脂性物质润滑乳头。

妊娠后期和哺乳期乳腺增生，乳房明显增大。停止哺乳以后，乳腺萎缩变小。老年女性乳房萎缩更加明显。

三、乳房的结构

乳房由皮肤、乳腺、脂肪组织和纤维组织构成。脂肪组织主要位于皮下。纤维组织向深部发出许多小隔，将乳腺分成15～20个乳腺小叶。每个乳腺小叶有一排泄管，称输乳管，以乳头为中心呈放射状排列。在近乳头处扩大成输乳管窦，其末端变细开口于乳头。乳房手术时应尽量采取放射状切口，以减少对乳腺叶和输乳管的损伤。乳腺小叶与皮肤和胸肌筋膜之间连有许多结缔组织小束称**乳房悬韧带（Cooper 韧带）**，对乳房起支持作用。女性乳房的矢状切面如图7-23所示。

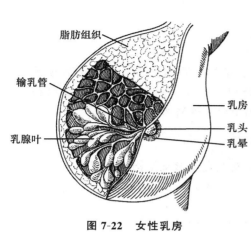

图 7-22　女性乳房

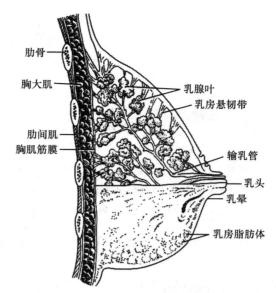

图 7-23　女性乳房的矢状切面

当乳腺癌癌细胞浸润悬韧带而使其缩短时，常牵拉皮肤产生凹陷，呈"橘皮状"，这是乳腺癌早期的常见体征。导入案例中患者乳房结构改变就缘于此。

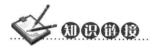 知识链接

乳腺癌

乳腺癌发病的年龄分布在东西方国家有所不同，在高发区，如北欧、北美等国家，乳腺癌从 20 岁左右开始出现，在绝经期，即 45～50 岁之前保持快速上升势头，大约年龄每增长 10～20 岁发病率上升 1 倍，绝经期后上升相对缓慢。临床表现有以下几点：①乳房肿块；②乳头改变；③乳房皮肤及轮廓改变；④淋巴结肿大。

小　结

生殖系统包括男性生殖系统和女性生殖系统。男、女性生殖系统都可分为内生殖器和外生殖器两部分。男性生殖系统的内生殖器由睾丸、附睾、输精管、射精管和男性尿道、精囊、前列腺和尿道球腺组成；外生殖器包括阴囊和阴茎。其中睾丸的主要功能是产生精子和分泌雄激素；附睾储存精子并促进精子进一步成熟；输精管、射精管和尿道的主要功能是输送精子；精囊、前列腺和尿道球腺分泌液体参与精液的组成。此外，男性尿道分为前列腺部、膜部和海绵体部 3 部分，有 3 处"狭窄"、3 处"扩大"和 2 处"弯曲"，兼有排尿和排精的作用。女性生殖系统的内生殖器由卵巢、输卵管、子宫、阴道、前庭大腺组成；外生殖器即女阴，包括阴阜、大阴唇、小阴唇、阴道前庭、阴蒂和前庭球。其中卵巢

的主要功能是产生卵子和分泌女性激素；输卵管、子宫和阴道为生殖管道。此外，子宫为受精卵着床、发育的主要器官；阴道为排出月经和娩出胎儿的管道。受激素的影响，女性的乳房发育体现了第二性征。会阴有狭义和广义之分。狭义的会阴专指产科会阴，是肛门至外生殖器之间的狭窄区域；广义的会阴指封闭骨盆下口的所有软组织。

能力检测

1. 名词解释：精索、输卵管伞、乳房悬韧带。
2. 简述睾丸的位置、形态。
3. 描述精子产生和排出的途径。
4. 试述男性尿道的分部、狭窄、扩大及其弯曲。
5. 简述卵巢的位置、形态。
6. 试述卵细胞的产生过程。
7. 简述输卵管分部及功能。
8. 简述子宫的形态、位置及固定装置。

项目八　腹　　膜

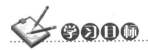 学习目标

通过本项目的学习，你应：

1. 记忆腹膜和腹膜腔的概念，腹膜与腹、盆腔脏器的关系，腹膜陷凹的名称和位置。
2. 理解小网膜的分部，大网膜的构成，网膜囊和网膜孔的位置。
3. 认识各系膜的形成，肝、脾和胃的韧带位置。

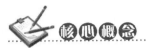 核心概念

腹膜　腹膜腔　网膜　系膜　韧带　陷凹

任务一　腹膜概述

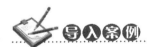 导入案例

　　患者，男性，68岁，突发上腹部剧痛，并逐渐波及全腹2小时，恶心、呕吐胃内容物1次而就诊，体检 T 37.5℃，P 118 次/分，BP 110/70 mmHg（14.7/9.3 kPa），急性病容，表情痛苦。腹平坦，腹式呼吸消失，未见肠型及蠕动波，全腹肌紧张如板状，压痛和反跳痛阳性，上腹为著，肝脾触诊不满意，肝浊音界消失，移动性浊音可疑，肠鸣音减弱，诊断性穿刺抽出含食物残渣的浑浊液体约2 mL。既往有十二指肠球部溃疡史4年。该病人诊断为十二指肠溃疡穿孔，弥漫性腹膜炎。

　　患者的确诊需要认识腹膜的有关知识。

任务一将介绍腹膜和腹膜腔的概念，腹膜与腹、盆腔脏器的关系。

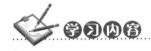 学习内容

一、腹膜和腹膜腔的概念

　　腹膜（peritoneum）是一层薄而光滑的浆膜，由间皮及少量结缔组织构成，是全身面积最大、配布最复杂的浆膜。腹膜衬于腹、盆腔壁内表面的部分称**壁腹膜**或**腹膜壁层**；盖

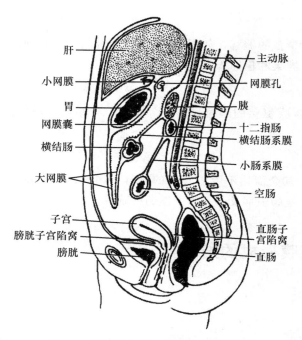

图 8-1 腹膜腔矢状切面模式图（女性）

于腹、盆脏器表面的部分称**脏腹膜**或**腹膜脏层**。脏腹膜与壁腹膜互相延续、移行，共同围成不规则的潜在性腔隙，称**腹膜腔**（peritoneal cavity），腔内含有少量浆液，起润滑作用。男性腹膜腔为一密闭的腔隙；女性腹膜腔则借输卵管腹腔口经输卵管、子宫、阴道与外界相通，如图 8-1 所示。导入案例中的患者诊断为弥漫性腹膜炎即是此部发生感染。

腹膜具有分泌、吸收、保护、支持、防御和修复等功能：①腹膜分泌少量浆液（正常情况下约 100～200 mL），起润滑和减少脏器间摩擦的作用；②腹膜可吸收腹膜腔内的液体和空气等，一般认为腹上部的腹膜吸收能力较强，故临床上对腹膜炎或手术后的病人多采取半卧位，使炎性渗出液或脓液流向下腹部，以延缓腹膜对积液毒素的吸收；③腹膜形成的韧带、系膜等结构对脏器有支持和固定作用；④腹膜具有防御功能，所分泌的浆液中含有大量的巨噬细胞，可吞噬细菌和有害物质；⑤腹膜有较强的修复和再生能力，所分泌的浆液中含有纤维素，其粘连作用可促进伤口的愈合和炎症的局限化。

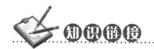

腹膜腔穿刺的应用解剖

腹膜腔穿刺术常用于检查腹膜腔积液的性质，协助确定病因；同时抽出腹水，可减轻压迫症状；也可向腹膜腔内注入药物。下腹部正中旁穿刺点的穿经层次为皮肤、浅筋膜、腹白线或腹直肌内缘、腹横筋膜、腹膜外脂肪、壁腹膜；左下腹部穿刺点和卧侧位穿刺点的穿经层次为皮肤、浅筋膜、腹外斜肌、腹内斜肌、腹横肌、腹横筋膜、腹膜外脂肪、壁腹膜。

二、腹膜与腹盆腔脏器的关系

根据腹膜覆盖脏器表面的程度不同，可将腹、盆腔脏器分为 3 类，即腹膜内位器官、腹膜间位器官和腹膜外位器官。腹膜与脏器的关系，如图 8-2 所示。

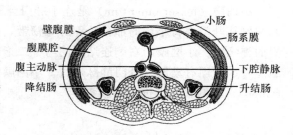

图 8-2 腹膜与脏器的关系示意图（水平切面）

（一）腹膜内位器官

腹膜内位器官是指器官表面均被腹膜所覆盖的器官，如胃、十二指肠上部、空肠、回肠、盲肠、阑尾、横结肠、乙状结肠、脾、卵巢和输卵管等。

（二）腹膜间位器官

腹膜间位器官是指器官表面大部分被腹膜覆盖的器官，如肝、胆囊、升结肠、降结肠、直肠上段、子宫和充盈的膀胱等。

（三）腹膜外位器官

腹膜外位器官是指仅一面被腹膜覆盖，其余面均不覆盖腹膜的器官，如肾、肾上腺、输尿管、胰、十二指肠降部、下部和升部、直肠中部及下部和空虚的膀胱等。

任务二　腹膜形成的结构

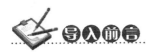

　　腹膜在器官与腹壁或盆壁之间、器官与器官之间相互移行，其移行部分常形成一些腹膜结构，这些腹膜结构不仅对器官起着连结和固定作用，也是血管和神经出入器官的途径。认识这些腹膜结构可加深对器官、系统的理解。

任务二将介绍腹膜形成的结构。

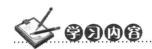

腹膜形成的结构有网膜、系膜、韧带、陷凹等。

一、网膜

网膜（omentum）包括**小网膜**和**大网膜**，如图 8-3 所示。

（一）小网膜

小网膜（lesser omentum）是连于肝门至胃小弯和十二指肠上部之间的双层腹膜结构。其左侧从肝门至胃小弯的部分，称**肝胃韧带**，其内含有胃左、右血管、胃左、右淋巴结及胃的神经等；小网膜的右侧连结肝门与十二指肠上部的部分，称**肝十二指肠韧带**，其内有胆总管、肝固有动脉、肝门静脉通过。小网膜的右缘游离，其后方为**网膜孔**（omental foramen），经网膜孔可进入网膜囊。

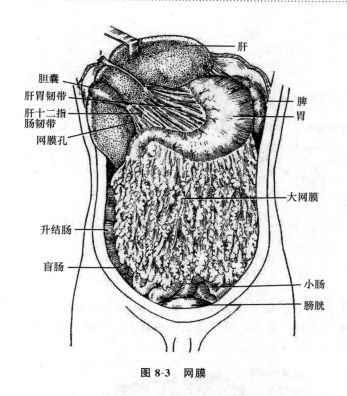

图 8-3 网膜

（二）大网膜

大网膜（greater omentum）是连于胃大弯和横结肠之间的腹膜结构，呈围裙状悬垂于横结肠和小肠的前面。大网膜由 4 层腹膜构成，前两层是由胃前、后壁的腹膜自胃大弯和十二指肠上部下垂而成；当下垂至脐平面稍下方即返折向上形成后两层，向上包绕横结肠并与横结肠系膜相续。在成人 4 层常已愈合在一起。自胃大弯至横结肠的大网膜前两层称**胃结肠韧带**。

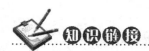

"腹腔卫士"——大网膜

　　大网膜内含有丰富的血管、脂肪和巨噬细胞等，其中巨噬细胞具有重要的防御功能。当腹腔脏器有炎症时，大网膜的下垂部分可向病变处移位并将病灶包裹，以限制炎症扩散蔓延，故有"腹腔卫士"之称。

（三）网膜囊

网膜囊（omental bursa）是位于小网膜和胃后壁与腹后壁腹膜之间的扁窄间隙，又称**小腹膜腔**。网膜囊右侧借网膜孔与腹膜腔其余部分相通，如图 8-4 所示。网膜囊是腹膜腔的一个盲囊，位置较深。当胃后壁穿孔，胃内容物早期常局限于囊内，给诊断增加困难。晚期可经网膜孔流到腹膜腔其他部位，引起炎症扩散。

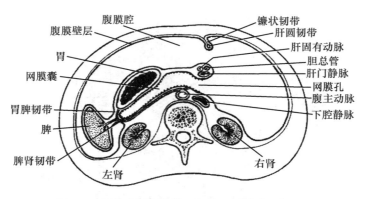

图 8-4　网膜孔和网膜囊（经第一腰椎水平切面）

二、系膜

系膜是将肠管连至腹后壁的双层腹膜结构，其内含有血管、淋巴管、淋巴结及神经等。主要的系膜有肠系膜、阑尾系膜、横结肠系膜和乙状结肠系膜等。腹膜形成的结构如图 8-5 所示。

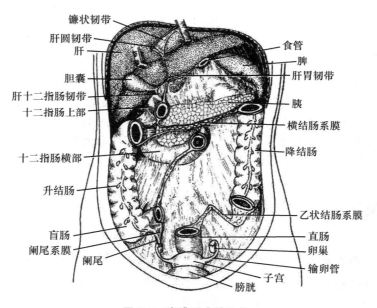

图 8-5　腹膜形成的结构

（一）肠系膜

肠系膜（mesentery）是将空肠、回肠连于腹后壁的双层腹膜结构，其附着于腹后壁的部分称肠系膜根，长约 15 cm，自第 2 腰椎左侧，斜向右下跨过脊柱及其前方结构，止于右骶髂关节前方。由于肠系膜长而宽阔，因此空肠、回肠的活动范围较大，容易发生肠扭转、肠套叠等急腹症。

（二）阑尾系膜

阑尾系膜（mesoappendix）呈三角形，将阑尾连于肠系膜下方，阑尾的血管、淋巴管、神经走行于系膜的游离缘内，故阑尾切除时，应从系膜游离缘进行血管结扎。

（三）横结肠系膜

横结肠系膜（transverse mesocolon）是将横结肠连于腹后壁的双层腹膜结构，其根部起自结肠右曲，止于结肠左曲。此系膜内有中结肠血管等。

（四）乙状结肠系膜

乙状结肠系膜（sigmoid mesocolon）是将乙状结肠固定于左下腹部的双层腹膜结构，其根部附着于左髂窝和骨盆左后壁。此系膜较长，故乙状结肠活动度较大，易发生系膜扭转，以儿童较常见。此系膜内有乙状结肠血管和直肠上血管等。

三、韧带

韧带是连于腹、盆壁与器官之间或连结相邻器官之间的腹膜结构，对器官有固定作用。主要韧带有肝的韧带和脾的韧带。

（一）肝的韧带

肝的下方有肝胃韧带和肝十二指肠韧带，肝的上方有**镰状韧带**、**冠状韧带**和**三角韧带**。镰状韧带呈矢状位，是位于膈穹窿与肝的膈面之间的双层腹膜结构，其游离缘内包有肝圆韧带。冠状韧带呈冠状位，位于肝的后上方，是连于膈和肝之间的腹膜结构，分前、后两层，两层之间无腹膜被覆的肝表面为肝裸区。冠状韧带左、右两端，前、后两层彼此相贴，形成**左、右三角韧带**。

（二）脾的韧带

脾的韧带包括胃脾韧带、脾肾韧带和膈脾韧带。

1. 胃脾韧带

胃脾韧带是连于胃底和脾门之间的双层腹膜结构，向下与大网膜左侧部连续，韧带内含胃短血管和胃网膜左血管及脾和胰的淋巴管、淋巴结等，如图8-4所示。

2. 脾肾韧带

脾肾韧带是自脾门至左肾前面的双层腹膜结构，韧带内含胰尾及脾血管、淋巴管、神经丛等。

3. 膈脾韧带

膈脾韧带是脾肾韧带向上连于膈下面的结构，由膈与脾之间的腹膜构成。

四、陷凹

陷凹主要位于盆腔内。男性在直肠与膀胱之间有**直肠膀胱陷凹**（rectovesical pouch）；女性在膀胱与子宫之间有**膀胱子宫陷凹**（vesicouterine pouch），直肠与子宫之间有**直肠子宫陷凹**（rectouterine pouch），也称Douglas腔，如图8-1所示。直肠子宫陷凹较深，与阴道后穹间仅隔一层薄的阴道后壁和脏腹膜。站立或半卧位时，男性直肠膀胱陷凹和女性直肠子宫陷凹是腹膜腔的最低部位，腹膜腔内如有积液时常聚积于这些陷凹内。临床上当腹膜腔积液时，可进行直肠穿刺或阴道后穹穿刺以协助诊断和治疗。

小　　结

　　腹膜由壁腹膜和脏腹膜两部分组成，两者互相移行围成腹膜腔。腹膜具有分泌、吸收、保护、支持、防御和修复等多种功能。根据腹膜覆盖脏器表面的程度不同，可将腹盆腔脏器分为腹膜内位器官、腹膜间位器官和腹膜外位器官3类。腹膜常形成网膜、系膜、韧带、陷凹等腹膜结构。其中网膜包括小网膜、大网膜及形成的网膜囊；系膜主要有肠系膜、阑尾系膜、横结肠系膜和乙状结肠系膜；韧带主要有镰状韧带、冠状韧带、三角韧带、胃脾韧带和脾肾韧带；陷凹主要有直肠膀胱陷凹、膀胱子宫陷凹、直肠子宫陷凹。这些腹膜结构对器官起着连结和固定作用，同时也具有重要的临床意义。

▼ 能力检测

1. 简述腹膜腔的概念。女性腹膜腔通过哪些途径与外界相通？
2. 腹膜外位器官主要有哪些？
3. 试述腹膜形成的主要结构。
4. 简述网膜囊的位置及其结构特点。
5. 叙述女性盆腔内的陷凹及其临床意义。

项目九　脉管系统

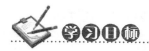学习目标

通过本项目的学习，你应：

1. 记忆心血管系统的组成，血液循环的概念、分类及循环途径；心的位置、外形、各心腔的形态结构；心脏泵血功能的评价指标；心音的产生原因、特点；主动脉的位置及分部；颈外动脉的分支及分部；腹腔干、肠系膜上动脉、肠系膜下动脉的起始、行程、分支和分布；上、下肢浅静脉的行程及注入部位；门静脉的组成、属支、收集范围；血压的概念及正常值；淋巴系统的组成和功能；胸导管的起始、行程、收集范围和注入部位。

2. 理解心传导系的组成、位置和功能及心的血管；门静脉与上、下腔静脉的交通；心脏的泵血过程；动脉血压形成条件和影响因素；中心静脉压的概念和测定的临床意义。

3. 认识心包和心包腔；心的体表投影；全身主要动脉的名称和压迫止血点；影响静脉回流的因素；淋巴器官的位置形态。

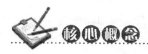核心概念

心脏　动脉　静脉　毛细血管　心动周期　血压　淋巴管道　淋巴器官

脉管系统（angiology system）包括心血管系统和淋巴管系统两部分，是一套连续而封闭的管道系统。心血管系统由心脏、动脉、毛细血管和静脉组成。心脏是输送血液的泵，心脏搏出的血液经动脉到毛细血管，再经静脉回流到心脏。淋巴管系统是辅助静脉回流的管道系统，由毛细淋巴管、淋巴管、淋巴干和淋巴导管组成。

脉管系统的主要功能是物质运输，即把从肺摄入的氧和消化系统吸收的营养物质运送至全身各器官、组织和细胞，同时又将其代谢产物如二氧化碳、尿酸、尿素、肌酐等运送至肺、肾、皮肤等器官排出体外，以维持机体新陈代谢的正常进行。机体分泌的激素，也通过脉管系统运送至靶器官和靶细胞，以实现体液调节。另外，脉管系统对维持人体内环境的相对稳定以及机体防御能力等均起重要作用。

任务一 心血管系统

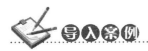 导入案例

　　案例一　患者，男性，60 岁，劳累时心悸，胸骨后疼痛 1 年，查体可闻及主动脉瓣区收缩期粗糙的喷射性杂音，主动脉瓣区第二心音减弱。X 线检查示：左室扩大和升主动脉扩张，可能的诊断是主动脉瓣狭窄。

　　患者的确诊需要具备以下人体结构与功能知识：

　　1. 心脏的结构及功能；

　　2. 心音及心脏的泵血过程。

　　案例二　患者，男性，80 岁。主诉：反复胸闷，憋气 10 年，加重伴喘息 1 周。既往高血压病史 30 余年，最高血压 220/110 mmHg（29.3/14.7 kPa），10 年前因胸痛就诊于当地医院，诊断为急性前间壁心梗，住院治疗 1 月后好转出院。10 年间反复出现胸闷、憋气，多于快走或一般家务劳动时出现，时伴咳嗽、咳白黏痰，偶有双下肢水肿，平卧困难，经休息、口服地高辛、速尿等药物后可逐渐缓解。此案例中的患者诊断为心力衰竭。

　　患者的确诊需要具备以下人体结构与功能知识：

　　1. 人体脉管系统的正常生理功能；

　　2. 老年人脉管系统的功能变化。

　　任务一将介绍心和血管的正常形态结构、功能，老年人心血管的形态结构和功能变化。

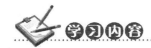 学习内容

一、概述

（一）心血管系统的组成

　　心血管系统（cardiovascular system）包括心、动脉、静脉和毛细血管。

　　1. 心

　　心（heart）是中空的肌性器官，主要由心肌构成，是心血管系统的"动力泵"，借房间隔和室间隔分为互不相通的左、右两半。每半又分为上方的心房和下方的心室，这样心脏被分成了 4 个腔，即左心房、右心房和左心室、右心室。同侧的心房和心室之间借房室口相通。心室发出动脉，心房接纳静脉。在房室口和动脉出口处均有瓣膜，顺血流开放，逆血流关闭，保证血液在心内的定向流动。

　　2. 动脉

　　动脉（artery）是引导血液出心室的血管，可分为大动脉、中动脉、小动脉及微动脉，最后移行为毛细血管。大动脉的管壁以弹性纤维为主，有较大的弹性。当心室射血时被动

扩张，当心室舒张时管壁弹性回缩，促使血液不断向前流动。中、小动脉尤其是小动脉中膜平滑肌较发达，可在神经体液调节下收缩或舒张，以改变血管管腔的大小，从而影响局部血流量和血流阻力，借以维持和调节血压。

3. 静脉

静脉（vein）是引导血液回心房的血管。按其管径大小也分为大、中、小、微 4 种。微静脉由组织间隙中的毛细血管汇合而成，逐级汇合成小静脉、中静脉、大静脉，最后注入心房。静脉管壁薄，弹性小，管腔大，血液流速慢，血容量大。

4. 毛细血管

毛细血管（capillary）是连结于微动脉和微静脉间的微细血管，彼此吻合成网，管径约 6～9 μm。毛细血管除软骨、牙釉质、角膜、晶状体、玻璃体、毛发和被覆上皮外，遍布全身各处。毛细血管的管壁薄，通透性大，血流缓慢，是血液与血管外组织液进行物质交换的场所。

（二）血液循环

血液由心室射出，经动脉、毛细血管、静脉返回心房，这种周而复始循环不止的过程称**血液循环**。根据循环途径的不同，可分为体循环和肺循环，如图 9-1 所示。

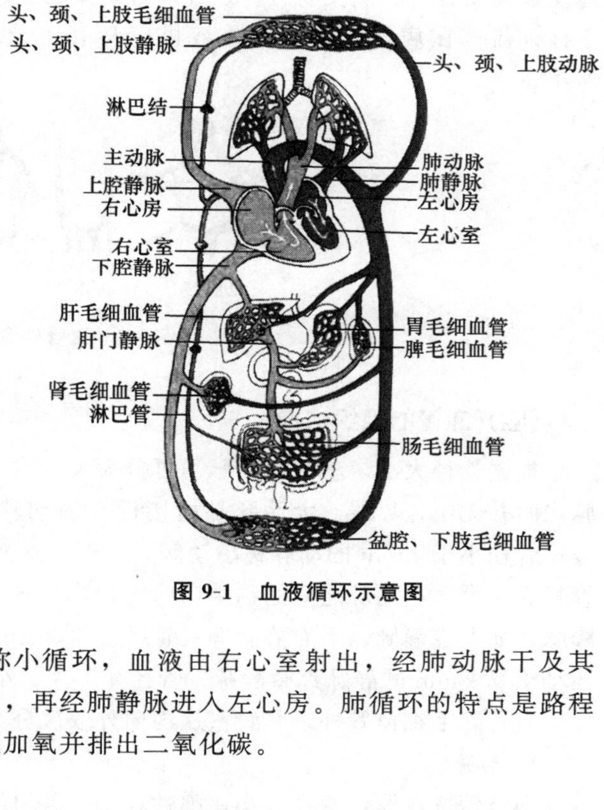

1. 体循环

体循环（systemic circulation）又称大循环，血液由左心室射出，经主动脉及其分支到达全身毛细血管，血液在此与周围组织、细胞进行物质和气体交换，再经各级静脉，最后通过上、下腔静脉及心的冠状窦返回右心房。体循环的特点是路程长、流经范围广，其主要功能是以含氧高和营养物质丰富的动脉血营养全身各部，并将代谢产物运回心。

2. 肺循环

图 9-1　血液循环示意图

肺循环（pulmonary circulation）又称小循环，血液由右心室射出，经肺动脉干及其分支到达肺泡毛细血管，进行气体交换后，再经肺静脉进入左心房。肺循环的特点是路程短，血液只通过肺，其主要功能是为血液加氧并排出二氧化碳。

（三）血管吻合和侧支循环

人体的血管吻合形式多种多样。除经动脉-毛细血管-静脉相连外，动脉与动脉、静脉与静脉，甚至动脉与静脉之间，可借吻合支或交通支彼此相连，形成血管吻合，如图 9-2 所示。下文介绍常见的血管吻合类型：

1. 动脉间吻合

人体内许多部位两条不同来源的动脉干之间可借交通支相连，如脑底动脉环；在经常活动或易受压的部位，其邻近的多条动脉分支间常互相吻合形成动脉网，如关节动脉网；

在经常改变形态的器官，两动脉末端或其分支可直接吻合形成动脉弓，如手、胃肠的动脉弓等。这些吻合均有缩短循环途径和时间，调节局部血流量的作用。

2. 静脉间吻合

静脉吻合远比动脉间吻合丰富，除具有和动脉相似的吻合形式外，常在容积容易变动的脏器壁内或脏器周围形成静脉丛，以保证在腔壁受压或脏器扩大时血流通畅。另外，在浅静脉之间常吻合有丰富的静脉弓（网）。

3. 动静脉吻合

人体内许多部位微动脉和微静脉之间借吻合管直接连通，形成动静脉吻合。如指尖、趾端、唇、鼻、消化道黏膜、生殖器勃起组织和甲状腺等处。这种吻合具有缩短循环途径、调节局部血流和局部温度的作用。

4. 侧支吻合

较大的血管主干在行程过程中发出与其平行的侧副管。侧副管与发自主干不同高度的返支彼此吻合，称侧支吻合。这种通过侧支建立的循环称侧支循环。侧支循环的建立，对于保证器官在病理状态下的血液供应具有十分重要的意义。血管吻合的形式如图 9-2 所示。

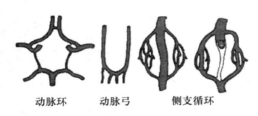

动脉环　　　动脉弓　　　侧支循环

图 9-2　血管吻合的形式

（四）血管的组织结构

根据管径大小，动脉和静脉均可分为大、中、小、微 4 级。在形态上，这 4 级动、静脉之间并无明显界线。**大动脉**是指接近心的动脉，管腔大、管径粗，如主动脉和肺动脉等；管径小于 1 mm 的动脉称**小动脉**；接近毛细血管、管径小于 0.3 mm 的动脉称**微动脉**；管径介于大、小动脉之间的称**中动脉**，如桡动脉、股动脉等。管径大于 10 mm 的静脉称**大静脉**，如上腔静脉、下腔静脉等；管径小于 2 mm 的静脉称**小静脉**；与毛细血管相连、管径小于 0.2 mm 的静脉称**微静脉**；管径介于大、小静脉之间的称**中静脉**。

血管除毛细血管外，其管壁从内向外依次分为内膜、中膜、外膜 3 层。

1. 动脉

动脉管壁较厚，管径较小，弹性较大，各组织结构如图 9-3、图 9-4、图 9-5 所示。

（1）内膜：最薄，位于管壁最内层，由内皮、内皮下层、内弹性膜构成。内皮的游离面光滑，可减少血液流动时的阻力；内皮下层为薄层结缔组织；内膜在邻接中膜处，形成一层由弹性蛋白构成的薄膜，称内弹性膜，中动脉的内弹性膜最为明显。

（2）中膜：最厚，由平滑肌和弹性膜等构成。大动脉中膜含 40～70 层弹性膜，其管壁弹性较大，故也称**弹性动脉**，大动脉的弹性对维持血液持续流动起重要作用。中、小动脉的中膜以平滑肌为主，平滑肌呈环形排列。中动脉的肌层较发达，故又称**肌性动脉**。小动脉也属于肌性动脉，肌层较薄弱，其收缩和舒张，不仅可明显改变血管口径，影响器官的血液灌流量，而且还可以改变血流的外周阻力，影响血压，故又称**外周阻力血管**。

（3）外膜：较厚，由结缔组织构成，内含血管和神经。

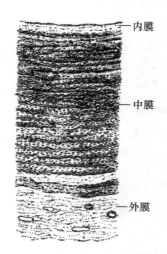

图 9-3 大动脉的组织结构

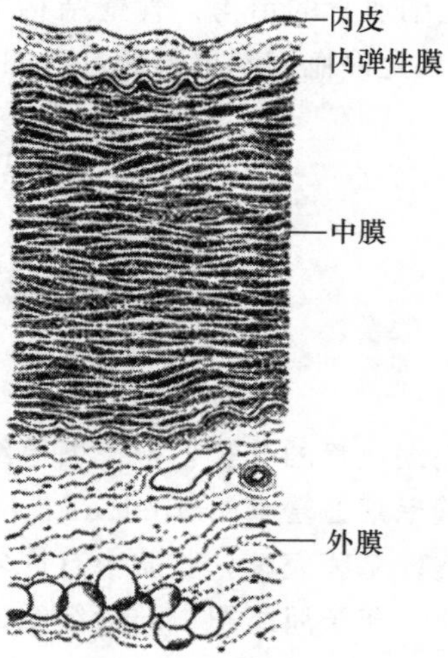

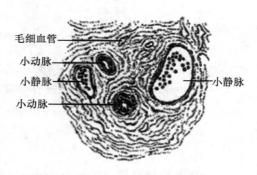

图 9-4 中动脉的组织结构

2. 静脉

与各级相应动脉比较，静脉的管径较大，管壁较薄且弹性差，常呈塌陷状，管腔变扁或呈不规则形。静脉管壁 3 层的分界不明显。内膜最薄，由内皮和内皮下层构成，管径在 2 mm 以上的静脉管腔内有瓣膜，瓣膜由内膜凸入管腔折叠形成，有防止血液逆流的作用；中膜稍厚，有数层分布稀疏的环形平滑肌；外膜最厚，由结缔组织构成，内含血管和神经。各组织结构如图 9-5、图 9-6、图 9-7 所示。

图 9-5 小动脉和小静脉的组织结构

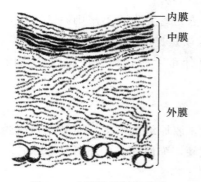

图 9-6 大静脉的组织结构

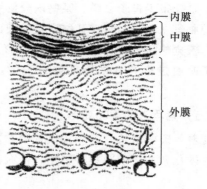

图 9-7 中静脉的组织结构

3. 毛细血管

毛细血管为管径最细、管壁最薄、通透性最高、数量最多、分布最广的血管，常互相吻合成网状。

（1）毛细血管的结构：管壁结构简单，由内皮和基膜等构成。毛细血管管径一般为7～9μm，只允许血细胞单行通过，如图9-8所示。

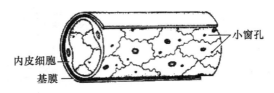

图 9-8　毛细血管立体结构模式图

（2）毛细血管的分类：电镜下毛细血管可分为以下3类，如图9-9所示。

①**连续毛细血管**（continuous capillary）：特点是内皮细胞之间有紧密连结，形成一层连续性内皮；基膜完整；胞质中有许多吞饮小泡。物质交换通过吞饮小泡来完成。连续毛细血管主要分布于肌组织、结缔组织、肺、脑和脊髓等处。

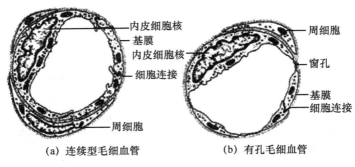

（a）连续型毛细血管　　　　（b）有孔毛细血管

图 9-9　毛细血管电镜结构模式图

②**有孔毛细血管**（fenestrated capillary）：特点是内皮细胞不含核的部分较薄，有许多贯穿细胞的小窗孔；内皮细胞基底面有连续的基膜。物质交换通过窗孔来完成。有孔毛细血管主要分布于胃肠黏膜、某些内分泌腺和肾血管球等处。

③**血窦**（sinusoid）：又称窦状毛细血管，其特点是管腔大而不规则，管壁薄，内皮细胞间有较宽的间隙，有的内皮细胞有窗孔；基膜可以是连续的，也可以不完整甚至缺如。物质交换通过窗孔和细胞间隙来完成。血窦主要分布于肝、脾、骨髓和一些内分泌腺等处。

（五）老年人血管的变化

随着年龄的增长，老年人血管壁弹性纤维减少，胶原纤维增多，动脉血管内膜逐渐发生粥样硬化，血管壁中膜常钙化，使血管增厚、变硬，弹性减弱，外周阻力增加。

二、心

心是心血管系统的动力器官，其大小、形态和位置随着年龄、体型、性别、生理功能和健康状况不同而存在差别。

（一）心的位置与毗邻

心位于胸腔的中纵隔内，外裹心包，约2/3在身体正中线的左侧，1/3在正中线的右侧，如图 9-10 所示。上方连出入心的大血管；下方邻接膈；两侧借纵隔胸膜与肺相邻；前方大部分被肺和胸膜所覆盖，只有左肺心切迹内侧的一小部分与胸骨体下部左半及左侧第 4～5 肋软骨相邻；后方平对第5～8 胸椎并隔心包后壁与左主支气管、食管、左迷走神经和胸主动脉等相邻。

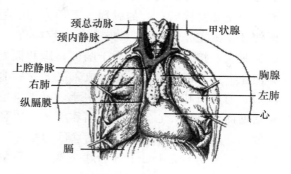

图 9-10 心的位置

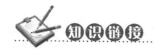

心内注射术

心内注射术是抢救心脏骤停病人时，将药物通过胸壁直接注入心室腔内的一种复苏术。进行心内注射时多在左侧第 4 肋间隙，距胸骨左缘 0.5～1 cm 处进针，沿肋骨上缘刺入右心室，这样不伤及肺和胸膜。垂直刺入右心室的深度为 3～4 cm，注射时一定要注意必须抽得回血方可注射药物，以免将药物注入心肌而引起心律失常或心肌坏死。穿刺经过的结构由浅入深依次为皮肤、浅筋膜、肋间肌、胸内筋膜、心包至心室腔。

（二）心的外形

心近似前后略扁的圆锥体，大小似本人的拳头。心可分为一尖、一底、两面、三缘和表面的四条沟，如图 9-11，图 9-12 所示。

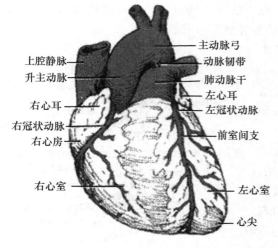

图 9-11 心的外形和血管（前面）

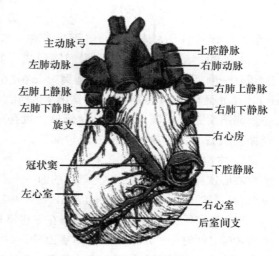

图 9-12 心的外形和血管（后面）

心尖（cardiac apex）钝圆，朝向左前下方，由左心室构成。在左侧第 5 肋间隙锁骨中线内侧 1～2 cm 处，可看到或扪及心尖搏动。**心底**朝向右后上方，主要由左心房和小部分右心房构成。心的**胸肋面**（前面）朝向前方，大部分由右心房和右心室构成，小部分由左心耳和左心室构成；心的**膈面**（下面），几乎呈水平位，朝向下后，隔心包与膈紧贴，该面约 2/3 由左心室构成，1/3 由右心室构成。心的右缘垂直向下，由右心房构成；心的下缘较锐利，接近水平位，介于膈面与胸肋面之间，由右心室和心尖构成；心的左缘钝圆，斜向左下，大部分由左心室构成，仅上方一小部分由左心耳参与。**冠状沟**近心底处，近似环形，前方被肺动脉干根部所中断，冠状沟是心房和心室在心表面的分界标志；**前室间沟**和**后室间沟**分别在心室的胸肋面和膈面，从冠状沟走向心尖的右侧，两沟在心尖右侧的汇合处稍凹陷，称心尖切迹，前后室间沟是左、右心室在心表面的分界标志；房间沟位于心底部的右心房与右上、下肺静脉交界处，是左、右心房在心表面的分界标志。

（三）心各腔的形态

1. 右心房

右心房（right atrium）是心最靠右的腔，腔大壁薄，如图 9-13 所示。右心房可分为前、后两部，前部称**固有心房**，后部为**腔静脉窦**。两部之间以表面的**界沟**及腔面的**界嵴**分界。

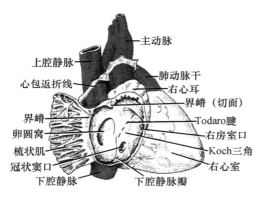

图 9-13　右心房

（1）固有心房：构成右心房的前部，其向左前方突出的部分称**右心耳**。在固有心房内面，有许多大致平行排列的肌束，称**梳状肌**，在心耳处，肌束交织呈网，似海绵状。当心功能发生障碍时，心耳处血流缓慢，易淤滞形成血栓，栓子一旦脱落，可致血管堵塞。右心房有 1 个出口，即**右房室口**，位于右心房的前下部，右心房的血液由此流入右心室。

（2）腔静脉窦：位于右心房的后部。在腔静脉窦的上方有**上腔静脉口**，下方有**下腔静脉口**，在下腔静脉口与右房室口之间有**冠状窦口**。

3 个入口分别引导人体上半身、下半身和心壁的静脉血汇入右心房。

右心房的后内侧壁主要由房间隔形成，其中下部有一卵圆形的凹陷，称**卵圆窝**（fossa ovalis），此处薄弱，为胚胎时期卵圆孔闭锁后的遗迹。卵圆窝是房间隔缺损的好发部位，也是心导管穿刺从右心房进入左心房的理想部位。

2. 右心室

右心室（right ventricle）是最靠前的一个心腔，位于右心房的前下方，壁厚 3～4 mm，如图 9-14 所示。右心室腔呈尖端向下的锥体形，在右房室口与肺动脉口之间有一弓形肌性隆起称**室上嵴**，右心室被室上嵴分成右后下方的**流入道**（**窦部**）和左前上方的**流出道**（**漏斗部**）两部分。

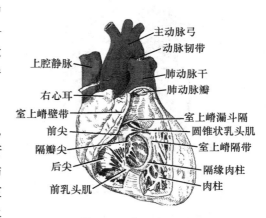

图 9-14　右心室

（1）流入道：流入道是右室腔的主要部分。入口为右房室口，如图 9-4 所示口周围环绕由致密结缔组织构成的纤维环。环上附有 3 个三角形的瓣膜，称**三尖瓣**（tricuspid valve），三尖瓣的游离缘借腱索连于乳头肌。乳头肌是尖端突入室腔的锥状肌隆起，有前、后、内侧 3 个。在结构和功能上，纤维环、三尖瓣、腱索和乳头肌是一个整体，称**三尖瓣复合体**（tricuspid valve complex）。三尖瓣示意图如图 9-15 所示。

（2）流出道：又称**动脉圆锥**（conus arteriosus），位于右心室左前上方，形似倒置的漏斗，上端为**肺动脉口**，通向肺动脉干，口周缘纤维环上附有 3 个袋口向上的半月形的瓣膜即**肺动脉瓣**（pulmonary valve）。每个瓣膜游离缘的中央有一个**半月瓣小结**，在右心室舒张时有利于肺动脉口的闭合。肺动脉瓣示意图如图 9-16 所示。

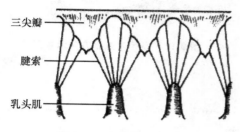

图 9-15　三尖瓣示意图

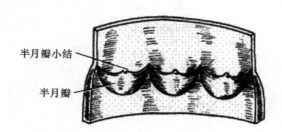

图 9-16　肺动脉瓣示意图

3. 左心房

左心房（left atrium）是最靠后的一个心腔，构成心底的大部，如图 9-17 所示。其突向右前方的部分称**左心耳**，内有与右心耳相似的结构。左心房的后部腔面光滑，后壁两侧各有左肺上、肺下静脉和右肺上、肺下静脉 4 个入口。左心房的前下方是通向左心室的**左房室口**。

4. 左心室

左心室（left ventricle）是最靠左的一个心腔，位于右心室的左后下方，室腔呈圆锥形，壁厚约 9～12 mm，为右心室的 3 倍。左心室腔以二尖瓣前瓣为界可分为左后方的流入道和右前方的流出道两部分，如图 9-17 所示。

（1）流入道：入口是左房室口，口周缘纤维环上附有 2 个近似三角形的瓣膜称**二尖瓣**（mitral valve）。二尖瓣借助腱索连于乳头肌上，左心室乳头肌较右心室强大。纤维环、二尖瓣、腱索、乳头肌合称**二尖瓣复合体**（mitral complex）。

（2）流出道：又称**主动脉前庭**，壁光滑，流出道的出口为**主动脉口**（aortic orifice），口周围的纤维环上附有 3 个袋口向上的半月形瓣膜，称**主动脉瓣**（aortic valve）。每个瓣膜与相对的主动脉壁之间的间隙称主动脉窦，分为左、右、后 3 个窦。左、右冠状动脉分别开口于主动脉左、右窦。案例一中发生的病变可能在主动脉瓣。

心如一个"血泵"，瓣膜类似泵的闸门，保证了心内血液的定向流动。左、右心房和左、右心室的收缩与舒张是同步的，但心房和心室的舒缩是交替进行的。心室收缩，二尖瓣和三尖瓣关闭，主动脉瓣和肺动脉瓣开放，血液由心室射入动脉；心室舒张，二尖瓣和三尖瓣开放，主动脉瓣和肺动脉瓣关闭，血液由心房射入心室，如图 9-18 所示。

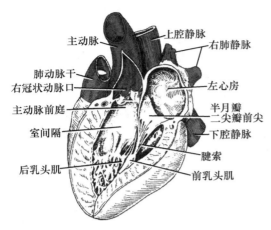

图 9-17 左心房与左心室

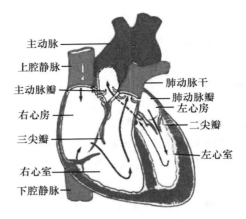

图 9-18 心腔内血流方向示意图

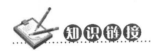

胸外心按压术

胸外心按压术主要是通过有节奏地将心挤压于胸骨与脊柱之间，使血液从左、右心室排出，放松时胸骨及两侧肋骨、肋软骨借助回缩弹性恢复到原来位置，此时胸腔负压增加，静脉血向心回流，心充盈。如此反复按压撺动血液循环，借助机械刺激使心自动节律恢复。按压时患者仰卧于硬板床或平地上，术者立于患者一侧，以一手掌近侧部放于患者胸骨下 2/3 部，伸直手指与肋骨平行，另一手掌压在该手背上，前臂与患者胸骨垂直，以上半身前倾之力，将胸骨、肋骨及肋软骨向脊柱方向作有节奏的冲击式按压。一般成人每次按压使胸骨下陷 3～4 cm，随即放松，以利心舒张。按压次数以每分钟 60～80 次为宜（小儿约 100 次）。在按压的同时必须配合人工呼吸，二者之比约 4：1 或 5：1，直至心跳恢复。胸外心按压术适用于各种创伤、电击、逆水、窒息、心疾病或药物过敏而引起的心跳骤停。因此，此项技术是抢救心跳骤停患者的一项基本技术。

（四）心的构造

1. 心壁的构造

心壁由心内膜、心肌层和心外膜构成，其组织结构如图 9-19 所示。

（1）心内膜：为衬在心腔内面的一层光滑的薄膜，与出入心的大血管内皮相延续。心的瓣膜就是由心内膜向心腔内折叠而成，两层内膜间夹有一层致密结缔组织。

（2）心肌层：是构成心壁的主体，主要由心肌纤维构成。心房肌较薄，心室肌较厚，尤其左心室肌最发达。心室肌分 3 层，浅层斜行，中层环行，深层纵行。心房肌和心室肌不相连续，均附着在心的结缔组织支架，即纤维环上，因此，心房、心室不能同时收缩。

（3）心外膜：属浆膜性心包的脏层，紧贴心肌层的表面，是一层透明光滑的浆膜。

2. 房间隔与室间隔

房间隔位于左、右心房之间，由两层心内膜夹少量心房肌纤维和结缔组织构成，卵圆窝处最薄。室间隔可分为肌部和膜部两部分。肌部较厚，占室间隔的前下 2/3，由两层心内膜内夹肌组织而成；膜部占室间隔的后上 1/3，此处无心肌，是室间隔最薄的部分，也是室间隔缺损的好发部位，如图 9-20 所示。

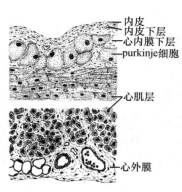

图 9-19 心壁的组织结构

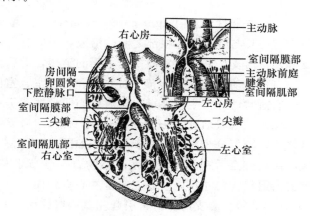

图 9-20 房间隔和室间隔

（五）心的传导系统

心的传导系统由特殊心肌纤维组成，其主要功能是产生兴奋和传导冲动，维持心搏动的正常节律。包括窦房结、房室结、房室束、左右束支和 Purkinje 纤维网。心的传导系统示意图如图 9-21 所示。

1. 窦房结

窦房结（sinuatrial node）是心的正常起搏点，位于上腔静脉与右心房交界处的心外膜下，呈长梭形。窦房结动脉从结的中央部穿过。

2. 房室结

房室结（atrioventricular node）位于冠状窦口前上方的心内膜深面，呈扁椭圆形。房室结的主要功能是将窦房结的冲动下传至心室，保证心房收缩后再开始心室的收缩。

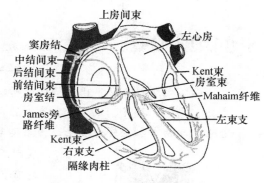

图 9-21 心的传导系统示意图

3. 房室束

房室束（atrioventricular bundle）又称 **His** 束，起自房室结前端，沿室间隔膜部的后下缘至室间隔肌部的上缘分为左、右束支。

4. 左、右束支

（1）左束支：沿室间隔左侧心内膜下走行，在室间隔肌部上中 1/3 交界处分为左前支和左后支，再分支形成 Purkinje 纤维网，连于左室的一般心肌纤维。

（2）右束支：沿室间隔右侧心内膜下走行，分支形成 Purkinje 纤维，连于右室心肌。

5. Purkinje 纤维网

左、右束支的分支在心内膜下交织成网，形成心内膜下 Purkinje 纤维网。

房室束、左右束支和 Purkinje 纤维网的功能是将心房传来的兴奋迅速传播到整个心室。

（六）心的血管

1. 动脉

营养心的动脉是左、右冠状动脉。它们发自升主动脉根部的主动脉左、右窦。

（1）**右冠状动脉**（right coronary artery）：起于主动脉右窦如图 9-11，图 9-12 所示，行于右心耳与肺动脉干根部之间，沿冠状沟向右行，绕过心右缘至心的膈面，分为后室间支和左室后支，其中后室间支为主干的延续，沿后室间沟走行并与前室间支相吻合。

右冠状动脉的分支分布于右心房、右心室、室间隔后 1/3、左室后壁、窦房结及房室结。右冠状动脉发生阻塞可引起后壁心肌梗塞和房室传导阻滞。

（2）**左冠状动脉**（left coronary artery）：起于主动脉左窦，向左行于肺动脉干和左心耳之间，随即分为前室间支和旋支，如图 9-11，图 9-12 所示。**前室间支**沿前室间沟走行，绕心尖切迹至后室间沟与后室间支吻合，分布于左室前壁、右室前壁和室间隔前上 2/3。**旋支**沿冠状沟向左行，绕心左缘至左心室膈面，分布于左心房、左心室左侧面、膈面和窦房结（40%）。旋支闭塞时常引起左室侧壁或后壁心肌梗死。

2. 静脉

心壁的静脉绝大部分汇入冠状窦，再经冠状窦口注入右心房。**冠状窦**位于心膈面，左心房和左心室之间的冠状沟内。其主要属支如下。

（1）心大静脉：与前室间支伴行，斜向左上至冠状沟，绕心左缘注入冠状窦左端。

（2）心中静脉：与后室间支伴行注入冠状窦右端。

（3）心小静脉：在冠状沟内，与右冠状动脉伴行，向左注入冠状窦右端。

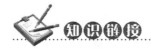

心脏——生命之泵

心脏之所以跳动不已，循环之所以川流不息，其潜能来自它的种系和个体发生史。蚂蚁、苍蝇、蚊子等也有心脏，但只是单腔的收缩囊，无心房心室。随着进化，动物由水生转为陆生，由鱼类单循环的静脉心（1 个心房和 1 个心室），发展到两栖和爬行类双循环的三腔心和四腔心（青蛙有 2 个心房和 1 个心室），动脉血和静脉血开始分流。直到鸟类，左、右半心才分隔完毕。哺乳动物和人的心脏更趋完善，成为"完全双循环"或称"复合式心脏"，这种结构可以满足机体活动的需要。

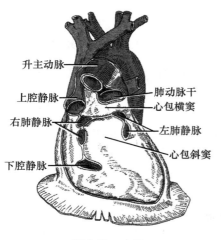

升主动脉
上腔静脉
右肺静脉
下腔静脉
肺动脉干
心包横窦
左肺静脉
心包斜窦

图 9-22　心包

（七）心包

心包（pericardium）是包裹心和出入心大血管根部的纤维浆膜囊，分外层的纤维心包和内层的浆膜心包，如图 9-22 所示。

1. 纤维心包

纤维心包是坚韧的纤维性结缔组织囊，上方与出入心的大血管外膜相续，下方与膈的中心腱愈着。

2. 浆膜心包

浆膜心包薄而光滑，分脏、壁两层。脏层贴在心肌的表面，即心外膜；壁层贴在纤维性心包的内面。脏壁两层在大血管的根部相互移行形成的潜在腔隙称**心包腔**（pericardial cavity），内含少量浆液，起润滑作用。

心包有 3 个主要功能：一是固定心脏于正常位置，防止心脏过度扩张；二是减少心搏动时的摩擦；三是作为屏障防止邻近部位的感染波及心。

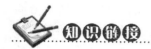

心包穿刺术穿刺部位和适应症

心包腔穿刺部位有 2 个。①心前区穿刺点：与左侧第 5 肋间隙，心浊音界左缘向内 1～2 cm 处，沿第 6 肋上缘向内、后脊柱方向进针。②胸骨下穿刺点：左侧肋弓角，穿刺针与腹壁的角度为 30°～45°，针尖向上、后、内达心包腔底部。适应症：①判定积液性质。②有心包压塞时，抽液以减轻压迫症状。③化脓性心包炎时，穿刺抽脓、注入药物。

（八）心的体表投影

心在胸前壁的体表投影，通常采用 4 点连线法来确定，如图 9-23 所示。

1. 左上点

位于左侧第二肋软骨下缘，距胸骨左缘约 1.2 cm。

2. 右上点

位于右侧第三肋软骨上缘，距胸骨右缘约 1 cm。

3. 左下点

位于左侧第五肋间隙，距前正中线约 7～9 cm。

4. 右下点

位于右侧第六胸肋关节处。

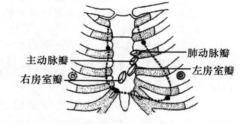

图 9-23 心的体表投影

左、右上点连线为心上界。左、右下点的连线为心下界。右上、下点之间略向右凸的弧形连线为心的右界。左上、下点之间略向左凸的弧形连线为心的左界。了解心外形的体表投影，对叩诊时判断心界是否扩大等具有临床实用意义。

（九）老年人心的形态变化

心肌细胞总数量从 30～40 岁开始，即随着增龄而逐渐减少。一般地，由于心肌萎缩，老年人的心外形可略变小，但是，由于心包下脂肪含量的增加，心内膜增厚等因素的影响，老年人的心反而比青年人的略大。人在 80 岁时的左心室壁比 30 岁时可增厚 25%。

老年人的心构型最明显的改变是左心室肥厚，左心腔相对变小，但左心横径加大。老年人的心重量增加主要是心肌细胞体积增大所致，而心肌细胞数目并未增多。这种心肌细胞肥大常可使心肌收缩性下降，心肌顺应性降低，构成了老年人心泵功能改变的形态学基础。

老年人心的结缔组织、心肌间质也发生退行性变化，并发生硬化，常见有小的钙化灶，进而使心顺应性下降。另外老年人心包胶原纤维随年龄增长而变直，心包变厚并出现僵硬，进一步使心舒张顺应性下降。

老年人心的传导系统亦发生某些退行性变。老年人窦房结起搏细胞明显减少，纤维成分和脂肪细胞明显增加，可使老年人易发生病态窦房结综合征；房室结随增龄出现脂肪浸润和纤维组织增生，His束中浦肯野细胞数目减少，可出现房室传导阻滞和左束支阻滞。

（十）心的泵血功能

心房或心室每收缩和舒张一次所构成的机械活动周期称一个**心动周期**（cardiac cycle）或称一次心跳，包括**收缩期**（systole）和**舒张期**（diastole）。每一个心动周期，首先是两

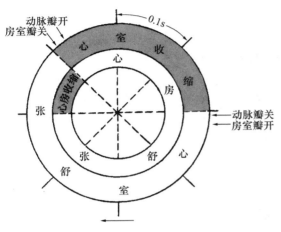

图 9-24　心动周期中的房室活动关系

心房同时收缩，心房开始舒张时，两心室同时收缩，继而心室舒张。每分钟心动周期的次数称**心率**（heart rate），心动周期持续的时间与心率快慢有关。成人心率按 75 次/min 计算，则一个心动周期为 0.8 s。其中心房收缩期为 0.1 s，舒张期为 0.7 s；心室收缩期为 0.3 s，舒张期为 0.5 s。从心室开始舒张到心房开始收缩之前这段时间，心房、心室都处于舒张状态，称全心舒张期，约 0.4 s，如图 9-24 所示。由于推动血液流动主要依靠心室的舒缩活动，故临床常把心室的收缩期和舒张期作为心的收缩期和舒张期，简称心缩期和心舒期。

心动周期的时间长短取决于心率的快慢，两者呈反变关系。若心率加快，则心动周期缩短，心缩期和心舒期均缩短，但心舒期缩短更明显。因此，心率过快，对心的血液充盈和持久工作不利。

认识心的泵血功能，需要澄清以下 3 个问题：①血液在心脏内的单方向流动是怎样实现的？②心脏是怎样将血液射入压力比较高的动脉的？③压力很低的静脉血液是怎样返回心脏的？在心脏泵血过程中，心室起主要作用。左右心室的射血量、活动过程和机制基本相似。下面以左心室为例，说明一个心动周期中，心室的射血和充盈过程，以助理解心泵血的机制。

1．心的泵血过程

根据心室内压力、容积的改变、瓣膜启闭与血流情况，可将心室的泵血过程分为心室收缩期和心室舒张期。

（1）心室收缩期：心室收缩期分为等容收缩期和射血期。

①等容收缩期：心房收缩完毕进入舒张期后，心室开始收缩，室内压迅速增高，当室内压超过房内压时，心室内的血液推动房室瓣使其关闭，血液不致倒流入心房。此时，室内压仍低于动脉压，动脉瓣仍处于关闭状态。这段时期内，心室腔处于关闭状态，无血液进出心室，心室肌虽在持续收缩，作用于不可压缩的血液，心室容积并不改变，故称**等容收缩期**（period of isovolumic contraction），约持续 0.05 s。这时心肌纤维虽不缩短，但肌张力和室内压急剧升高。若心肌收缩能力减弱或后负荷增大，等容收缩期即延长。

②射血期：在等容收缩期末，随着心室肌的持续收缩，室内压升高到超过主动脉压

时，血液冲开动脉瓣，射入主动脉内，这一时期称**射血期**（period of ejection），历时约0.25 s。在此期间心室容积缩小。左右心室的泵血过程相同，但肺动脉压力仅为主动脉压力的1/6，因此在一个心动周期中，右心室内压变化的幅度比左心室小。

（2）心室舒张期：心室舒张期分为等容舒张期和充盈期。

①等容舒张期：收缩期结束后，射血终止，心室开始舒张，使心室内压力迅速下降。当室内压刚低于大动脉内压力时，动脉瓣即关闭，产生第二心音。但此时室内压仍高于房内压，房室瓣仍关闭。由于此时动脉瓣和房室瓣均处于关闭状态，心室容积也无变化，故称**等容舒张期**（period of isovolumic relaxation），持续约0.07 s。心室肌舒张使室内压急剧下降。

②充盈期：历时约0.43 s，随着心室继续舒张，至等容舒张期末，心室内压低于心房内压时，房室瓣开启，心房内血液冲入心室，心室迅速充盈。房室瓣开放后，心室继续舒张，使室内压更低于房内压，使心房和大静脉内的血液因心室"抽吸"而快速流入心室，在心室舒张的最后0.1 s，心房开始收缩，心房内压升高，此时房室瓣处于开放状态，心房将其内的血液进一步压入心室，使心室充盈达最大值，称**充盈期**（period of filling）。

心肌舒缩活动造成的心室内压力变化，是导致心房和心室之间、心室和主动脉之间产生压力梯度的根本原因，而压力梯度则是推动血液在心房、心室以及主动脉之间流动的主要动力。心瓣膜的结构特点和单方向启闭，对压力梯度的变化也起着重要作用，同时也决定了血液只能沿一个方向流动。

2. 心房和心室在心脏泵血活动中的作用

在心室收缩期，心房主要发挥接纳和储存从静脉回流的血液的作用。心室舒张的大部分时间里，心房和心室都舒张（全心舒张期），心房只是血液返回心室的通道。

心室和动脉的压力差是血液由心室射入动脉的直接动力。该压力差是由心室的强烈收缩，造成室内压升高、超过动脉压而形成的。同样，心房与心室之间的压力差是血液由心房流入心室的动力，但它的形成主要并不是来自心房的收缩，而是依靠心室的舒张。整个心室舒张充盈期内，房室压力差始终存在。但在心室舒张后期，此差值由于心室扩张渐趋极限而明显下降，只有通过心房收缩才可进一步增加心室的血液充盈。由此可看出，心房收缩对于心室充盈不起主要作用。故当心房功能减弱时，一般不至于严重影响心泵血功能；但如果发生心室功能下降（如心室颤动），心泵血功能将严重下降。

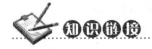知识链接

老年人心衰的特点

老年人心衰大多症状较轻而病程缓和。由于老年人的记忆力、视力减退或关节病变，造成其动作缓慢且比较安静，往往使病史提供不够确切，所以应注意鉴别。当出现下列特殊情况时，应考虑有心衰的可能。

①老年人心衰由于心排出量降低，致使脑部供血不足而出现各种精神症状，如半夜突然神志模糊、骚动、烦躁或失眠，症状可随心衰的改善而消失。

②夜间阵发性呼吸困难、端坐呼吸、咳嗽、两肺有哮鸣音等，特别是出现在以往无慢性呼吸道疾患者，更应考虑有心衰的可能，但心衰常因呼吸道感染所诱

发，故在原有疾病上发生呼吸困难，在呼吸道感染确实控制后呼吸困难仍持续，亦为老年人心衰特征之一，案例二即是。

③心肌质量和心室容积增加。

④不明原因的消化不良、恶心、呕吐、食欲不振、腹胀、右上腹痛，同时出现肝肿大、压痛，双下肢浮肿。

3.心泵血功能的评价

临床医疗实践中，经常要对心的泵血功能进行评价，评价中会涉及一些常用指标。

（1）每搏输出量和射血分数：一侧心室每收缩一次所射出的血量，称**每搏输出量**（stroke volume），简称搏出量。在安静状态下，正常成人搏出量约 70 mL（60～80 mL），且左右心室基本相等。每搏输出量占心室舒张末期容积的百分比，称**射血分数**（ejection fraction），健康成人安静时为 55%～65%。心室异常扩大，心室功能已减退时，其每搏输出量可能与正常人无明显差别，但射血分数却显著下降，故其是评定心功能的重要指标。

（2）每分心输出量和心指数：每分钟由一侧心室射出的血量称每分心输出量，简称**心输出量**（cardiac output）。它等于每搏输出量乘以心率。心率以 75 次/min 计算，心输出量为 4.5～6 L/min。心输出量可受性别、年龄及其他生理因素的影响，如剧烈运动时可高达 25～35 L/min。正常人安静时的心输出量与体表面积成正比，每平方米体表面积的心输出量称**心指数**（cardiac index）。中等身材的成年人，在安静和空腹时的心指数为 3.0～3.5 L/(min·m²)。它是分析比较不同个体心功能常用的评定指标。心指数因生理情况不同而不同，10 岁左右的少年静息心指数可达 4 L/(min·m²) 以上，80 岁时则接近 2 L/(min·m²)。

（十一）心音

在心动周期中，心肌收缩、瓣膜启闭、血液流速改变和血流冲击等引起的机械振动，通过周围组织的传导到胸壁，用听诊器在胸壁上可以听到这些振动形成的声音，称**心音**（heart sound）。

心音发生在心动周期的特定时期，其音调和持续时间也有一定的特征。正常心在一次搏动过程中可产生 4 个声音，分别称为第一、第二、第三和第四心音。通常能听到的是第一心音和第二心音。

第一心音（first heart sound）发生在心缩期，是心室收缩开始的标志。其特点是：音调较低，持续时间较长，为 0.12～0.14 s。第一心音主要是心室肌收缩、房室瓣关闭以及心室射出的血液冲击动脉壁引起振动而产生的。它的强弱可反映心室肌收缩强弱和房室瓣的功能状态。

第二心音（second heart sound）发生在心舒期，是心室舒张开始的标志。其特点是：音调较高，持续时间较短，为 0.08～0.10 s。第二心音是由于心室舒张时，动脉瓣关闭及血液冲击主动脉根部引起振动而产生的。它的强弱可反映动脉瓣的功能状态和动脉血压的高低。案例一中第二心音反映出主动脉瓣的功能状态。

三、肺循环的血管

（一）肺循环的动脉

肺动脉干（pulmonary trunk）是一粗短的动脉干，起自右心室，在升主动脉根部的前方向左后上斜行，至主动脉弓的下方，分为左、右肺动脉如图 9-11 所示。**左肺动脉**（left pulmonary artery）较短，经左主支气管前方横行向左至左肺门，分上、下两支进入左肺上、下叶。**右肺动脉**（right pulmonary artery）较长，经升主动脉和上腔静脉后方横行向右至右肺门，分 3 支进入右肺上、中、下叶。

在肺动脉干分叉处稍左侧与主动脉弓下壁之间有一结缔组织索，称**动脉韧带**（arterial ligament），是胚胎时期动脉导管闭锁后的遗迹（图 9-11）。动脉导管如在生后 6 个月尚未闭锁，则称动脉导管未闭，是最常见的先天性心脏病的一种，可结扎予以治疗。

（二）肺循环的静脉

肺静脉（pulmanary vein）左、右各两条，分别为左上、下肺静脉和右上、下肺静脉。肺静脉起自肺门，向内注入左心房。

四、体循环的动脉

主动脉（aorta）是体循环的动脉主干，起自左心室，根据它的行程可分为升主动脉、主动脉弓和降主动脉。降主动脉又分为胸主动脉和腹主动脉。腹主动脉下行至第 4 腰椎体下缘左侧分为左、右髂总动脉，如图 9-25，图 9-26 所示。

（一）升主动脉

升主动脉（ascending aorta）在胸骨左缘后方，平对第 3 肋间隙起自左心室，向右前上方斜行，达右侧第 2 胸肋关节处，续为主动脉弓。升主动脉的根部发出左、右冠状动脉，分支分布于心。

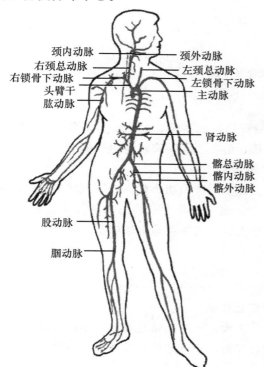

图 9-25 体循环动脉分布示意图

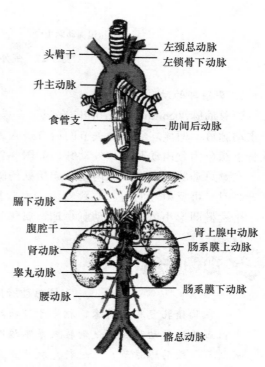

图 9-26 主动脉分部及主要分支

（二）主动脉弓

主动脉弓（aortic arch）在胸骨柄后面，弓形弯向左后方，至第 4 胸椎体下缘左侧，向下延续为降主动脉。主动脉弓壁内有压力感受器，具有调节血压的作用。主动脉弓下方有 2～3 个粟粒状小体，称**主动脉小球**，属化学感觉器，能感受血液中二氧化碳和氧浓度的变化，当血液中二氧化碳浓度升高时，可反射性的促使呼吸加深加快。

在主动脉弓的凸侧自右向左发出头臂干、左颈总动脉和左锁骨下动脉。头臂干，也称无名动脉，短而粗，向右上斜行，至右侧胸锁关节后方，分为右颈总动脉和右锁骨下动脉。

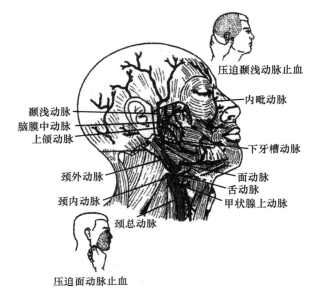

图 9-27 颈外动脉及分支

1. **头颈部的动脉**

颈总动脉（common carotid artery）是头颈部的动脉主干，右侧发自头臂干，左侧起于主动脉弓。两侧均经胸锁关节的后方进入颈部，沿食管、气管和喉的外侧上升，至甲状软骨上缘分为颈内动脉和颈外动脉，如图 9-27 所示。

在颈总动脉的末端和颈内动脉起始处的膨大部分，称**颈动脉窦**，有压力感受器，当血压升高时，可反射性的引起心跳变慢，血管扩张，血压下降。在颈总动脉分叉处的后方，有一个扁椭圆形小体，称**颈动脉小球**，属化学感受器，与主动脉小球功能一致。

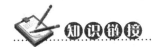

颈总动脉压迫止血点

在胸锁乳突肌的前缘，相当于环状软骨平面，可触及颈总动脉搏动，当头面部出血压迫面动脉和颞浅动脉效果不佳时，可向后将颈总动脉压向第 6 颈椎横突前结节（颈动脉结节）上进行急救止血。

（1）**颈外动脉**（external carotid artery）：发自颈总动脉，先位于颈内动脉的前内侧，后经其前方转至前外侧上行，穿腮腺实质至下颌颈高度，分为颞浅动脉和上颌动脉两个终支。颈外动脉发出的主要分支如下。

①**甲状腺上动脉**（superior thyroid artery）：发自颈外动脉的起始处，向前下方行走，分布于甲状腺上部和喉。

②**舌动脉**（lingual artery）：在甲状腺上动脉稍上方起自颈外动脉，向前内行，经舌骨舌肌深面至舌，分支营养舌、舌下腺和腭扁桃体等。

③**面动脉**（facial artery）：约平下颌角高度发出，经下颌下腺的深面前行，于咬肌前缘越过下颌骨下缘至面部，经口角和鼻翼的外侧，上行至眼的内眦改名为内眦动脉。面动脉分支于面部、下颌下腺和腭扁桃体等。面动脉在咬肌前缘越下颌骨体下缘处，位置表浅，在活体可触及其搏动。当面部出血时，可在咬肌前缘与下颌骨交界处，压迫面动脉进行止血。

④**颞浅动脉**（superficial temporal artery）：在耳屏前方上行，越颧弓根部至颞部皮下，其分支分布于腮腺和额、颞、顶部软组织。在耳屏前方可触及颞浅动脉搏动。头前外侧部出血时，可在耳屏前把颞浅动脉压向颞骨进行止血。

⑤**上颌动脉**（maxillary artery）：经下颌颈深面入颞下窝，沿途分支分布于外耳道、鼓室、硬脑膜、牙齿及牙龈、鼻腔、咀嚼肌等处。其最重要的分支称**脑膜中动脉**，在下颌颈深面发出后向上穿棘孔入颅中窝，分前、后支紧贴颅骨内面行走，分布于硬脑膜。脑膜中动脉的前支行经颅骨翼点内面，翼点处骨折易伤及该动脉，引起硬膜外血肿。

（2）**颈内动脉**（internal carotid artery）：自颈总动脉分出后，垂直上升到颅底，穿颈动脉管入颅腔，分支分布于脑和视器。颈内动脉在颅内的分支详见中枢神经系统。

2. 锁骨下动脉

锁骨下动脉（subclavian artery）左侧起自主动脉弓，右侧起于头臂干。锁骨下动脉从胸锁关节后方斜向外至颈根部，呈弓形经胸膜顶前方，穿斜角肌间隙，至第1肋外缘移行为腋动脉。锁骨下动脉发出的主要分支如下。

（1）**椎动脉**（vertebral artery）：从前斜角肌内侧锁骨下动脉的上壁发出，向上穿经第6～1颈椎横突孔，经枕骨大孔入颅腔，分支分布于脑和脊髓，如图9-28所示。

（2）**胸廓内动脉**（internal thoracic artery）：从椎动脉起始处的相对侧发出，向下入胸腔，沿第1～6肋软骨后面（距胸骨外侧缘约1.5 cm）下行，分支分布于胸前壁、心包、乳房和膈。其较大的终支为腹壁上动脉，穿膈肌进入腹直肌鞘内，与腹壁下动脉相吻合。

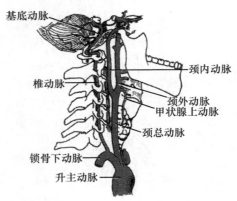

图9-28 椎动脉

（3）**甲状颈干**（thyrocervical trunk）：在椎动脉起点外侧以短干起自锁骨下动脉，立即分为甲状腺下动脉等数支，分布于咽、喉、气管、食管及肩部肌等处。

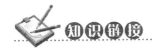 知识链接

锁骨下动脉压迫止血点

　　锁骨下动脉的体表投影为从胸锁关节至锁骨中点作一弓形线，弓的最高点距锁骨上缘约 1.5 cm。上肢出血时，可在锁骨中点上方的锁骨上窝处向后下方把锁骨下动脉压向第 1 肋进行止血。

　　3. 上肢的动脉

　　（1）**腋动脉**（axillary artery）：在第 1 肋外侧缘处续于锁骨下动脉，行于腋窝深部，至大圆肌下缘处移行为肱动脉。上肢各动脉如图 9-29 所示。其分支分布于肩背部、胸前外侧部、乳房等处。

　　（2）**肱动脉**（brachial artery）：在大圆肌下缘续腋动脉，沿肱二头肌内侧沟伴正中神经下行至肘窝，平桡骨颈高度分为桡动脉和尺动脉。肱动脉的主要分支是**肱深动脉**，伴桡神经在桡神经沟下行，分支分布于肱三头肌和肱骨。前臂和手部出血时，可在臂中部肱二头肌的内侧把肱动脉压向肱骨止血，如图 9-30 所示。在肘窝的内上方，肱二头肌肌腱内侧，肱动脉位置表浅，搏动最明显，此处是测量血压时听诊的部位。

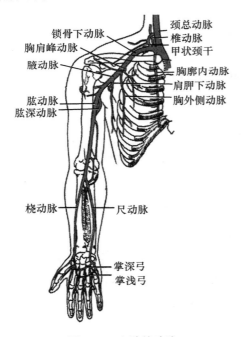

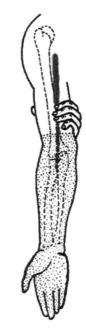

图 9-29　上肢的动脉　　　　图 9-30　肱动脉的压迫止血点

　　（3）**桡动脉**（radial artery）：由肱动脉分出，先经肱桡肌与旋前圆肌之间，继而在肱桡肌肌腱与桡侧腕屈肌肌腱之间下行，绕桡骨茎突远端转至手背，穿第 1 掌骨间隙到手掌，与尺动脉掌深支吻合成掌深弓。桡动脉在桡骨茎突内侧位置表浅，可扪及搏动，是中医"切脉"和计数脉搏的常选部位。桡动脉的主要分支如下。

　　①**掌浅支**：在桡腕关节上方分出，穿鱼际肌或沿其表面至手掌，与尺动脉的末端吻合

成掌浅弓。

②**拇主要动脉**：在桡动脉入手掌处发出，分为3支分布于拇指两侧和示指桡侧。

（4）**尺动脉**（ulnar artery）：在指浅屈肌和尺侧腕屈肌之间下行，经豌豆骨桡侧入手掌。尺动脉的主要分支如下。

①**骨间总动脉**：起自尺动脉上端，在前臂骨间膜上缘分为骨间前动脉和骨间后动脉，分别沿骨间膜前、后面下行，分支分布于前臂诸肌和尺、桡骨。

②**掌深支**：在豌豆骨桡侧起自尺动脉，与桡动脉末端吻合成掌深弓。

（5）**掌浅弓和掌深弓**如图9-31所示

①**掌浅弓**（superficial palmar arch）：位于掌腱膜深面，由尺动脉的末端和桡动脉的掌浅支吻合而成。掌浅弓分支有3支指掌侧总动脉和小指尺掌侧动脉。前者行至掌指关节附近，每支又可分为两支指掌侧固有动脉，分布于第2~5指的相对缘；后者分布于小指尺侧缘。

②**掌深弓**（deep palmar arch）：位于屈指肌腱深面，由桡动脉末端和尺动脉掌深支吻合而成。由弓的凸侧发出3条掌心动脉，分别注入相应的指掌侧动脉。

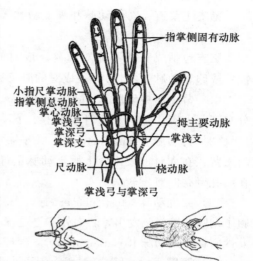

图9-31　掌浅弓与掌深弓

（三）胸主动脉

胸主动脉（thoracic aorta）是胸部的动脉主干，发出壁支和脏支两种。

1. 壁支

壁支主要为肋间后动脉，如图9-32所示，共有9对，主要分布至第3至第11肋间隙（第1、2肋间的动脉为锁骨下动脉分支）。还有一对走行在第12肋下缘，称肋下动脉。肋间后动脉和肋下动脉都从胸主动脉后壁发出，除有小支分布于背部的肌、皮肤和脊髓外，主干向前行于肋沟内，分支分布于第3肋间以下的胸壁和腹壁大部。

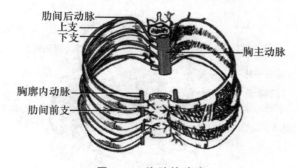

图9-32　胸壁的动脉

2. 脏支

脏支细小，主要有支气管支、食管支和心包支。

（四）腹主动脉

腹主动脉（abdominal aorta）是腹部的动脉主干，如图 9-26 所示，发出的分支有壁支和脏支，但脏支远比壁支粗大。

1. 壁支

壁支主要有 4 对腰动脉和膈下动脉等，分布于腹后壁、脊髓和膈下面等处。

2. 脏支

脏支包括成对和不成对两种。成对的脏支有肾上腺中动脉、肾动脉、睾丸动脉（男性）或卵巢动脉（女性）；不成对的脏支有腹腔干、肠系膜上动脉和肠系膜下动脉。

（1）**肾上腺中动脉**（middle suprarenal artery）：在平第 1 腰椎处起自腹主动脉，外行分布到肾上腺中部，并于肾上腺上、下动脉吻合。

（2）**肾动脉**（renal artery）：在平第 1~2 腰椎体之间起自腹主动脉，横行向外，经肾门入肾，在入肾前发出肾上腺下动脉至肾上腺。左侧肾动脉较右侧肾动脉短，故左肾手术在结扎肾蒂时难度较大。

（3）**睾丸动脉**（testicular artery）：又称精索内动脉，细而长，在肾动脉起始处稍下方由腹主动脉前壁两侧发出，斜向外下方走行，经腹股沟管至阴囊，分支分布于睾丸和附睾。在女性则称**卵巢动脉**（ovarian artery），经卵巢悬韧带内下降入盆腔，分布到卵巢和输卵管。

（4）**腹腔干**（coeliac trunk）：短而粗，在主动脉裂孔的稍下方，由腹主动脉的前壁发出，立即分为胃左动脉、肝总动脉和脾动脉，如图 9-33 所示。

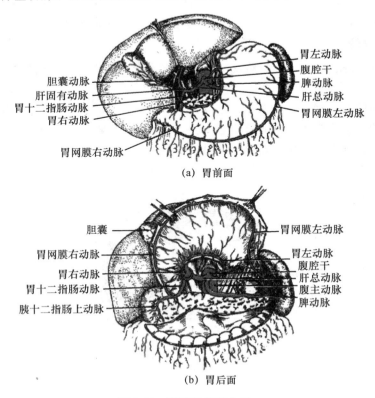

（a）胃前面

（b）胃后面

图 9-33 腹腔干及其分支

①**胃左动脉**（left gastric artery）：向左上方行至胃的贲门，在小网膜两层之间沿胃小弯向右行，沿途分支至食管腹段、贲门和胃小弯侧的胃壁。

②**肝总动脉**（common hepatic artery）：向右行至十二指肠上部的上方，进入肝十二指肠韧带游离缘内，分为肝固有动脉和胃十二指肠动脉。**肝固有动脉**在肝十二指肠韧带内上行至肝门，分为左、右支入肝。右支尚发出**胆囊动脉**，分支分布于胆囊。肝固有动脉起始处发出**胃右动脉**，在小网膜内沿胃小弯向左，与胃左动脉吻合，分支分布于十二指肠上部和胃小弯侧的胃壁。**胃十二指肠动脉**在幽门下缘分为**胃网膜右动脉**和**胰十二指肠上动脉**。前者沿胃大弯向左，分布于胃大弯侧胃壁和大网膜，并与胃网膜左动脉吻合；后者在胰头与十二指肠降部之间下降，分布于胰头和十二指肠。

③**脾动脉**（splenic artery）：为腹腔干最粗的分支。沿胰上缘左行至脾门，分数条脾支入脾。脾动脉在入脾前尚发出**胰支**、**胃短动脉**、**胃网膜左动脉**，分别分布于胰体和胰尾、胃底、胃大弯侧胃壁和大网膜。胃网膜左动脉沿胃大弯侧右行，与胃网膜右动脉相吻合。

（5）**肠系膜上动脉**（superior mesenteric artery）：约平第一腰椎高度，起自腹主动脉前壁，在胰头的后方下行，越过十二指肠水平部前面进入小肠系膜根，行向右髂窝，如图9-34所示。其分支有如下：

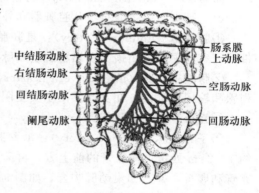

图9-34 肠系膜上动脉及其分支

①胰十二指肠下动脉：行于胰头与十二指肠之间，分支分布于胰和十二指肠，并与胰十二指肠上动脉吻合。

②**空肠动脉**（jejunal artery）和**回肠动脉**（ileal artery）：有数条，由肠系膜上动脉的左侧壁发出，行于小肠系膜内，并反复分支吻合形成多级动脉弓，由最后一级动脉弓发出直行小动脉进入空、回肠肠壁。

③**回结肠动脉**（ileocolic artery）：自肠系膜上动脉右侧壁发出，斜向右下至右髂窝，分支分布于回肠末端、盲肠、阑尾和升结肠。回结肠动脉发出**阑尾动脉**，经回肠末端的后方进入阑尾系膜，分支分布于阑尾。

④**右结肠动脉**（right colic artery）：在回结肠动脉上方发出，向右侧行走，分支分布于升结肠，并有升、降支与中结肠动脉和回结肠动脉吻合。

⑤**中结肠动脉**（middle colic artery）：在胰下缘附近起于肠系膜上动脉，向前进入横结肠系膜，分支分布于横结肠，并以左、右支与左、右结肠动脉吻合。

（6）**肠系膜下动脉**（inferior mesenteric artery）：约平第3腰椎高度发自腹主动脉左前壁，向左下方行走，分支分布于降结肠、乙状结肠和直肠上部，如图9-35所示。其分支如下。

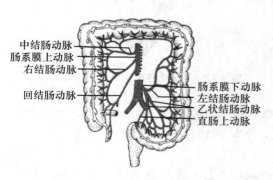

图9-35 肠系膜下动脉及其分支

①**左结肠动脉**（left colic artery）：沿腹后壁向左行走，分支分布于降结肠，有升、降支

与中结肠动脉和乙状结肠动脉吻合。

②**乙状结肠动脉**（sigmoid artery）：常为 2～3 支，斜向左下方进入乙状结肠系膜内，各支间互相吻合成动脉弓，分支分布于乙状结肠。

③**直肠上动脉**（superior rectal artery）：为肠系膜下动脉的直接延续，在乙状结肠系膜内下行，至第 3 骶椎处分为两支，沿直肠上部的两侧下降进入直肠上部，并与直肠下动脉和肛动脉的分支吻合。

（五）髂总动脉

髂总动脉（common iliac artery）左、右各一，在第 4 腰椎体下缘左侧，由腹主动脉分出，沿腰大肌内侧向外下行走至骶髂关节前方，分为髂内动脉和髂外动脉。女性盆腔的动脉如图 9-36 所示。

1. 髂内动脉

髂内动脉（internal iliac artery）为盆部的动脉主干，沿盆腔侧壁下行，发出脏支和壁支。

（1）脏支：主要分布于盆腔脏器和外生殖器，其分支如下。

①**脐动脉**（umbilical artery）：是胚胎时期的血管，出生后大部分闭锁形成脐内侧韧带，只有其根部未闭锁，发出**膀胱上动脉**（superior vesical artery）分布于膀胱上部。

②**膀胱下动脉**（inferior vesical artery）：沿盆腔侧壁下行，分布于膀胱底、精囊、前列腺和输尿管下段；在女性发出小支至阴道壁。

③**直肠下动脉**（inferior rectal artery）：分布于直肠下部，并与直肠上动脉和肛动脉吻合。

④**子宫动脉**（uterine artery）：沿盆腔侧壁下行，进入子宫阔韧带内，在子宫颈外侧约 1～2 cm 处跨过输尿管的前上方，再沿子宫体的两侧上行，分支分布于子宫、阴道、输卵管和卵巢，并与卵巢动脉吻合，如图 9-37 所示。

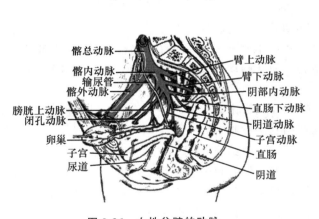

图 9-36 女性盆腔的动脉

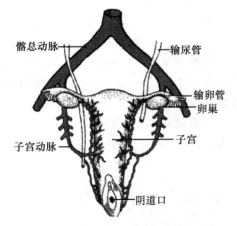

图 9-37 子宫动脉与输尿管的位置关系

⑤**阴部内动脉**（internal pudendal artery）：从梨状肌下孔出盆腔，经坐骨小孔入坐骨直肠窝，发出肛动脉、会阴动脉、阴茎（蒂）动脉等支，分布于肛门、会阴部和外生殖器。

（2）壁支：主要有以下几种：

①**闭孔动脉**（obturator artery）：沿骨盆侧壁向前下行，穿闭膜管至大腿内侧，分支营养大腿内侧肌群和髋关节。

②**臀上动脉**（superior gluteal artery）：经梨状肌上孔穿出盆腔至臀部，分支分布于臀中肌、臀小肌和髋关节。

③**臀下动脉**（inferior gluteal artery）：穿梨状肌下孔至臀部，分布于臀大肌和髋关节等。

2. 髂外动脉

髂外动脉（external iliac artery）沿腰大肌内侧缘下行，经腹股沟韧带中点深面至股前部，移行为股动脉如图 9-36 所示。其主要分支为腹壁下动脉，进入腹直肌鞘，分布于腹直肌，并与腹壁上动脉吻合。

3. 下肢的动脉

（1）**股动脉**（femoral artery）：在股三角内行于股静脉和股神经之间，向下穿收肌管，出收肌腱裂孔至腘窝，移行为腘动脉、股动脉及其压迫止血点，如图 9-38 所示。其分支分布于大腿肌群和股骨。

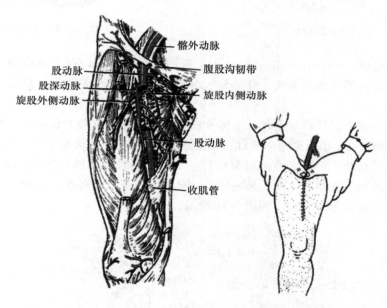

髂外动脉
股动脉
股深动脉
旋股外侧动脉
腹股沟韧带
旋股内侧动脉
股动脉
收肌管

图 9-38　股动脉及其压迫止血点

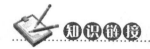
知识链接

股动脉压迫止血点

　　股动脉在腹股沟韧带中点稍下方可触及搏动，下肢出血时可在此处把股动脉压向耻骨下支进行压迫止血。在股三角内股动脉也是动脉穿刺和插管最方便的血管。

（2）**腘动脉**（popliteal artery）：在收肌腱裂孔处续于股动脉，在腘窝深部下行，至腘窝下角处分为胫前动脉和胫后动脉，如图 9-39，图 9-40 所示，分支分布于膝关节及邻近诸肌，并参与膝关节网的构成。

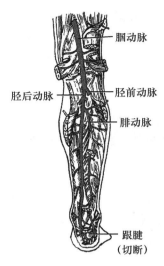

图 9-39　小腿后面的动脉

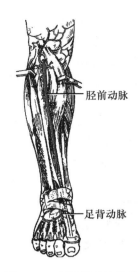

图 9-40　小腿前面的动脉

（3）**胫后动脉**（posterior tibial artery）：是腘动脉的延续，在小腿后面浅、深两层屈肌之间下行，经内踝后方至足底，分为足底内侧动脉和足底外侧动脉。胫后动脉的主要分支如下。

①腓动脉：起于胫后动脉上部，沿腓骨内侧下行，分支分布于胫、腓骨和邻近肌肉。

②足底内侧动脉：沿足底内侧前行，分支分布于足底内侧肌肉和皮肤，如图 9-41 所示。

③足底外侧动脉：沿足底外侧向前斜行，至第 5 跖骨底处转向内侧至第 1 跖骨间隙，与足背动脉的足底深支吻合，构成足底深弓。自弓发出分支至各趾的相对缘。足底外侧动脉分支分布于足底大部分肌肉，如图 9-41 所示。

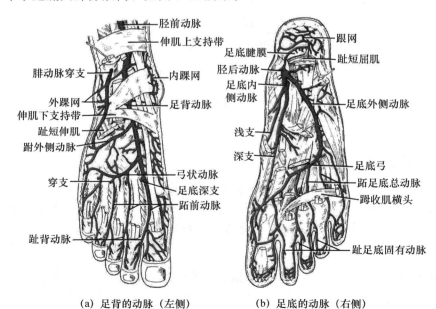

（a）足背的动脉（左侧）　　（b）足底的动脉（右侧）

图 9-41　足底的动脉

（4）**胫前动脉**（anterior tibial artery）：由腘动脉发出后，穿小腿骨间膜至小腿前群肌之间下行，至足背移行为足背动脉。沿途分支分布于小腿前肌群及足背。

（5）**足背动脉**（dorsal artery of foot）：胫前动脉的直接延续，经踇长伸肌腱的外侧向前至第 1 跖骨间隙，分为两个终支，一支为足底深支，穿第 1 跖骨间隙至足底，与足底外侧动脉吻合成足底弓；另一支为第一趾背动脉，分支至足背及足趾，如图 9-41 所示。

足背动脉在内、外踝连线中点处可触及搏动，足背部出血时可在此处向深部压足背动脉止血。下肢脉管炎时足背动脉的搏动可减弱或消失。

五、体循环的静脉

与动脉相比，静脉在结构和配布上有以下特点：①数量较多，管腔较大，管壁较薄，压力较低，血流缓慢。②管壁内有**静脉瓣**（venous valve），呈半月形，向心开放，是保证血液向心流动和防止血液逆流的重要结构，如图 9-42 所示。凡受重力影响较大，血液回流较困难的部位，静脉瓣也较多。③体循环的静脉分浅、深两类，深静脉位于深筋膜深面，多与动脉伴行，其名称和收集范围与伴行动脉相同，四肢的动脉有两条静脉伴行。浅静脉位于浅筋膜内，又称**皮下静脉**，数目多，不与动脉伴行，最终注入深静脉，临床上常在此部位进行静脉注射、采血、输血、输液等。④静脉吻合丰富。浅静脉一般吻合成静脉网，如手背静脉网、足背静脉网等，深静脉在某些器官周围或壁内吻合成静脉丛，如食管静脉丛、直肠静脉丛等。

体循环的静脉包括上腔静脉系、下腔静脉系（含肝门静脉系）和心静脉系（已述于心），如图 9-43 所示。

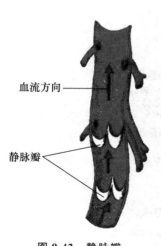

图 9-42　静脉瓣

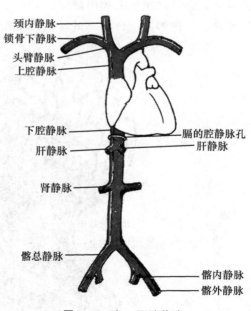

图 9-43　上、下腔静脉

（一）上腔静脉系

上腔静脉系由上腔静脉及其属支构成，收集头颈部、上肢、胸部（心除外）等上半身的静脉血。

上腔静脉（superior vena cava）是一粗大的静脉干，由左、右头臂静脉在右侧第 1 胸肋关节的后方汇合而成，沿升主动脉的右侧垂直下行，注入右心房。上腔静脉在注入右心房之前还有奇静脉注入，如图 9-44 所示。

头臂静脉（brachiocephalic vein）又称无名静脉，左、右各一，由同侧的颈内静脉和锁骨下静脉在胸锁关节的后方汇合而成。汇合处的夹角称**静脉角**，淋巴导管在此注入静脉。

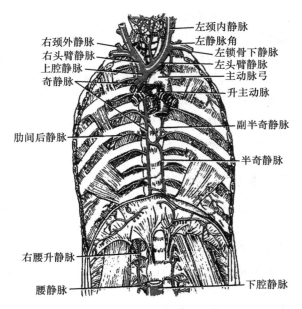

图 9-44　上腔静脉及其属支

1. 头颈部的静脉

主干为颈内静脉和颈外静脉，前者是颈部最大的静脉干；后者是颈部最大的浅静脉。

（1）**颈内静脉**（internal jugular vein）：在颅底颈静脉孔处续于乙状窦，在颈内动脉与颈总动脉的外侧下行于颈动脉鞘内，至胸锁关节后方与锁骨下静脉汇合成头臂静脉，如图 9-45 所示。颈内静脉的属支如下。

①颅内支：有硬脑膜窦和注入窦内的静脉，收集脑膜、脑、视器、前庭蜗器和颅骨等处的静脉血，经乙状窦注入颈内静脉。

②颅外支：**面静脉**（facial vein），于内眦处起于内眦静脉，与面动脉伴行，至下颌角

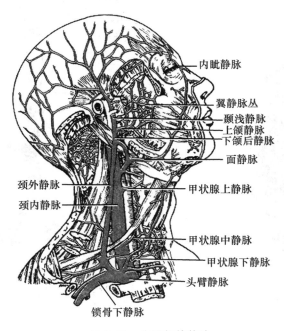

图 9-45　头颈部的静脉

下方与下颌后静脉的前支汇合，向下注入颈内静脉；**下颌后静脉**，由颞浅静脉和上颌静脉在腮腺实质内汇合而成。于腮腺下缘处分为前、后两支：前支汇入面静脉；后支与耳后静脉及枕静脉汇合成颈外静脉。

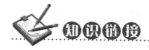 知识衔接

面部危险三角

面静脉通过内眦静脉，经眼上静脉与颅内的海绵窦（静脉窦）相交通。面静脉在口角平面以上部分一般无静脉瓣，因此，面部尤其以鼻根至两侧口角的三角区内，发生化脓性感染时，若处理不当（如挤压等），感染可经上述途径传入颅内，故临床上称此区为危险三角。

（2）**颈外静脉**（external jugular vein）（图9-45）：为颈部最大的浅静脉。由下颌后静脉的后支与耳后静脉及枕静脉汇合而成，沿胸锁乳突肌表面下降，至该肌下端后缘处，穿过深筋膜注入锁骨下静脉。

（3）**锁骨下静脉**（subclavian vein）：自第1肋外缘处续于腋静脉，向内越过前斜角肌前方，至胸锁关节后方，与颈内静脉合成头臂静脉。锁骨下静脉的位置固定，管腔较大，利于静脉穿刺，可长期放置导管进行输液。锁骨下静脉的属支有腋静脉和颈外静脉。

2. 上肢的静脉

上肢的静脉分浅、深两组，深静脉从手指到腋腔与同名动脉伴行，收集同名动脉分布区域的静脉血，汇入腋静脉。上肢的浅静脉，如图9-46所示，主要有如下几种。

（1）**头静脉**（cephalic vein）：起于手背静脉网的桡侧，绕前臂的桡侧缘转至前臂前面至肘部，沿肱二头肌外侧上行，经三角胸大肌间沟，穿深筋膜注入腋静脉或锁骨下静脉。在肘窝处，头静脉通过肘正中静脉与贵要静脉相连。

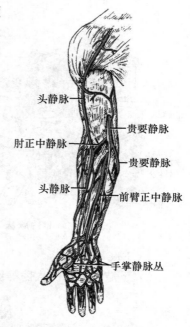

图9-46 上肢的浅静脉

（2）**贵要静脉**（basilic vein）：起于手背静脉网的尺侧，绕前臂尺侧缘转至肘部前面上行，在肘窝处接受肘正中静脉，继而沿肱二头肌内侧上行至臂中点，穿深筋膜注入肱静脉。

（3）**肘正中静脉**（median cubital vein）：通常斜行于肘窝皮下，连结头静脉和贵要静脉。该静脉是临床输液、抽血或注射的部位。

3. 胸部的静脉

（1）**奇静脉**（azygos vein）（图9-44）：起自右腰升静脉，穿膈沿脊柱右侧上行，至第4胸椎高度弓形向前绕右肺根上方，注入上腔静脉。奇静脉沿途收纳右侧肋间后静脉、食管静脉、支气管静脉和半奇静脉的血液。**半奇静脉**（hemiazygos vein）起自左腰升静脉，沿脊柱左侧上行，至第8胸椎高度跨越脊柱注入奇静脉，收集左侧下部肋间后静脉及副半奇静脉的血液。**副半奇静脉**（accessory hemiazygos vein）收集左侧中、上部肋间后静脉的血液，向下注入半奇静脉或向右直接注入奇静脉。奇静脉是沟通上、下腔静脉的重要途径之一。

（2）**椎静脉丛**（vertebral venous plexus）：依其部位分为椎内静脉丛和椎外静脉丛，如图 9-47 所示。椎内静脉丛位于椎管内骨膜和硬脊膜之间，收纳椎骨和脊髓的血液。椎外静脉丛位于脊柱的前后方，收纳椎骨和邻近肌肉的血液。椎静脉丛除注入椎静脉、肋间后静脉、腰静脉外，向上与颅内静脉相沟通，向下连盆腔静脉丛，故椎静脉丛也是沟通上、下腔静脉的重要途径之一。

（二）下腔静脉系

下腔静脉系由下腔静脉及其属支构成，其主干是下腔静脉，收集腹、盆部和下肢的血液。

下腔静脉（inferior vena cava）是人体最粗大的静脉干，如图 9-48 所示。在第 4～5 腰椎体右前方由左、右髂总静脉汇合而成，沿腹主动脉右侧，脊柱右前方上行，经肝的腔静脉窝，穿膈的腔静脉孔入胸腔，注入右心房。

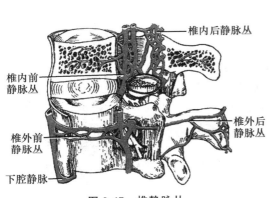

图 9-47　椎静脉丛

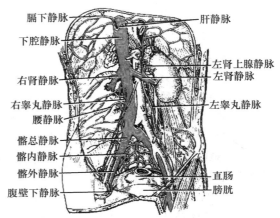

图 9-48　下腔静脉及其属支

1. 下肢的静脉

1）下肢浅静脉有大隐静脉和小隐静脉，如图 9-49 所示。

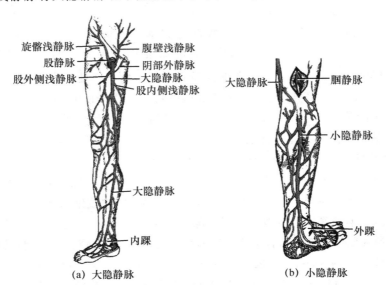

（a）大隐静脉　　　　　　（b）小隐静脉

图 9-49　下肢的浅静脉

（1）**大隐静脉**（great saphenous vein）：人体最长的静脉，起自足背静脉弓的内侧，经内踝前方，沿小腿内面伴隐神经上行，经膝关节内后方、大腿前内侧，于耻骨结节外下方3～4cm处穿隐静脉裂孔注入股静脉。大隐静脉在注入股静脉之前接受5条属支，即腹壁浅静脉、旋髂浅静脉、股内侧浅静脉、股外侧浅静脉和阴部外静脉。大隐静脉收集足、小腿和大腿的内侧部及大腿前部浅层结构的静脉血。大隐静脉经内踝前上方处，位置表浅，临床常在此作静脉穿刺和切开。下肢静脉曲张好发于大隐静脉。

（2）**小隐静脉**（small saphenous vein）：起自足背静脉弓的外侧，经外踝后方，沿小腿后面上升，至腘窝处穿深筋膜入腘静脉。

2）下肢的深静脉

下肢的深静脉与同名动脉伴行。**股静脉**（femoral vein）由腘静脉延续而来，在股三角内股静脉走在股动脉的内侧，经腹股沟韧带后方上行续为髂外静脉。股静脉收集下肢所有静脉血。股静脉在股三角内位置表浅，临床上常在此作静脉穿刺或插管。

2.盆部的静脉

盆部的静脉包括髂外静脉、髂内静脉及其属支。

（1）**髂内静脉**（internal iliac vein）：与同名动脉伴行，至骶髂关节前方与髂外静脉汇合为髂总静脉。髂内静脉的属支均与同名动脉伴行。盆腔脏器的静脉在器官周围或壁内形成丰富的静脉丛，如直肠静脉丛、膀胱静脉丛和子宫静脉丛。

（2）**髂外静脉**（external iliac vein）：直接续于股静脉，与同名动脉伴行，至骶髂关节前方，与髂内静脉汇合为髂总静脉。髂外静脉收集同名动脉分布区域的静脉血。

（3）**髂总静脉**（common iliac vein）：由髂内静脉和髂外静脉汇合而成。双侧的髂总静脉伴髂总动脉上行至第4～5腰椎体右前方汇合成下腔静脉。

3.腹部的静脉

腹部的静脉可分为壁支和脏支两种，多与同名动脉伴行如图9-48所示。成对的壁支和脏支直接或间接注入下腔静脉，不成对的脏支（肝静脉除外）汇合成肝门静脉。

1）壁支

有1对膈下静脉和4对腰静脉，皆与同名动脉伴行。同侧各腰静脉之间有纵行的腰升静脉相连。左、右腰升静脉向上分别注入半奇静脉和奇静脉，向下与同侧髂总静脉相交通。

2）脏支

①**睾丸静脉**。起自睾丸和附睾的小静脉，在精索内吻合成**蔓状静脉丛**，向上逐渐合成一条睾丸静脉，右侧睾丸静脉以锐角汇入下腔静脉，左侧睾丸静脉以直角注入左肾静脉，故睾丸静脉曲张以左侧多见。女性为**卵巢静脉**起自卵巢静脉丛，经卵巢悬韧带上行，其回流途径同男性。

②**肾静脉**。起自肾门，伴肾动脉向内行注入下腔静脉。

③**肾上腺静脉**。右侧直接注入下腔静脉，左侧注入左肾静脉。

④**肝静脉**。在腔静脉沟处由小叶下静脉汇合成肝左、中、右静脉直接注入下腔静脉。

3）肝门静脉系

由肝门静脉及其属支组成，收集除肝以外腹腔不成对脏器的血液，如图9-50所示。

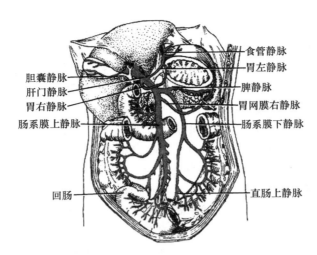

胆囊静脉
肝门静脉
胃右静脉
肠系膜上静脉

食管静脉
胃左静脉
脾静脉
胃网膜右静脉
肠系膜下静脉

回肠

直肠上静脉

图 9-50　肝门静脉及其属支

（1）**肝门静脉**（hepatic portal vein）：长 6～8 cm，多由肠系膜上静脉和脾静脉在胰头后方汇合而成，在肝十二指肠韧带的游离缘内，胆总管和肝固有动脉后方上行至肝门，分两支分别入肝左、右叶。

（2）肝门静脉系的结构特点：肝门静脉系的管道两端均为毛细血管，而且无静脉瓣，血液易发生逆流。肝门静脉与上、下腔静脉之间建立有广泛而重要的吻合途径，并可形成侧支循环。

（3）肝门静脉的属支：多与同名动脉伴行，收集同名动脉分布区域的静脉血。

①**肠系膜上静脉**。在肠系膜内伴行于同名动脉的右侧，在胰头的后方与脾静脉合成肝门静脉。

②**脾静脉**。在脾门处由数条脾静脉支汇合而成，伴脾动脉行于胰的后方，向右与肠系膜上静脉汇合成肝门静脉。

③**肠系膜下静脉**。在胰的后方多数注入脾静脉，有的注入肠系膜上静脉，有的注入脾静脉和肠系膜上静脉汇合的夹角处。

④**胃左静脉**。与胃左动脉伴行，注入肝门静脉。

⑤**胃右静脉**。与胃右动脉伴行，向右注入肝门静脉。注入前接受位于幽门前方的幽门前静脉。在胃十二指肠手术中，幽门前静脉可作为区别胃与十二指肠的分界标志。

⑥**胆囊静脉**。收集胆囊壁的血液，与胆囊动脉伴行，注入肝门静脉或其右支。

⑦**附脐静脉**。起自脐周静脉网，沿肝圆韧带上行，注入肝门静脉。

（4）肝门静脉与上、下腔静脉系之间的吻合途径，如图 9-51 所示。

①通过肝门静脉系的胃左静脉到食管静脉丛再经食管静脉、奇静脉形成与上腔静脉系的吻合。

②通过肝门静脉系的脾静脉、肠系膜下静脉、直肠上静脉到直肠静脉丛再经直肠下静脉和肛静脉形成与下腔静脉系的吻合。

③通过肝门静脉系的附脐静脉到脐周静脉网，向上再经胸腹壁静脉和腹壁上静脉、向下再经腹壁浅静脉和腹壁下静脉分别形成与上、下腔静脉系的吻合。

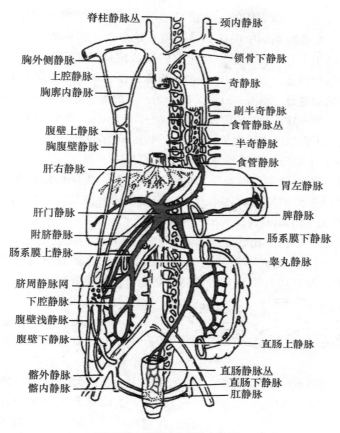

图 9-51 肝门静脉吻合模式

正常情况下，肝门静脉系与上、下腔静脉系之间的吻合支都比较细小，血流量也较少。当肝门静脉回流受阻时（如肝硬化），肝门静脉系的血液经上述交通途径逆流入上、下腔静脉系而形成侧支循环。随着血流量的增多，吻合支变得迂曲扩张，如食管静脉丛曲张、直肠静脉丛曲张等。一旦曲张的静脉破裂，则引起呕血和便血等症状。当肝门静脉的侧支循环失代偿时，可导致胃肠和脾等器官瘀血，从而出现腹水和脾肿大等。

六、血压的形成机制及影响因素

（一）动脉血压与动脉脉搏

血压（blood pressure）是血管内流动的血液对单位面积血管壁的侧压力（压强）。依照国际标准计量单位规定，压强的单位为帕（Pa），即牛［顿］/米^2（N/m^2），血压数值常用千帕（kPa）表示。但习惯上仍经常使用毫米汞柱（mmHg，1 mmHg＝0.133 kPa，1 kPa＝7.5 mmHg）。大静脉的压力较低，常以厘米水柱（cmH$_2$O）为单位（1 cmH$_2$O＝98 Pa）。在不同血管内分别称为动脉血压、毛细血管血压和静脉血压。由于血液在血管内流动时要克服血流阻力而不断消耗能量，所以从动脉到静脉，血压逐渐降低。一般所说的血压是指动脉血压。

动脉血压（arterial blood pressure）是指动脉血管内血液对血管壁的侧压力（压强）。一般是指主动脉内的血压，因主动脉血压不易测量，故通常用肱动脉血压代表主动脉压。

在一个心动周期中，动脉血压随心室的舒缩活动而发生周期性变化。心室收缩射血时，主动脉压急剧升高，在收缩期的中期达到最高值，这个血压值称**收缩压**（systolic pressure）。心室舒张时，主动脉压下降，在心舒末期达到的最低值称**舒张压**（diastolic pressure）。收缩压与舒张压的差值称**脉搏压**（pulse pressure），简称脉压。一个心动周期中每一瞬间动脉血压的平均值被称为**平均动脉压**（mean arterial pressure），约等于舒张压加1/3脉搏压。

我国健康青年人在安静状态时的收缩压为100～120 mmHg，舒张压为60～80 mmHg，脉搏压为30～40 mmHg。正常收缩压最大范围为90～140 mmHg，舒张压最大范围为60～90 mmHg。

动脉血压存在个体差异，还有性别和年龄的差异。一般来说，肥胖者动脉血压稍高于中等体型者；女性在更年期前动脉血压比同龄男性的低，更年期后动脉血压升高；男性和女性的动脉血压都随年龄的增长而逐渐升高，收缩压的升高比舒张压的升高更为显著，至60岁时，收缩压约为140 mmHg。

老年人因血管硬化，血压比普通人会高一些，如果老年人收缩压为140～160 mmHg，舒张压为90～95 mmHg，则尚不能确定为高血压，可称之为高血压临界状态，需要多次测量血压才能确诊，并且还有机会及时改善，血压有望恢复正常。

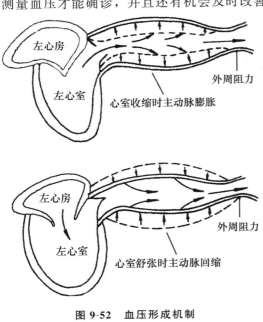

图9-52　血压形成机制

1. 动脉血压的形成

（1）收缩压的形成。心缩期左心室搏出的血液，由于受到外周阻力的作用，只有约1/3流至外周，其余部分暂时储存于富有弹性的主动脉和大动脉内，使主动脉和大动脉扩张，主动脉和大动脉血压上升，从而形成收缩压如图9-52所示。在左心室收缩所释放的能量中，大部分以势能的形式储存于弹性贮器血管的管壁中，小部分用于推动血液流动。

（2）舒张压的形成。心舒期心室射血停止，由于弹性贮器血管管壁的回缩，把心缩期储存的血液推向外周，使心舒期内血液继续以一定速度向前流动，不会中断，同时动脉血压下降缓慢，仍维持一定水平，形成舒张压，如图9-52所示。

动脉血压形成的前提是循环系统中有足够的血液充盈。心脏射血和**外周阻力**（peripheral resistance）的存在是其形成的两个基本因素。大动脉管壁的弹性一方面保持动脉内血液的连续流动，另一方面缓冲心动周期中动脉血压的波动。

2. 动脉血压的测量方法

动脉血压一般采取间接测量法，如图9-53所示。受试者平静心情、放松手臂肌肉，前臂支撑使肘窝平心水平。将血压计袖带缠绕于上臂，听诊器胸件置于肘窝肱动脉搏动处。给袖带迅速充气直到脉搏音消失后血压计继续上升约30 mmHg，然后以大约2 mmHg/s的速度缓慢放气，使袖带压力逐渐降低，当袖带压力低于收缩压的一瞬间，动脉压突破袖带压，血流突入被压迫阻塞的血管段，形成涡流撞击血管壁，此时听到的第一个脉搏音（Korotkoff音）

所对应的血压计数值即为收缩压。当袖带压力降到等于或稍低于舒张压时，血流完全恢复通畅，听诊音消失。听诊音消失时所对应的血压计数值即为舒张压。此方法也称 Korotkoff 听诊法。儿童的舒张压为声音由强突然变弱时的瞬间血压计读数。

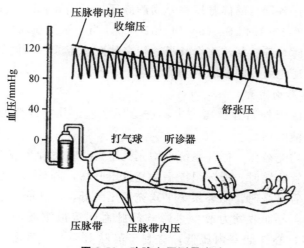

图 9-53　动脉血压测量方法

3. 动脉脉搏

动脉血压随左心室收缩和舒张活动呈周期性波动。这种周期性血压变化所引起的动脉血管的扩张与回缩称**动脉脉搏**（arterial pulse），简称脉搏。由于血管壁的可扩张性和阻力血管的作用，脉搏波在传播过程中逐渐衰减。小动脉和微动脉对血流的阻力最大，故在微动脉段以后脉搏波动即大大减弱。通常在桡动脉处触摸脉搏。

由于动脉脉搏与心输出量、动脉管壁弹性以及外周阻力等因素有密切关系，因此可以在一定程度上反映心血管的功能状态，并有助于诊断某些疾病。如心率快，脉搏也快；心律失常，脉搏也不规则；收缩压高，脉搏紧张度高。

（二）静脉血压与静脉血流

静脉是血液回心的通道，因容易扩张，容量大，对储存血液起重要作用。而静脉血压的高低则能有效地调节回心血量和心输出量，以适应机体不同情况的需要。血液从大动脉流向心房的过程中，由于克服血流阻力而不断消耗能量，使血压逐渐下降，其中流经小动脉和微动脉时的血压降落幅度最大，到腔静脉时血压已接近于零。

1. 静脉血压

静脉血压有中心静脉压和外周静脉压。

（1）中心静脉压：右心房和胸腔内大静脉的血压称**中心静脉压**（central venous pressure，CVP），其正常值为 $0.4 \sim 1.2 \, kPa$（$4 \sim 12 \, cmH_2O$）。中心静脉压的高低取决于心脏射血能力和静脉回心血量之间的相互关系。心脏射血能力较强，能及时将回流入心脏的血液射入动脉，则中心静脉压较低；反之，心脏射血能力减弱，不能及时将回流入心脏的血液射入动脉，则中心静脉压较高。在静脉回流速度加快、循环血量增加、全身静脉收缩或微动脉舒张等情况下，中心静脉压都会升高。临床上采取输液手段治疗休克时，除观察动脉血压变化外，也要观察中心静脉压的变化。如果中心静脉压偏低或有下降趋势，常提示输液量不足；如果中心静脉压高于正常并有进行性升高的趋势，则提示输液过快或心脏射血功能不全。故临床上测定中心静脉压有助于了解心血管功能状态，同时可作为临床控制补液速度和量的指标。

（2）外周静脉压：各器官的静脉压称**外周静脉压**（peripheral venous pressure）。人体平卧时的肘静脉压为 0.5～1.4 kPa（5～14 cmH$_2$O）。当心脏射血功能减弱（如右心衰竭）而使中心静脉压升高时，静脉回流将会减慢，较多的血液滞留在外周静脉内，使外周静脉压升高。故外周静脉压也可反映心脏的功能状态。

2. 静脉血流及其影响因素

静脉血流动力来源于外周静脉压与中心静脉压之差。凡能改变两者之间压力差的因素，均能影响静脉血液的回流。

（1）循环系统平均充盈压：循环系统平均充盈压是反映血管系统充盈程度的指标。循环血量增加或容量血管收缩时，循环系统平均充盈压升高，静脉回心血量增多；反之，循环血量减少或容量血管舒张时，循环系统平均充盈压降低，静脉回心血量减少。

（2）心肌收缩力：心肌收缩力改变是影响静脉血回流最重要的因素。心肌收缩力增强，每搏输出量增多，心舒期室内压低，有利于静脉血回心；反之，则不利于静脉血回心。如左心衰竭，左心室收缩力减弱，则引起肺静脉回流受阻，造成肺瘀血、肺水肿。若发生右心衰竭，右心室收缩力减弱，使静脉回心血量减少，患者可出现颈静脉怒张、肝肿大、下肢浮肿等体征。

（3）骨骼肌的挤压作用：静脉具有只能向近心方向开放的瓣膜结构，能防止血液逆流。当骨骼肌收缩时，位于肌内和肌间的静脉受到挤压，静脉内压力升高，血液被挤向心脏；当骨骼肌舒张时，静脉内压力降低，有利于血液从毛细血管流入静脉而使静脉充盈。当肌肉再次收缩时，又可将较多的血液挤向心脏。因此，瓣膜和骨骼肌节律性的舒缩运动共同组成"肌肉泵"或"静脉泵"，促进静脉血液回流。

（4）呼吸运动：呼吸运动对左、右心静脉回心血量有不同影响。对于右心而言，吸气时，胸腔容积加大，胸膜腔负压值增大，使胸腔内的大静脉和右心房被牵引而扩张，中心静脉压降低，有利于外周静脉内的血液回流入右心房；呼气时，胸膜腔负压值减小，由外周静脉回流入右心房的血量也相应减少。对于左心来说，吸气时由于肺扩张，肺血管容积增大，能贮留较多的血液，由肺静脉回流入左心房的血量减少；呼气时则相反。

（5）重力和体位：平卧体位，全身静脉与心基本处在同一水平，重力大致相等，受重力影响不大。当人由卧位变为直立时，因受重力影响，身体低垂部位静脉血压比卧位时高得多，心以下的静脉血管扩张充盈，所容纳的血液约增多 500 mL，导致静脉回心血量减少。长期卧床或体弱久病的老年患者，从卧位或蹲位突然站立时，其下肢静脉血管因紧张性降低而更易扩张，加之下肢肌肉收缩无力，挤压静脉的作用减弱，故而容纳更多血液，造成静脉回心血量比正常人更少，心输出量减少，便可引起眼发黑（视网膜缺血）、头晕（脑缺血）等症状，甚至诱发中风，危及生命。故老年人在起床、低头系鞋带等日常生活动作中，需要缓慢一些，以防万一。

（三）血压的影响因素

凡是与动脉血压形成有关的因素都能影响动脉血压。

1. 每搏输出量

若其他因素不变，每搏输出量增多，收缩压升高。由于收缩压升高使血流速度加快，流向外周血量增多，到心舒期末存留在大动脉内的血量增加不多，故舒张压升高不如收缩压升高明显，脉压增大。当每搏输出量减少时则主要使收缩压降低，脉压减小。因此，收缩压主要反映每搏输出量的多少。

2. 心率

若其他因素不变，心率加快时，心舒期缩短，在该期内通过小动脉流出的血液较少，因而心舒期末存留在大动脉内的血液量就较多，以致舒张压明显升高，脉压减小。如心率减慢，舒张压明显降低，则脉压增大。

3. 外周阻力

若搏出量不变，则外周阻力增大时，可使血压升高。由于外周阻力增大，使血流速率减慢，导致心舒末期存留于大动脉内血量增多，所以舒张压升高明显；反之，外周阻力变小，舒张压降低。因此，舒张压的高低主要反映外周阻力的大小。原发性高血压患者主要是小动脉硬化，口径变小，外周阻力增大所致。故临床上常以舒张压的高低来判断高血压病是否存在。

4. 大动脉管壁的弹性

大动脉管壁弹性因能缓冲动脉血压的变化而使收缩压不致过高，舒张压不致过低。老年人大动脉管壁由于胶原纤维增加，弹性纤维减少，使管壁弹性减弱，缓冲血压的作用减小，造成收缩压升高而舒张压降低，脉压增大。但老年人的小动脉往往伴有硬化而致口径变小，使外周阻力增大，抵消了舒张压下降效应，故舒张压也升高。

5. 循环血量与血管容积

正常情况下循环血量与血管容积相适应，保持血管内有足量血液充盈，这是形成动脉血压的重要前提。如果发生大失血使循环血量明显减少，而血管容积未相应减小，则引起动脉血压急剧下降。应及时给病人输血、输液以补充循环血量。又如，细菌毒素的作用或药物过敏而使全身小动脉扩张时，血管容积增大，血管充盈度降低，血压急剧下降，此时应适当使用血管收缩药物，使血管收缩，血管容积变小，血压回升。

以上都是假设其他因素不变的前提下，分析某一因素对动脉血压可能发生的影响。实际上，在不同生理情况下，上述各种影响动脉血压的因素可发生数个因素的同时改变。因此，在完整人体内，动脉血压的维持是多种因素综合作用的结果。

任务二 淋巴系统

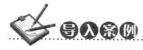 导入案例

患者，男性，58岁，周期性上腹痛多年，近半年来疼痛无周期性规律，并渐消瘦。查体左锁骨上淋巴结肿大。胃镜见胃窦部有1个2 cm×2.5 cm大小的溃疡，边缘呈不规则隆起，质脆易出血，可能的诊断是溃疡型胃癌淋巴转移。

患者的确诊需要具备以下人体结构知识：

1. 胃的淋巴回流途径；

2. 胸导管的起始、走行、注入部位和收集范围。

任务二将介绍淋巴管道、淋巴器官。

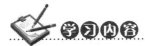

淋巴系统由淋巴管道、淋巴器官和淋巴组织构成。淋巴系统内流动着淋巴。

当血液流经毛细血管动脉端时，含有一定成分的液体渗出到组织间隙，形成组织液。组织液与细胞进行物质交换后大部分经毛细血管静脉端吸收入血液，小部分进入毛细淋巴管成为淋巴。淋巴沿各级淋巴管向心流动，沿途通过若干淋巴结，最后进入静脉。淋巴系统如图 9-54 所示。

淋巴系统的主要功能有：①淋巴管道作为心血管系统的辅助装置，协助静脉引流组织液；②淋巴器官和淋巴组织具有产生淋巴细胞、过滤淋巴和免疫应答的功能。

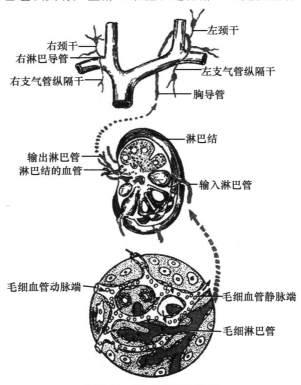

图 9-54　淋巴系统示意图

一、淋巴管道

淋巴管道包括毛细淋巴管、淋巴管、淋巴干和淋巴导管，如图 9-55 所示。

（一）毛细淋巴管

毛细淋巴管（lymphatic capillary）以膨大的盲端起于组织间隙，彼此交织成网。毛细淋巴管一般比毛细血管略粗，管壁薄，仅由一层不连续的内皮构成，无基膜，其通透性比毛细血管大，一些大分子物质（如肿瘤细胞、细菌、异物和蛋白质等）易进入毛细淋巴管。除上皮、指（趾）甲、毛发、角膜、晶状体、牙釉质、软骨、脊髓和脑等外，毛细淋巴管遍布于全身各处。

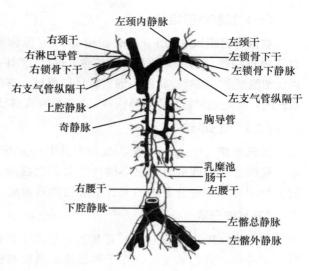

图 9-55　淋巴干和淋巴导管

（二）淋巴管

淋巴管（lymphatic vessel）由毛细淋巴管汇合而成。结构与静脉相似，管壁薄，瓣膜多。淋巴管在回心过程中，通常要穿过一个或多个淋巴结。淋巴管分浅、深两种。浅淋巴管位于皮下，多与浅静脉伴行，深淋巴管多与深部血管伴行。淋巴管之间有丰富的吻合。

（三）淋巴干

淋巴管穿经一系列淋巴结，由最后一群淋巴结的输出管汇合成**淋巴干**（lymphatic trunk）。淋巴干共有 9 条，分别是**左、右颈干，左、右锁骨下干，左、右支气管纵隔干，左、右腰干和一条肠干**。

（四）淋巴导管

全身 9 条淋巴干汇合成 2 条**淋巴导管**（lymphatic duct），即胸导管和右淋巴导管，分别注入左、右静脉角，如图 9-55 所示。

1. 胸导管

胸导管（thoracic duct）是全身最粗大的淋巴管，长 30～40 cm，由左、右腰干和单一的肠干在第 1 腰椎体前方汇合而成，汇合处膨大，**称乳糜池**。胸导管穿膈的主动脉裂孔进入胸腔，沿脊柱前方上行，到第 5 胸椎高度向左上斜行，出胸廓上口至颈根部，呈弓状向前下弯曲，注入左静脉角。在注入前收纳左颈干、左锁骨下干和左支气管纵隔干。胸导管收集左侧上半身和下半身的淋巴。

2. 右淋巴导管

右淋巴导管（right lymphatic duct）位于右颈根部，负责收集右侧上半身的淋巴。它为一短干，长约 1.5 cm，由右颈干、右锁骨下干和右支气管纵隔干汇合而成，注入右静脉角。

二、淋巴组织

淋巴组织（lymphoid tissue）以网状细胞和网状纤维为支架，网眼中充满大量淋巴细胞及一些浆细胞、巨噬细胞和肥大细胞等。其主要存在于与外界相通的空腔脏器（如消化、呼吸、泌尿和生殖管道）的黏膜内和皮肤等处，也是构成淋巴器官的主要成分。淋巴组织可分为弥散淋巴组织、淋巴小结和淋巴索 3 种。

（一）弥散淋巴组织

弥散淋巴组织（diffuse lymphoid tissue）呈弥散性分布，与周围组织无明显界限，主要含 T 淋巴细胞，也含少量 B 淋巴细胞。淋巴组织内除有一般毛细淋巴管和毛细血管外，还有内皮细胞呈立方或矮柱状的毛细血管后微静脉。淋巴细胞经毛细淋巴管和毛细血管进入淋巴、血液内，并经毛细血管后微静脉再入淋巴器官或淋巴组织。抗原刺激可使弥散淋巴组织扩大。

（二）淋巴小结

淋巴小结（lymphoid nodule）为具有一定形态结构的密集淋巴组织，有较明显的界限，呈圆形或卵圆形。淋巴小结内以 B 淋巴细胞为主。在抗原刺激下，常产生一染色较淡的生发中心，多由分裂快的大、中淋巴细胞构成，其周围为较密集的小淋巴细胞。

（三）淋巴索

淋巴索（lymphoid cord）是相互连结的条索状淋巴组织，主要含浆细胞、B 淋巴细胞和巨噬细胞。淋巴索主要存在于淋巴结的髓质和脾的红髓等处。

三、淋巴器官

淋巴器官是以淋巴组织为主要成分构成的器官，具有免疫功能，又称免疫器官，包括淋巴结、脾、胸腺和扁桃体等。

（一）淋巴结

1. 淋巴结的形态

淋巴结（lymph nodes）为大小不等的圆形或椭圆形小体，灰红色，如图 9-56 所示。一侧隆凸，有数条输入淋巴管进入；另一侧凹陷，称淋巴结门，有数条输出淋巴管、神经和血管出入。由于淋巴管的行程中要经过一系列的淋巴结，故一个淋巴结的输出管，又是另一淋巴结的输入管。淋巴结数目较多，常成群分布，亦有浅、深之分，多数沿血管周围配布，位于身体较隐蔽的位置，如关节的屈侧或腋窝、腘窝等。在内脏多位于门的附近，如肺门淋巴结等。

2. 淋巴结的组织结构

淋巴结表面有由薄层致密结缔组织构成的被膜，被膜结缔组织伸入淋巴结内形成小梁，小梁在淋巴结内分支并互相连结成网，构成淋巴结的支架。淋巴结的实质分为浅部的皮质和深部的髓质，其组织结构如图 9-57 所示。

（1）皮质：位于被膜下方，由浅层皮质、副皮质区和皮质淋巴窦组成。

①浅层皮质：主要含淋巴小结和小结之间的弥散淋巴组织，主要含 B 淋巴细胞，有少量浆细胞和巨噬细胞等。

②副皮质区：又称胸腺依赖区，位于皮质深层，为弥散淋巴组织。此区内主要含 T 淋巴细胞，也含有巨噬细胞和少量 B 淋巴细胞等。

③皮质淋巴窦：包括被膜下窦和小梁周窦。被膜下窦一端与输入淋巴管相通，另一端连于小梁周窦；小梁周窦与髓窦相连通。窦内有许多巨噬细胞和网状细胞，淋巴在窦内流动缓慢，有利于巨噬细胞清除病原体和异物。

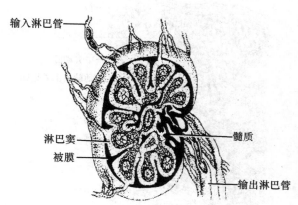

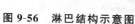

图 9-56　淋巴结构示意图

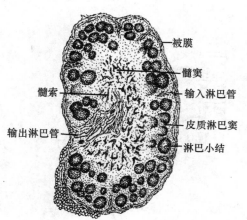

图 9-57　淋巴结的组织结构

（2）髓质：位于淋巴结深部，由髓索和髓窦组成。

①髓索：呈条索状，互相连结成网，由 B 淋巴细胞、浆细胞和巨噬细胞组成。

②髓窦：位于髓索之间，与皮质淋巴窦相通。髓窦内的淋巴流向输出淋巴管。

3. 淋巴结的功能

淋巴结的主要功能是：①滤过淋巴，当淋巴流经淋巴结时，淋巴窦内的巨噬细胞可将淋巴内的细菌、病毒等异物及时吞噬和清除，起到滤过淋巴的作用；②参与免疫应答，当遇抗原刺激后，淋巴结内的巨噬细胞、浆细胞、T 淋巴细胞和 B 淋巴细胞均可参与免疫反应。

（二）脾

1. 脾的位置和形态

脾（spleen）是人体最大的淋巴器官，如图 9-58 所示。位于左季肋区，第 9～11 肋的深面，其长轴与第 10 肋一致。正常情况下脾在左肋弓下不能触及。脾呈扁椭圆形，暗红色，质软而脆，受暴力打击时易破裂。

脾分上下两缘、前后两端和内外两面。内侧面又称脏面，与胃底、左肾、左肾上腺和胰尾相邻，脏面近中央处为脾门，是血管、神经等出入之处。外侧面又称膈面，与膈相贴。上缘较锐，前部有 2～3 个凹陷，**称脾切迹**（splenic notch），是脾肿大时触诊脾的标志。

2. 脾的组织结构

脾的表面有由致密结缔组织构成的被膜，内含少量平滑肌，被膜外覆一层间皮。被膜的结缔组织伸入脾内形成小梁，小梁互相连结成网，构成脾的支架。脾的实质由淋巴组织构成，分为白髓、红髓和边缘区 3 部分，其组织结构如图 9-59 所示。

（1）白髓：在新鲜标本切面上呈白色小点状，故称白髓。它包括两种结构：①淋巴小结又称脾小结，呈小球状，主要由 B 淋巴细胞构成；②动脉周围淋巴鞘，是环绕在中央动脉周围的弥散淋巴组织，主要由 T 淋巴细胞构成。

（2）红髓：因含大量红细胞，故呈红色，占脾实质的大部分。红髓由两部分构成：①脾索，呈条索状，内含 B 淋巴细胞、浆细胞、巨噬细胞及红细胞等，它们相互连结成网；②脾窦，位于脾索之间，是形状不规则的血窦，脾窦内充满血液。

（3）边缘区：位于白髓与红髓交界处，含有 T、B 淋巴细胞和较多的巨噬细胞等。

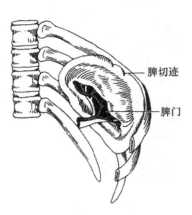

图 9-58　脾的位置和形态

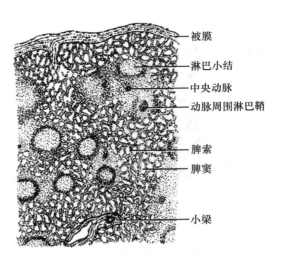

图 9-59　脾的组织结构

3．脾的功能

脾的主要功能是：①滤血。血液流经脾内时，脾内的巨噬细胞可吞噬、清除血液中的异物、衰老的红细胞及血小板。②造血。胚胎时期，脾具有造血功能，出生后只能产生淋巴细胞，但脾内仍有少量造血干细胞，当机体严重失血或贫血时，脾可恢复造血功能。③储血。脾红髓内可储存约 40 mL 的血液，当机体需要时，被膜及小梁平滑肌收缩，把储存的血液挤入血液循环。④免疫反应。一旦病原体侵入机体，脾内的 T、B 淋巴细胞及巨噬细胞等可参与机体的免疫反应。

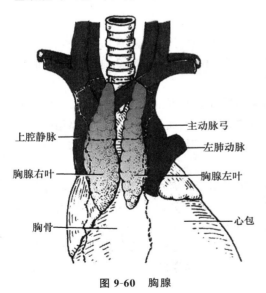

图 9-60　胸腺

（三）胸腺

胸腺（thymus）位于胸骨柄的后方，上纵隔的前部，如图 9-60 所示。有时可向上突到颈根部。胸腺为锥体形，可分为不对称的左、右两叶。色灰红，质柔软。幼儿时期胸腺相对较大，随着年龄的增长，胸腺继续发育增大，青春期以后，胸腺开始萎缩退化。成人胸腺多被脂肪组织代替。

胸腺既是淋巴器官，又是内分泌器官。其主要功能是：①培育 T 淋巴细胞。胸腺是 T 淋巴细胞分化成熟的场所，发育成熟的 T 淋巴细胞经血液循环进入周围淋巴器官和淋巴组织；②分泌多种激素。如胸腺素和胸腺生成素，促进细胞增殖、分化与成熟。

四、人体各部的淋巴引流

人体各器官的淋巴管都汇至一定部位的淋巴结，称此淋巴结为该器官的局部淋巴结。当某器官或局部发生病变时，细菌、病毒或癌细胞等沿淋巴管到达相应的局部淋巴结，引起局部淋巴结肿大。如该淋巴结不能阻止消灭它们，则病变可沿淋巴管的流向扩散和转移。因此，了解局部淋巴结的位置、收纳淋巴的范围及淋巴流向，具有重要的临床意义。

（一）头颈部的淋巴引流

1. 头部的淋巴结

头部的淋巴结多位于头颈交界处，如图 9-61 所示，由后向前依次有枕淋巴结、乳突淋巴结、腮腺淋巴结、下颌下淋巴结和颏下淋巴结。它们收纳头面部浅层的淋巴，直接或间接注入颈外侧深淋巴结。

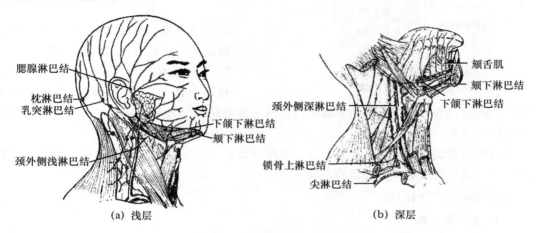

图 9-61　头颈部的淋巴结群

下颌下淋巴结（submandibular lymph nodes）位于下颌下腺附近及其腺实质内，收纳面部和口腔的淋巴。面部大部分淋巴管直接或间接注入下颌下淋巴结，所以面部有炎症或肿瘤时，常引起此淋巴结的肿大。

2. 颈部的淋巴结

颈部的淋巴结主要有颈外侧浅淋巴结和颈外侧深淋巴结，如图 9-61 所示。

（1）颈外侧浅淋巴结：沿颈外静脉排列，收纳头部和颈浅部的淋巴管，其输出管注入颈外侧深淋巴结。

（2）颈外侧深淋巴结：为一条沿颈内静脉排列的淋巴结链，收纳头颈部和胸壁上部的淋巴管。主要有：①咽后淋巴结，位于淋巴结链上端、鼻咽部后方，收纳鼻、鼻旁窦、鼻咽等处的淋巴。鼻咽癌患者，癌细胞首先转移至此淋巴结。②锁骨上淋巴结，位于淋巴结链下端，沿锁骨下动脉和臂丛排列。颈外侧深淋巴结输出管合成颈干。导入案例中的老年患者胃癌的癌细胞可经胸导管、颈干逆行转移至左锁骨上淋巴结，引起该淋巴结肿大。

（二）上肢的淋巴引流

上肢的淋巴结主要为**腋淋巴结**（axillary lymph node），如图 9-62 所示。腋淋巴结数目较多，位于腋腔内，围绕在腋血管的周围，根据排列位置，可分为 5 群。

1. 外侧淋巴结

外侧淋巴结沿腋静脉排列，收纳上肢的浅、深淋巴管。

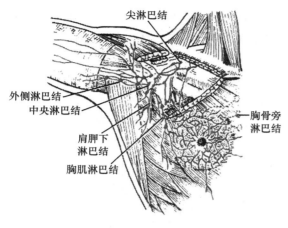

图 9-62 腋淋巴结

2. 胸肌淋巴结

胸肌淋巴结沿胸外侧动、静脉排列，收纳胸、腹前外侧壁（脐以上）和乳房外侧部及中央部的淋巴管。

3. 肩胛下淋巴结

肩胛下淋巴结在腋窝后壁沿肩胛下血管排列，收纳项、背部的淋巴管。

4. 中央淋巴结

中央淋巴结位于腋窝中央的脂肪组织内，收纳上述 3 群淋巴结的输出管。

5. 尖淋巴结

尖淋巴结沿腋静脉近段排列，收纳中央淋巴结的输出管和乳房上部的淋巴管。其输出管组成锁骨下干，左侧注入胸导管，右侧注入右淋巴导管。

乳腺癌患者，癌细胞经淋巴管常注入胸肌淋巴结，该淋巴结输出管注入中央淋巴结和尖淋巴结。这是乳腺癌早期转移的主要途径。

（三）胸部的淋巴引流

1. 胸壁的淋巴结

胸壁浅淋巴管均注入腋淋巴结；深淋巴管注入位于胸骨两侧、沿胸廓内血管排列的胸骨旁淋巴结以及位于肋头附近的肋间淋巴结，如图 9-62 所示。

2. 胸腔脏器的淋巴结（图 9-63）

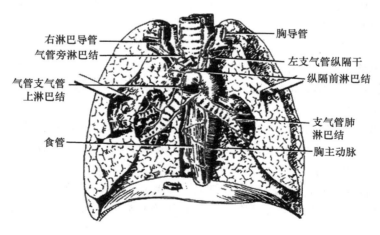

图 9-63 纵隔淋巴结群

（1）纵隔前淋巴结：位于胸腔大血管和心包的前方，主要收纳胸腺、心包和心等器官的淋巴管，其输出管参与组成支气管纵隔干。

（2）纵隔后淋巴结：位于食管和胸主动脉的前方，收纳食管、心包和胸主动脉的淋巴管，其输出管多直接注入胸导管。

（3）肺、支气管和气管淋巴结：数目较多，肺的淋巴管注入在肺内沿支气管和肺动脉分支排列的肺淋巴结，其输出管注入肺门处的**支气管肺淋巴结**，又称肺门淋巴结。支气管肺淋巴结的输出管注入气管权周围的气管支气管淋巴结，其输出管注入气管周围的气管旁淋巴结。气管旁淋巴结的输出管与纵隔前淋巴结的输出管组成支气管纵隔干，左侧注入胸导管，右侧注入右淋巴导管。

（四）腹部的淋巴引流

1. 腹壁的淋巴引流

腹前壁脐平面以上的浅淋巴管一般注入腋淋巴结；脐平面以下者一般注入腹股沟浅淋巴结；腹前壁上、下部的深淋巴管分别注入胸骨旁淋巴结和腹股沟深淋巴结；腹后壁的深淋巴管注入位于腹主动脉和下腔静脉周围的**腰淋巴结**。腰淋巴结数目较多，它还收纳腹腔成对脏器的淋巴管及髂总淋巴结的输出管，其输出管形成左、右腰干，注入乳糜池。

2. 腹腔脏器的淋巴引流

腹腔成对脏器的淋巴管注入腰淋巴结。不成对脏器的淋巴管分别注入沿供应该脏器的腹腔干、肠系膜上、下动脉及其分支排列的淋巴结。淋巴结多与伴行的动脉同名，接收同名动脉分布区的淋巴回流。腰淋巴结如图 9-64 所示。

（1）**腹腔淋巴结**（celiac lymph modes）：围绕腹腔干排列，收纳沿腹腔干各分支排列的淋巴结的输出管，包括胃左淋巴结、胃右淋巴结、胃网膜左淋巴结、胃网膜右淋巴结、幽门淋巴结、肝淋巴结、胰淋巴结、脾淋巴结的输出管。

（2）**肠系膜上淋巴结**（superior mesenteric lymph modes）：位于肠系膜上动脉根部周围，收纳沿肠系膜上动脉各分支排列的淋巴结的输出管，包括肠系膜淋巴结（在小肠系膜内，沿空、回肠动脉排列）、回结肠淋巴结和中结肠淋巴结的输出管。

（3）**肠系膜下淋巴结**（inferior mesenteric lymph modes）：位于肠系膜下动脉根部周围，收纳沿其分支排列的淋巴结的输出管，包括左结肠淋巴结、乙状结肠淋巴结和直肠上淋巴结的输出管。

腹腔淋巴结和肠系膜上、下淋巴结的输出管合成一条肠干，注入乳糜池。

（五）盆部的淋巴引流

盆部的淋巴结有髂内淋巴结、髂外淋巴结和髂总淋巴结，均沿同名血管排列。其中髂内、外淋巴结收纳同名动脉分布区的淋巴管，其输出管注入髂总淋巴结；髂总淋巴结输出管注入腰淋巴结。

（六）下肢的淋巴引流

下肢的淋巴引流主要有腹股沟浅淋巴结和腹股沟深淋巴结，如图 9-65 所示。

1. 腹股沟浅淋巴结

腹股沟浅淋巴结（superficial inguinal lymph node）位于腹股沟韧带及大隐静脉末端周围，收纳腹前壁下部、臀部、会阴部、外生殖器和下肢大部分的浅淋巴管，其输出管主要注入腹股沟深淋巴结。

2. 腹股沟深淋巴结

腹股沟深淋巴结（deep inguinal lymph node）位于股静脉根部周围，收纳腹股沟浅淋巴结的输出管及下肢的深淋巴管，其输出管注入髂外淋巴结。

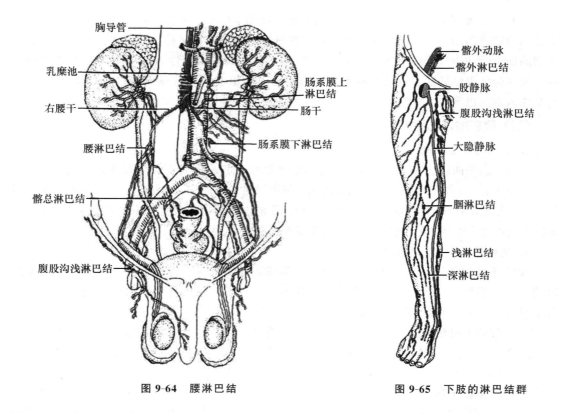

图 9-64 腰淋巴结   图 9-65 下肢的淋巴结群

腹股沟浅淋巴结在腹股沟韧带下方皮下易于摸到，当下肢感染时，常引起该淋巴结肿大。

小　结

心血管系统包括心、动脉、静脉和毛细血管。血液循环分肺循环和体循环。

心形似圆锥形，位于中纵膈内，分一尖、一底、两面、三缘和四条沟。心有 4 个腔，即左右心房和左右心室。右心房有 3 个入口，1 个出口；左心房有 4 个入口，1 个出口；左心室入口为左房室口，出口为主动脉口；右心室入口为右房室口，出口为肺动脉口。在左、右心室的出口和入口处都附着有瓣膜，就像"单向开关"一样，顺流是开放，逆流是关闭，保证血液的单向流动。在心腔内防止血液逆流的结构有纤维环、瓣膜、腱索和乳头肌，它们在功能上是一个整体。心传导系统由特殊分化的心肌细胞构成，能产生并传导兴奋，维持心正常而有节律地收缩与舒张。营养心的动脉是左、右冠状动脉。心包有保护和固定心的作用，并为心的舒缩提供光滑的活动面。

心一次收缩和舒张，构成一个机械活动周期称心动周期。心动周期时间的长短与心率有关，心率增快时，舒张期缩短的比例较大。心室收缩期以第一心音出现为标志，分为等容收缩期和射血期，舒张期以第二心音出现为标志，分为等容舒张期和充盈期，其中只有射血期和充盈期会出现血流。

动脉是引导血液出心的血管。左心室发出主动脉，主动脉分升主动脉、主动脉弓、胸主动脉和腹主动脉4部分。升主动脉发出冠状动脉营养心。颈总动脉是头颈部的动脉主干，分颈内动脉和颈外动脉。锁骨下动脉的主干延续为上肢的动脉，其分支椎动脉还分布到脑和脊髓。上肢的动脉主干包括腋动脉、肱动脉、尺动脉和桡动脉。腹主动脉有3条不成对的脏支，即腹腔干、肠系膜上动脉和肠系膜下动脉。成对的脏支有肾上腺中动脉、肾动脉和生殖动脉。髂总动脉分髂内动脉和髂外动脉。髂内动脉是盆部的动脉主干。髂外动脉延续为下肢的动脉。下肢的动脉主干包括股动脉、腘动脉、胫前动脉和胫后动脉。

静脉是引导血液回心的血管。除肝门静脉和面静脉外，多数静脉有静脉瓣，可防止血液逆流。静脉包括上腔静脉系、下腔静脉系和心静脉系。头颈部静脉主干有颈内静脉和颈外静脉。上肢的浅静脉有头静脉、贵要静脉和肘正中静脉。下肢的浅静脉包括大隐静脉和小隐静脉。肝门静脉属支较多，与上下腔静脉吻合丰富，主要有食管静脉丛、直肠静脉丛和脐周静脉网。

形成动脉血压的因素主要有血管充盈、心泵血、外周阻力和大动脉弹性，能够影响这些方面的因素即为动脉血压的影响因素，其中搏出量主要影响收缩压，心率和外周阻力主要影响舒张压，大动脉的弹性下降可引起脉压升高，循环血量与血管系统容量通过影响血管充盈度而改变血压。

静脉回流量主要取决于外周静脉压与中心静脉压之差，循环系统平均充盈压、心肌收缩力和骨骼肌的挤压作用均与回流量正相关，卧位转为立位时，回心血量减少，呼吸对左、右心回流量的影响是相反的。

淋巴系统由淋巴管道、淋巴组织和淋巴器官组成。淋巴管道包括毛细淋巴管、淋巴管、淋巴干和淋巴导管。淋巴组织分为弥散淋巴组织、淋巴小结和淋巴索3类。淋巴器官包括淋巴结、脾和胸腺等。淋巴管道内的淋巴液经淋巴结最后注入静脉，是静脉的辅助管道。淋巴器官和淋巴组织能产生淋巴细胞，参与机体的免疫应答。

◤ 能力检测

1. 名词解释：体循环、肺循环、动脉韧带、心动周期、乳糜池、静脉角、血压、心包。
2. 请简述心的位置、心腔的结构及心传导系的组成。
3. 衡量心泵血功能的常用指标有哪些？
4. 请简述心音的鉴别方法。
5. 列表说明体循环动脉的分支。
6. 口服核黄素数分钟后尿液开始变黄，试述核黄素从口服到排出体外所经过的主要途径。
7. 分析肝门静脉的特点及硬化门静脉高压时可能出现的临床表现。
8. 从右手背静脉网注入药物，经何途径可达甲状腺？
9. 下肢大隐静脉内血栓脱落，通过哪些途径最后梗塞于肺？
10. 收缩压和舒张压代表的意义是什么？
11. 请简述胸导管的组成、行程、收纳范围及汇入部位。

项目十　内分泌系统

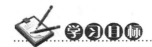学习目标

通过本项目的学习，你应：

1. 记忆内分泌系统的组成，甲状腺、甲状旁腺、肾上腺、垂体的位置和功能。
2. 理解甲状腺、甲状旁腺、肾上腺、垂体的组织结构。
3. 认识内分泌器官在人体中的作用。

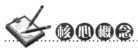核心概念

甲状腺　甲状旁腺　肾上腺　垂体

内分泌系统（endocrine system）主要是由一些具有内分泌功能的细胞构成。它在体内有 3 种存在形式：

①独立组成的内分泌器官，又称内分泌腺。包括甲状腺、甲状旁腺、肾上腺、垂体、松果体、胸腺等，如图 10-1 所示。

②位于器官内的内分泌组织。如胰腺中的胰岛、卵巢中的黄体、睾丸中的间质细胞等。

③散在分布的内分泌细胞。如 APUD 系统细胞，分布于胃肠道、呼吸道、泌尿生殖道、中枢神经系统等处。

内分泌细胞的分泌物称激素，通过血液循环周流全身，作用于其他部位器官、组织的特定细胞；有的激素可直接作用于邻近的细胞，称旁分泌。能接受激素刺激的器官、组织或细胞分别称该激素的靶器官、靶组织或靶细胞。激素在血液循环中含量极微，但对机体的新陈代谢和生长发育等活动起着重要的促进和调节作用。在此仅介绍内分泌腺。

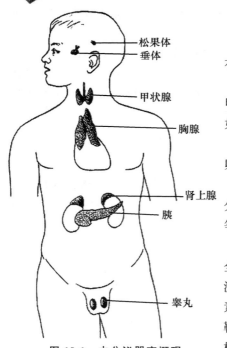

图 10-1　内分泌器官概观

任务一 甲状腺

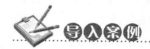

患者，男性，50 岁，既往体健，性格开朗。近期家人发现其性格发生很大变化，主要表现为表情淡漠，对任何事漠不关心，食欲下降，浑身无力。医院检查诊断为老年甲状腺机能减退。

患者的诊断与甲状腺有直接关系，确诊需要具备以下正常人体结构知识：

1. 甲状腺正常形态结构；

2. 老年人甲状腺结构的变化。

任务一将介绍甲状腺的形态结构、功能及老年人甲状腺形态结构的改变。

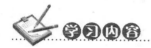

一、甲状腺的形态和位置

甲状腺（thyroid gland）位于颈前部，是人体最大的内分泌腺，棕红色，质柔软，呈"H"形，分为左、右两个侧叶，中间以峡部相连。侧叶贴于喉下部和气管上部的两侧，峡部一般位于第 2～4 气管软骨环的前方，峡部常有一个长短不一的锥状叶向上伸出（有时缺如）。临床急救进行气管切开时，应避免损伤甲状腺峡。甲状腺借筋膜形成的韧带固定于喉软骨上，故吞咽时甲状腺可随喉上下移动，临床上借此判断颈部肿块是否与甲状腺有关，如图 10-2，图 10-3 所示。

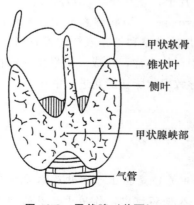

图 10-2 甲状腺（前面）

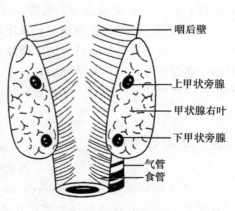

图 10-3 甲状腺（后面）

二、甲状腺的组织结构及功能

甲状腺表面包有薄层结缔组织被膜，被膜伴随血管伸入腺实质内，将甲状腺分成许多界限不明显的小叶，每个小叶内有 20～40 个甲状腺滤泡，滤泡构成甲状腺的实质。滤泡间有少量结缔组织、丰富的毛细血管等，构成甲状腺的间质，如图 10-5 所示。

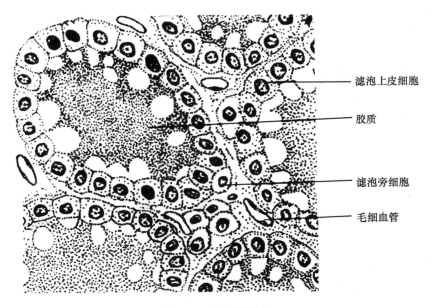

滤泡上皮细胞

胶质

滤泡旁细胞

毛细血管

图 10-4　甲状腺滤泡

（一）甲状腺滤泡

甲状腺滤泡（follicle）是由单层滤泡上皮细胞围成的泡状结构，大小不等，呈圆形、椭圆形或不规则形。滤泡上皮细胞呈立方状，细胞核圆形，位于细胞中央。滤泡腔内充满胶状物质，是滤泡上皮细胞的分泌物，在 HE 染色切片上，呈均质状，嗜酸性。

甲状腺滤泡上皮细胞能合成和分泌**甲状腺素**（thyroxine）。甲状腺素能促进机体的新陈代谢和生长发育，提高神经系统的兴奋性，尤其对幼儿的骨骼和神经系统的发育影响较大。甲状腺功能低下时，甲状腺素分泌减少，在婴幼儿可引起呆小症，在成人则发生黏液性水肿（甲减）；甲状腺功能过强时，甲状腺素分泌增多，可导致甲状腺功能亢进（甲亢）。

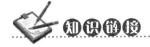

甲状腺功能亢进症

甲状腺功能亢进症（hyperthyroidism）简称甲亢，是指由于甲状腺本身或甲状腺以外的多种原因引起的甲状腺激素增多，进入循环血中，作用于全身的组织和器官，以机体的神经、循环、消化等各系统的兴奋性增高和代谢亢进为主要表现的疾病。

（二）滤泡旁细胞

滤泡旁细胞数量较少，一般位于滤泡之间的结缔组织内或滤泡上皮细胞之间，如图10-4所示。在 HE 染色切片上，细胞呈卵圆形，胞体较大，胞质染色淡。银染切片上可见其基底部胞质内含嗜银颗粒。

滤泡旁细胞分泌**降钙素**。降钙素的主要作用是增进成骨细胞的活性，抑制破骨细胞的活性，抑制胃肠道、肾小管吸收钙离子，使血钙浓度降低。降钙素与甲状旁腺素共同维持血钙的平衡。

三、老年人甲状腺结构的变化

老年人的甲状腺发生纤维化和萎缩，导致重量减轻，体积缩小，甲状腺激素的合成率减少。甲状腺的老化给老年人带来一系列变化，如基础代谢率下降、皮肤干燥、怕冷、便秘、精神障碍及思维反射减慢等。导入案例中患者的症状与激素分泌有关。

任务二　甲状旁腺

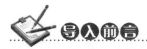

甲状旁腺是较小的内分泌腺。甲状旁腺与甲状腺密不可分，甲状旁腺分泌的激素主要调节体内钙的代谢，它与甲状腺分泌的激素共同作用于机体，调节机体血钙的浓度。

任务二将介绍甲状旁腺的形态结构及功能。

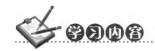

一、甲状旁腺的形态和位置

甲状旁腺（parathyroid gland）呈扁圆形，棕黄色，形似黄豆大小，有上、下两对。上一对甲状旁腺多位于甲状腺侧叶后面的上中 1/3 交界处附近，下一对甲状旁腺常位于甲状腺侧叶后缘下端的近甲状腺下动脉附近。甲状旁腺多附着于甲状腺侧叶后面的纤维囊上，有时也可包埋于甲状腺实质内，如图 10-5 所示。

二、甲状旁腺的组织结构及功能

甲状旁腺外面有薄层的结缔组织被膜，被膜结缔组织伸入甲状旁腺形成小梁，小梁内有神经、血管，这些成分构成间质。实质由主细胞和嗜酸性细胞构成。其组织结构如图10-5 所示。

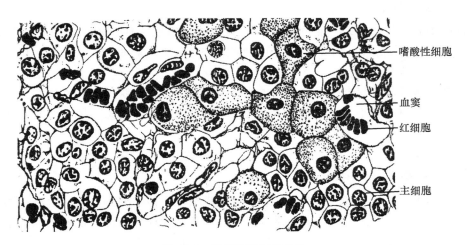

嗜酸性细胞

血窦

红细胞

主细胞

图 10-5 甲状旁腺组织结构

（一）主细胞

主细胞（chief cell）是构成甲状旁腺的主要细胞。细胞呈圆形或多边形，细胞核呈圆形，位于细胞的中央，HE 染色标本胞质着色浅。电镜观察，胞质内有发达的粗面内质网和高尔基复合体以及分泌颗粒。

主细胞的功能是分泌**甲状旁腺素**（parathyroid hormone），甲状旁腺素能促进破骨细胞的活动，并能促进肾小管和肠对钙的吸收，使血钙升高。甲状旁腺素和降钙素共同调节，维持机体血钙的相对稳定。甲状旁腺功能亢进时，可致骨质疏松，易发生骨折。甲状腺手术时，如误摘甲状旁腺，致使血钙浓度降低，则可引起肌肉抽搐，甚至死亡。

（二）嗜酸性细胞

嗜酸性细胞数量较少，单个或成群存在于主细胞之间，细胞体积较大，为多边形，细胞核小，染色深，胞质内有许多嗜酸性颗粒。电镜观察，嗜酸性颗粒是线粒体。该细胞的功能尚不明确。

任务三　肾上腺

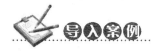

患者，女性，50 岁，最近感到乏力，易疲劳，休息后不易恢复，伴有纳差、血压低等临床症状，实验室检查有低血钠、高血钾等电解质异常。诊断为慢性肾上腺皮质功能减退症（艾迪生病）。

患者的诊断与肾上腺有直接关系，确诊需要具备以下正常人体结构知识：

1. 肾上腺正常形态结构；

2. 老年人肾上腺结构的变化。

任务三将介绍肾上腺的形态结构、功能及老年人肾上腺形态结构的改变。

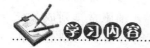

一、肾上腺的形态和位置

肾上腺（adrenal gland）是成对器官，位于肾的上内方，左、右各一，呈黄色，左肾上腺近似半月形，右肾上腺呈三角形，如图10-6所示。

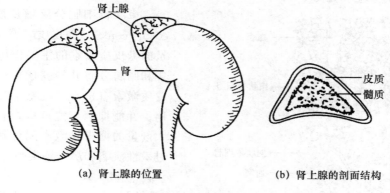

(a) 肾上腺的位置　　　　(b) 肾上腺的剖面结构

图10-6　肾上腺

二、肾上腺的组织结构及功能

肾上腺表面有薄层结缔组织，部分结缔组织随血管、神经伸入腺实质内，分布在细胞团、索之间构成间质，实质由周边的皮质和中央的髓质两部分构成。

（一）皮质

皮质（cortex）约占肾上腺体积的80%～90%，位于肾上腺的外围部分，根据细胞的排列方式，皮质由外向内分为3条带，即球状带、束状带和网状带，如图10-7所示。

1. 球状带

球状带（zona glomerulosa）较薄，紧靠被膜的下方，约占皮质体积的15%，细胞排列成球状或椭圆状细胞团，细胞团之间为窦状毛细血管和少量结缔组织。球状带细胞小，呈矮柱状或多边形；细胞核小，染色深；胞质弱嗜酸性，有少量脂滴。

球状带细胞分泌**盐皮质激素**（mineralocorticoid），如醛固酮等，它能促进肾远曲小管和集合小管对 Na^+ 重吸收和 K^+ 的排出，对调节机体内水、电解质平衡起着十分重要的作用。盐皮质激素的分泌受肾素——血管紧张素系统的调节，肾组织球旁细胞分泌的肾素可使血浆中的血管紧张素原变成血管紧张素，后者可刺激球状带细胞分泌盐皮质激素。

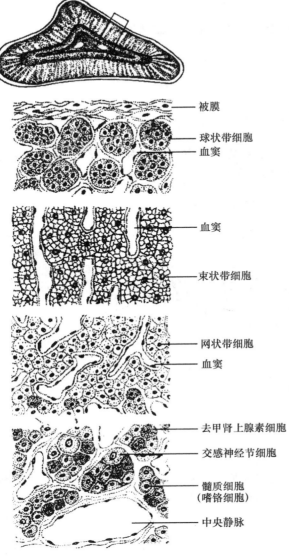

图 10-7　肾上腺皮质和髓质示意图

被膜
球状带细胞
血窦
血窦
束状带细胞
网状带细胞
血窦
去甲肾上腺素细胞
交感神经节细胞
髓质细胞
（嗜铬细胞）
中央静脉

2. 束状带

束状带（zona fasciculate）是皮质中最厚的部分，位于球状带的深面，约占皮质体积的 78%，细胞常排列成单行或双行细胞索，索间为窦状毛细血管和少量结缔组织。束状带细胞较大，多边形；细胞核大，圆形或卵圆形，位于中央，染色浅；胞质内含有大量脂滴，在 HE 染色标本上，因脂滴被溶解而呈空泡状。

束状带细胞分泌**糖皮质激素**（glucocorticoid），如皮质醇等。体内生理剂量的糖皮质激素的主要作用是促进蛋白质和脂肪分解并转变成糖；大剂量的糖皮质激素有抗炎、抗感染和抗休克等作用，并能抑制免疫反应，故临床上常用大剂量的糖皮质激素配合其他药物治疗过敏性疾病和严重感染等。

3. 网状带

网状带（zona reticularis）位于皮质的最深面，约占皮质体积的 7%，细胞排列成条索状互相吻合成网，其间有窦状毛细血管和少量结缔组织。网状带细胞小，形状不规则；细胞核小，染色较深；胞质嗜酸性，内含少量脂滴和较多脂褐素。

网状带细胞主要分泌性激素，以雄激素为主，也可产生少量雌激素。正常情况下，肾上腺皮质分泌的性激素量很少，如果肾上腺皮质分泌的性激素量过多，则可表现为女性男性化和男性第二性征过早出现。

（二）髓质

髓质（medulla）位于肾上腺的中央，约占肾上腺的 10%～20%，主要由髓质细胞组成，其排列成索或团，并互相吻合成网，其间有窦状毛细血管和少量结缔组织。髓质细胞体积较大，圆形或多边形；细胞核大呈圆形；胞质染色淡，如用含铬盐的固定液固定标本，胞质内可见呈黄褐色的嗜铬颗粒，故髓质细胞又称嗜铬细胞。

髓质细胞根据分泌颗粒内所含激素的不同，分为肾上腺素细胞和去甲肾上腺素细胞，分别分泌**肾上腺素**和**去甲肾上腺素**。肾上腺素使心肌收缩力增强、心率加快、心和骨骼肌的血管扩张；去甲肾上腺素使血管收缩、血压增高，同时可使心、脑和骨骼肌内的血流加速。

三、老年人肾上腺结构的变化

随着年龄的增长，肾上腺皮质和髓质的细胞均减少，肾上腺重量逐渐减轻，肾上腺皮质变薄，出现多灶性增生，甚至有多发性小腺瘤形成。由于老年人肾上腺功能减退，使老年人对外界环境的适应能力和反应能力均明显下降，易致物质代谢紊乱。导入案例中患者的症状是肾上腺功能减退所致。

任务四　垂　　体

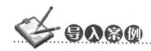

患者，男性，60岁，退休后在家，平时体健，无异常。近期感觉口干，烦躁，多饮多尿，体乏无力，头痛，视力减退，睡眠质量差，行为和情绪发生较大变化。经 CT 检测发现脑垂体肿瘤。

患者的确诊需要具备以下正常人体结构知识：

1. 垂体正常形态结构及组织结构；
2. 老年人垂体结构的变化。

任务四将介绍垂体的形态结构、功能及老年人垂体结构的改变。

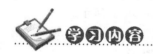

一、垂体的形态、位置和分部

垂体（hypophysis）为一椭圆形小体，位于蝶骨体上面的垂体窝内，上端借漏斗连于下丘脑，其前上方与视交叉相邻，如图 10-8 所示。当垂体发生肿瘤时，可压迫视交叉，导致双眼颞侧视野偏盲。

垂体表面有一薄层结缔组织被膜，根据结构和功能的不同，垂体可分为前方的**腺垂体**（adenohypophysis）和后方的**神经垂体**（neurohypophysis）两部分。腺垂体由远侧部、结节部和中间部组成，神经垂体由神经部和漏斗组成。通常将远侧部和结节部称垂体前叶，中间部和神经部合称垂体后叶。垂体的分部和分叶如图 10-9 所示。

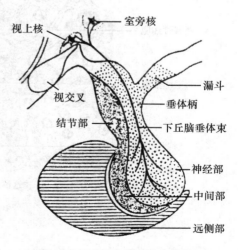

视上核　室旁核　视交叉　结节部　漏斗　垂体柄　下丘脑垂体束　神经部　中间部　远侧部

图 10-8　下丘脑及垂体矢状面

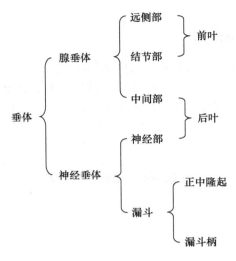

图 10-9　垂体的分部和分叶

二、垂体的组织结构及功能

（一）腺垂体

腺垂体是垂体的主要部分，约占垂体的 75%。

1. 远侧部

远侧部主要由腺细胞组成，腺细胞排列成团索状。在 HE 染色标本上，根据腺细胞的染色性质分为 3 种细胞：嗜酸性细胞、嗜碱性细胞和嫌色细胞，如图 10-10 所示。

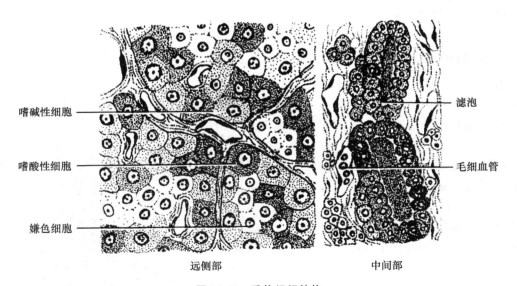

远侧部　　　　　中间部

图 10-10　垂体组织结构

（1）嗜酸性细胞：数量较多，约占远侧部细胞的40%，可分为两种细胞：

①生长激素细胞：电镜下，胞质内含大量的电子密度高的分泌颗粒，可分泌**生长激素**，该激素主要是促进骨骼的生长发育。如幼儿时期分泌不足，可引起侏儒症；如该激素分泌过多，在幼儿可引起巨人症，成人可引起肢端肥大症。

②催乳激素细胞：电镜下，胞质内含有少量的分泌颗粒，该细胞分泌**催乳激素**，能促进乳腺的发育，在妊娠晚期和哺乳期能促进乳汁的分泌。

（2）嗜碱性细胞：数量较少，约占远侧部细胞总数的10%，可分为3种细胞：

①促甲状腺激素细胞：可分泌**促甲状腺激素**，该激素能促进甲状腺素的合成和释放。

②促肾上腺皮质激素细胞：可分泌**促肾上腺皮质激素**，该激素主要促进肾上腺皮质束状带细胞分泌糖皮质激素。

③促性腺激素细胞：可分泌两种激素，即**卵泡刺激素**和**黄体生成素**。卵泡刺激素能促进女性卵泡的发育，促进男性精子的发生；黄体生成素能促进女性排卵和黄体的形成，促进男性睾丸间质细胞分泌雄性激素。

（3）嫌色细胞：数量最多，约占远侧部细胞的50%。其细胞体积小，细胞质少，着色浅，细胞轮廓不清。电镜下，绝大部分嫌色细胞含少量分泌颗粒，故认为它们多数是嗜色细胞的前体细胞或是嗜色细胞脱颗粒后的状态。

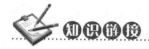

知识拓接

生长激素治疗侏儒症

人的身高取决于营养、内分泌调节和遗传三大因素。内分泌调节是指人体自身产生和分泌的一些微量物质，其含量很少，但在维持生长和调节代谢中却至关重要。

应用高科技生物基因工程研制而成的人生长激素是20世纪80年代早期医药界的重大成果。在国内，目前应用生长激素治疗只限于未成年患者。用生长激素治疗侏儒症必须经内分泌专科检查确诊，病人在专科医生的严密指导下接受治疗。

2．中间部

中间部位于远侧部与神经部之间的狭窄区，人类的中间部不发达。中间部有一些大小不等的滤泡，滤泡腔内含有胶质，滤泡周围有一些散在的嗜碱性细胞和嫌色细胞。某些两栖类动物的中间部能分泌黑色素细胞刺激素，可调节皮肤黑色素细胞合成黑色素。

3．结节部

结节部为包绕神经垂体的漏斗，前部厚，后部较薄或缺如。该部毛细血管丰富，腺细胞排列成条索状或圆球状，主要是嫌色细胞，也有少量嗜酸性细胞和嗜碱性细胞。

（二）神经垂体

神经垂体主要由大量无髓神经纤维、垂体细胞和丰富的窦状毛细血管组成，如图10-11所示。

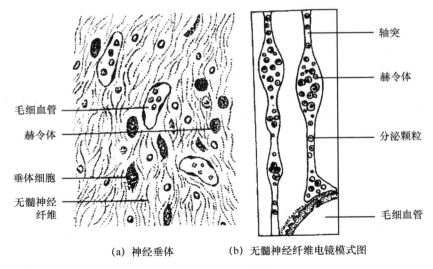

(a) 神经垂体　　　(b) 无髓神经纤维电镜模式图

图 10-11　神经垂体

1. 无髓神经纤维

无髓神经纤维由下丘脑神经核团（视上核、室旁核）的轴突向下会合于正中隆起内，形成下丘脑-神经垂体束，经漏斗柄进入神经部，末梢终止于毛细血管附近。下丘脑神经核团具有分泌激素的功能，其激素沿神经纤维输送至神经垂体。在轴突的沿途和终末部分内，分泌颗粒常聚集成团，HE 染色切片上被染成大小不等的均质状嗜酸性团块，称**赫令体**（Herring body）。

视上核和室旁核的神经内分泌细胞分别合成**抗利尿激素**（加压素）和**催产素**。抗利尿激素使小动脉平滑肌收缩，血压升高；同时又促进肾远曲小管和集合小管对水的重吸收，减少尿量。若这些神经元功能受损，抗利尿激素分泌减少，将出现尿崩症。催产素使子宫平滑肌收缩，加速分娩过程，同时也能促使乳腺分泌乳汁。

2. 垂体细胞

垂体细胞即神经垂体内的神经胶质细胞，形态多样，大小不一。电镜下，可见垂体细胞包绕着含有分泌颗粒的无髓神经纤维，对神经纤维有支持和营养作用。

神经垂体无内分泌功能，只储存和释放下丘脑所产生的激素。

三、老年人垂体结构的变化

老年人的垂体重量减轻，有些高龄老年人可减轻 20%，结缔组织增多。垂体可分泌多种激素，其中，腺垂体分泌的生长激素随年龄增长而降低，成年人比青少年下降 14%，老年人的生长激素会进一步下降。生长激素减少，可使老年人肌肉萎缩、脂肪增多、蛋白质合成减少和骨质疏松等。神经垂体分泌的抗利尿激素在老年期也减少，以致肾小管的再吸收减少，出现利尿或多尿表现。案例中患者的症状是垂体肿瘤引起垂体功能异常所致。

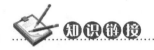

松果体

松果体（pineal body）也是内分泌器官，呈扁椭圆形的小体，位于背侧丘脑的后上方，以细柄连于第三脑室顶的后部，故又称为脑上腺。松果体表面包以软脑膜，软脑膜结缔组织伴随血管深入实质，将实质分成许多小叶。实质主要由松果体细胞、神经胶质细胞和无髓神经纤维等构成。

松果体在儿童时期比较发达，一般7岁以后开始退化，结缔组织增生；成年后不断有钙盐沉积，可钙化形成脑砂，在X线片上可见到，临床上可作为头颅平片的定位标志。

松果体分泌褪黑素，参与调节机体的昼夜生物节律、睡眠、情绪，有抑制性腺成熟的作用。松果体有病变时，可出现性早熟和生殖器官过度发育。

小　结

内分泌系统包括内分泌腺、内分泌组织和散在分布的内分泌细胞。内分泌腺有甲状腺、甲状旁腺、肾上腺、垂体、松果体、胸腺等。甲状腺位于颈前部，由左、右侧叶和峡部组成，其实质主要由甲状腺滤泡和滤泡旁细胞构成，分泌甲状腺素和降钙素。甲状旁腺多附着于甲状腺侧叶后面的纤维囊上，其实质主要由主细胞和嗜酸性细胞所构成，分泌甲状旁腺素。肾上腺位于肾的上内方，其实质由皮质和髓质构成。肾上腺皮质能分泌盐皮质激素、糖皮质激素和少量性激素；髓质分泌肾上腺素和去甲肾上腺素。垂体位于垂体窝内，主要结构为腺垂体和神经垂体。腺垂体主要分泌生长激素、催乳激素、促甲状腺激素、肾上腺皮质激素；神经垂体储存和释放下丘脑所产生的抗利尿激素和催产素。松果体位于背侧丘脑的后上方，分泌褪黑素。

能力检测

1. 名词解释：内分泌细胞、激素、肾上腺、垂体。
2. 简述内分泌系统的组成。
3. 简述甲状腺、肾上腺的位置、结构和功能。
4. 简述垂体的位置、形态和分布。
5. 简述腺垂体分泌的激素和神经垂体储存的激素，并说明各有什么主要功能。

项目十一 感觉器

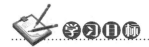
学习目标

通过本项目的学习，你应：

1. 记忆眼球壁的形态结构与功能，眼球内容物组成与功能，中耳鼓室的结构与功能，骨迷路和膜迷路的组成，膜迷路内部感受器的位置和功能。

2. 理解眼底血管的组成及功能，泪器的组成、泪道的位置及开口部位，内耳迷路的结构特点。

3. 认识皮肤的基本结构及组成、皮脂腺和汗腺的结构与功能。

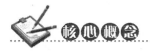
核心概念

眼球壁　眼球内容物　外耳　中耳　内耳　表皮　真皮

感受器（receptor）是机体接受内、外界各种环境刺激的结构。感受器接受刺激后，将刺激转化为神经冲动，经感觉神经传入中枢神经系统，在大脑皮质感觉中枢产生相应的感觉。感受器广泛分布于全身各部。根据感受器所在的部位和接受刺激的来源不同，分为一般感受器和特殊感受器两种。一般感受器由感觉神经末梢构成，广泛分布于人体各种器官和组织内，如皮肤、骨、关节、肌、内脏和心血管等器官，可含有触觉、压觉、痛觉、温度觉、本体觉等感受器；特殊感受器由感觉细胞构成，主要分布于眼、耳、舌、鼻等器官，分别含有视觉、听觉、味觉、嗅觉等感受器。

感觉器（sensory organ）由特殊感受器及其附属结构共同构成，如视器（眼）和前庭蜗器（耳）等。皮肤具有多种功能，它与感觉功能有关。

任务一　眼

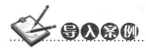
导入案例

患者，女性，50岁，主诉以前视力一直都很好，最近常感到眼睛看近物时很模糊，但视远物时却很清楚。诊断为老视眼，即"老花眼"。

患者的确诊需要具备以下人体结构知识：

1. 眼的正常形态结构；

2. 老年人眼结构的变化。

任务一将介绍眼的正常形态结构及老年人眼形态结构的改变。

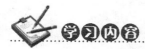学习内容

眼（eye）又称视器（visual organ），由眼球和眼副器两部分组成，如图11-1，图11-2所示，是感受光刺激的视觉器官。

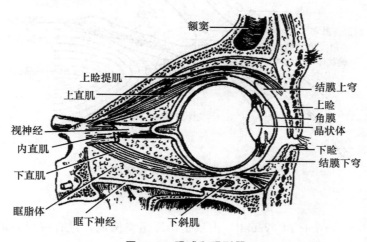

图 11-1　眼球和眼副器

一、眼球

眼球（eyeball）为视器的主要部分，位于眶内，近似球形，借结缔组织连于眶壁，其后方借视神经与脑相连。眼球由眼球壁及眼球内容物组成，其水平切面如图11-3所示。

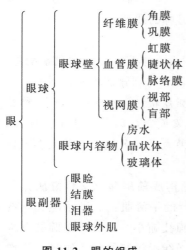

图 11-2　眼的组成

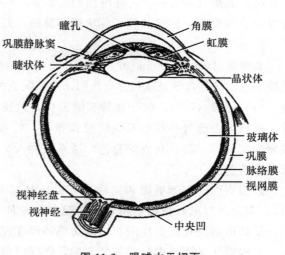

图 11-3　眼球水平切面

（一）眼球壁

眼球壁由外向内依次为纤维膜、血管膜和视网膜 3 层结构，如图 11-3，图 11-4 所示。

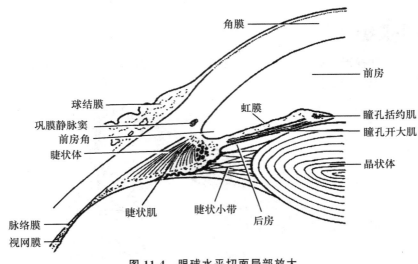

图 11-4 眼球水平切面局部放大

1. 纤维膜

纤维膜（fibrous tunic of eyeball）由致密结缔组织构成，具有维持眼球外形和保护眼球内容物的作用。由前向后依次分为角膜和巩膜两部分。

（1）**角膜**（cornea）：是光线进入眼球首先经过的结构，占纤维膜的前 1/6，略向前凸，无色透明。角膜内无血管，但有丰富的感觉神经末梢，故感觉灵敏。当角膜发生病变时，疼痛剧烈；如果角膜出现炎症、溃疡或其他损伤，形成瘢痕，使得不同经线方向上的屈光度不等，将导致角膜不同方向上的曲率出现差异，进入眼球内的光线折射而分散，视物不清，临床上称散光。

（2）**巩膜**（sclear）：占纤维膜的后 5/6，不透明，呈乳白色，厚而坚韧。巩膜与角膜交界处的深部有一环形细管，**称巩膜静脉窦**，是房水回流入静脉的通道。

2. 血管膜

血管膜（vascular tunic of eyeball）由疏松结缔组织构成，含有丰富的血管和色素细胞，呈棕黑色，具有营养眼球和遮光作用。由前向后可分为虹膜、睫状体和脉络膜 3 部分。

（1）**虹膜**（iris）：位于血管膜的前部，角膜的后方，呈圆盘状，中央有一圆孔，称瞳孔。在活体上透过角膜可看到虹膜和瞳孔。虹膜的颜色依色素而定，因种族或个体而异，表现为黑、棕、蓝、灰或综合色，通常黄种人呈棕黑色，黑种人呈棕黄色，白种人多见紫蓝或棕蓝色。

虹膜周缘附着于巩膜和角膜交界处，虹膜和角膜交界处构成**前房角**（又称虹膜角膜角），前房角与巩膜静脉窦相邻。虹膜内有两种不同方向走行的平滑肌：一种是瞳孔括约肌，呈环形包绕在瞳孔周围，由副交感神经支配，收缩时使瞳孔缩小；另一种是瞳孔开大肌，呈辐射状排列，由交感神经支配，收缩时使瞳孔开大。光线经过瞳孔进入眼球，平滑肌可控制瞳孔的开大和缩小，可调节进入眼球内光线的多少。

（2）**睫状体**（ciliary body）：位于虹膜与脉络膜之间，是血管膜最肥厚的部分。睫状体的前部较厚，有许多向内突出呈放射状排列的皱襞称**睫状突**，由睫状突发出细丝状的睫状小带与晶状体周缘相连。睫状体内含的平滑肌称**睫状肌**，该肌的收缩与舒张，可牵动睫状小带松弛或紧张，以调节晶状体的曲度。

（3）**脉络膜**（choroid）：占血管膜的后 2/3，富含丰富血管和色素细胞，血管对眼球起营养作用，色素细胞可以吸收眼球内分散的光线，防止光线反射扰乱视觉物像。

3. 视网膜

视网膜（retina）为眼球壁的最内层，由前向后分为 3 部分，即贴附于虹膜内面的部分称**视网膜虹膜部**；贴附于睫状体内面的部分称**视网膜睫状体部**（两部无感光作用，合称**盲部**）；贴附于脉络膜内面的部分称**视网膜视部**。视网膜视部有感光作用，其后部有一直径约 1.5 mm 的白色圆形隆起称**视神经盘**（optic disc）（又称视神经乳头），此处无感光细胞，称生理**盲点**。在视神经盘颞侧稍下方约 3.5 mm 处有一黄色小区，称**黄斑**（macula lutea）。黄斑中央有一凹陷称**中央凹**（central fovea），如图 11-5 所示，是视网膜视部感光最敏锐的部位。

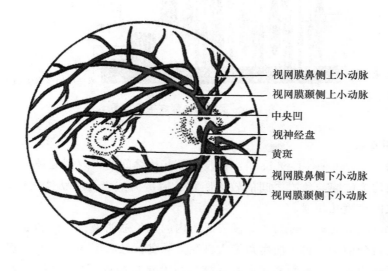

视网膜鼻侧上小动脉
视网膜颞侧上小动脉
中央凹
视神经盘
黄斑
视网膜鼻侧下小动脉
视网膜颞侧下小动脉

图 11-5 右侧眼底

视网膜分为内、外两层如图 11-6 所示。外层为**色素上皮层**，由单层矮柱状细胞组成，内含色素颗粒，可保护感光细胞不受强光的损害。内层为**神经细胞层**，自外向内由 3 层细胞组成：

①视细胞。为感光细胞，包括**视锥细胞**和**视杆细胞**两种，前者具有感受强光和辨色的能力，后者仅能感受弱光，不能辨色。

②双极细胞。是联络神经元，能将来自视细胞的视觉神经冲动传导至节细胞。

③节细胞。位于视网膜最内层，为多极神经元，其树突与双极细胞的轴突形成突触，轴突向视神经盘集中，形成视神经穿出巩膜。

（二）眼球内容物

眼球内容物包括房水、晶状体和玻璃体，如图 11-3 所示。这些结构和角膜都具有屈光作用，共同组成眼球的屈光系统。

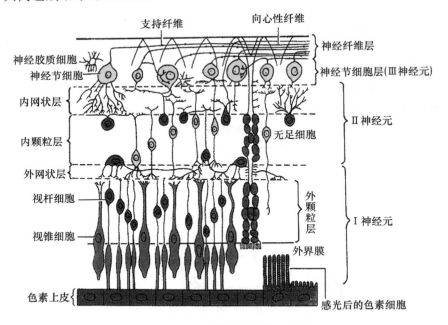

图 11-6　视网膜内部结构示意图

1. 眼房和房水

（1）**眼房**（chambers of eyeball）：角膜与晶状体之间的不规则腔隙，被虹膜分隔为前房和后房。前房为虹膜与角膜之间的较大腔隙；后房为虹膜与晶状体之间较狭小的间隙。前房与后房之间借瞳孔相通。

（2）**房水**（aqueous humor）：充满于眼房内的无色透明液体，由睫状体产生，进入眼房后，经瞳孔流到前房，再由前房角渗入巩膜静脉窦，最后汇入眼静脉。房水除有屈光作用外，在循环过程中，还有营养角膜和晶状体以及维持眼内压的作用。（若因虹膜与晶状体黏连或前房角狭窄等，造成房水循环障碍，房水充滞于眼房内，引起眼内压增高，压迫视网膜，导致视力减退或失明，临床上称青光眼。）

2. 晶状体

晶状体（lens）紧靠虹膜后方，呈双凸透镜状，晶状体内无血管、淋巴管和神经，无色透明，富有弹性，主要由晶状体纤维构成。晶状体表面包有晶状体囊，其周缘借睫状小带连于睫状体。晶状体的曲度可随睫状肌的舒缩而改变。（因代谢和外伤等原因导致晶状体发生混浊而影响视力，临床上称白内障。）

3. 玻璃体

玻璃体（vitreous body）位于晶状体与视网膜之间，为无色透明的胶状物，玻璃体具有屈光和支撑视网膜的作用。若玻璃体支撑作用减弱，可导致视网膜与脉络膜剥离；若玻璃体混浊，可影响视物，临床上称飞蝇感或飞蚊症。

二、眼副器

眼副器（accessory organs of eye）包括眼睑、结膜、泪器、眼球外肌等结构，有保护、运动和支持眼球的功能。

（一）眼睑

眼睑（palpebrae）分上睑和下睑，遮盖于眼球前方，如图11-7所示，有保护眼球的作用。上、下睑之间的裂隙称**睑裂**。睑裂的外侧角较锐利称**外眦**，内侧角钝圆称**内眦**。眼睑的游离缘称**睑缘**，睑缘长有睫毛，睫毛根部的皮脂腺称**睑缘腺**，它开口于睫毛毛囊，发炎肿胀时形成麦粒肿。

眼睑由浅入深分为5层，依次为皮肤、皮下组织、肌层、睑板和睑结膜。睑板内有睑板腺，睑板腺的导管开口于睑缘，其分泌物有润滑睑缘和保护角膜的作用，若其导管阻塞，可致睑板腺囊肿，即霰粒肿。

（二）结膜

结膜（conjunctiva）是薄而透明的黏膜，衬于眼睑的内表面和巩膜前部的表面。其中衬于眼睑的内表面的部分称**睑结膜**，富含血管；覆盖于巩膜前部表面的部分称**球结膜**。睑结膜与球结膜的相互移行，在其反折处分别形成结膜上穹和结膜下穹。眼睑闭合时，结膜围成的囊状腔隙称**结膜囊**，经睑裂与外界相通，滴眼药即滴入此囊内。沙眼和结膜炎是结膜的常见疾病。

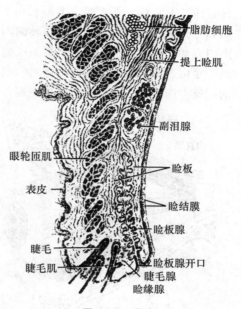

图 11-7　眼睑

（脂肪细胞、提上睑肌、副泪腺、睑板、睑结膜、睑板腺、睑板腺开口、睫毛腺、睑缘腺、睫毛肌、睫毛、表皮、眼轮匝肌）

（三）泪器

泪器由泪腺和泪道组成，如图11-8所示。

1. 泪腺

泪腺（lacrimal gland）位于眶上壁前外侧的泪腺窝内，有10～20条排泄管，开口于结膜上穹外侧部。泪腺分泌的泪液，可湿润和清洁眼球，对眼球起保护作用。此外，泪液还有杀菌作用。

2. 泪道

泪道包括泪点、泪小管、泪囊和鼻泪管。

（1）泪点：在上、下睑缘内侧端各有一小突起，其顶部有一个小孔，称泪点，是泪小管的入口。

（2）泪小管：上、下各一，起于泪点，先分别向上、向下，然后转折向内侧，两管汇合开口于泪囊。

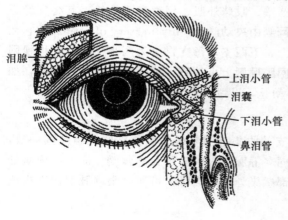

图 11-8　泪器

（泪腺、上泪小管、泪囊、下泪小管、鼻泪管）

（3）泪囊：位于泪囊窝内，上端为盲端，下端移行于鼻泪管。

（4）鼻泪管：位于骨鼻泪管内，为一膜性管道，末端开口于下鼻道。

（四）眼球外肌

眼球外肌包括6块运动眼球肌和1块提上睑肌，均为骨骼肌。运动眼球的肌有内直肌、外直肌、上直肌、下直肌、上斜肌和下斜肌，如图11-9，图11-10所示。其作用如下：内直肌和外直肌收缩时，分别使眼球转向内侧和外侧；上直肌和下直肌收缩时，分别使眼球转向上内方和下内方；上斜肌和下斜肌收缩时，分别使眼球转向下外方和上外方。眼球的正常转动，是由这6块肌协同作用的结果。当某一块眼球外肌麻痹时，在其拮抗肌的作用下，眼球向相反方向转位，两侧眼球转向出现差异，形成斜视。提上睑肌收缩时，提上睑开大睑裂。

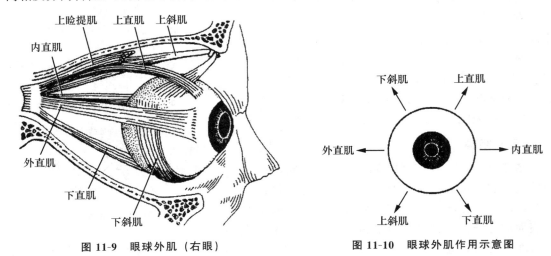

图 11-9　眼球外肌（右眼）　　　　图 11-10　眼球外肌作用示意图

三、眼的血管

（一）眼动脉

眼球和眼副器的血液供应主要来自**眼动脉**，它起自于颈内动脉颅内段，与视神经一起经视神经管入眶，在眶内发出分支分布于眼球壁、眼球外肌、泪腺和眼睑等，其终支经眶上缘出眶到达额部。其中最重要的分支为**视网膜中央动脉**（central artery of retina），它在眼球后方沿视神经中轴行至视神经盘处分为上、下两支，每支再分为两小支，分别称**视网膜鼻侧上小动脉、视网膜鼻侧下小动脉和视网膜颞侧上小动脉、视网膜颞侧下小动脉**，如图11-5所示。临床上常用眼底镜观察这些小动脉，以帮助诊断某些疾病。

（二）眼静脉

眶内的血液主要通过眼静脉回流，其属支的收集范围与眼动脉分支的分布范围一致，其中包括与视网膜中央动脉及其分支伴行的同名静脉。眼的静脉无静脉瓣，向前在内眦处与面静脉相吻合，向后注入海绵窦，故当面部感染处理不当时，可通过眼静脉引起眶内或颅内感染。

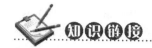

老年性眼底动脉硬化

老年性眼底动脉硬化是一种老年性慢性血管改变，这种老年性眼底动脉硬化不会直接导致失明，临床上往往也没有什么不适症状。用眼底镜观察眼底动脉，可发现血管变细、透明度降低、颜色变淡、反光性强、血管平直等情况。老年性眼底动脉硬化是老年人常见的眼底病变，随着年龄的增长，发病率可达 40%～80%。

四、眼的视物功能

眼的视物功能包括折光和感光。眼的折光系统的功能是将外界物体发出的可见光经过折射，在视网膜上形成清晰的物像；感光系统的功能是将光能转化成视神经上的神经冲动，经视觉传导通路传入大脑视觉中枢后，产生**视觉**（vision）。

（一）眼的折光功能

1. 折光原理

眼的折光系统由多个折光率不同的光学介质和多个曲率半径不同的折光面组成，是一个非常复杂的光学系统。光学介质包括角膜、房水、晶状体和玻璃体，其中外来光线经过角膜时发生的折射程度最大。由于晶状体的曲率半径可以改变，因而晶状体在眼折光功能的调节过程中起着最重要的作用。

物体发出的平行光线在正常人眼内经过多次折射后，在视网膜上可以形成清晰的物像。其原理与透镜成像相同。

当人眼看 6 m 以外的远处物体时，物体上任意一点发出的所有进入眼球的光线可以近似地认为是平行光线，这对正常人眼来说，不需要进行任何调节就可以在视网膜上形成清晰的物像。而当人眼看 6 m 以内的近处物体时，物体上任意一点发出的进入眼内的光线都不是平行的，而是呈现不同程度的辐散。如果折光系统未作调节，那么近处物体发出的辐散光线就不能聚焦于视网膜，而是聚焦于视网膜之后，那么在视网膜上就只能形成一个模糊的物像，因而最终也只能形成一个模糊的视觉。欲重新形成清晰物像，需要折光系统进行调节。眼折光功能的调节主要依赖于晶状体曲率的改变，而瞳孔大小的调节和双眼球会聚反射对于视网膜上清晰物像的形成也起着重要的作用。

当看远处物体时，睫状肌松弛，睫状小带便拉紧，使晶状体呈现相对的扁平状态。而当看近处物体时，晶状体前后变凸，曲率半径增加，折光能力增强，从而使物像前移而成像于视网膜上，如图 11-11 所示。物体距离眼睛越近，发出的光线辐散程度就越大，晶状体也就需要作更大程度的调节，这时睫状肌就需要作更大程度的收缩。所以，如果长时间地盯着近处物体看，眼睛会感觉到疲劳甚至疼痛。

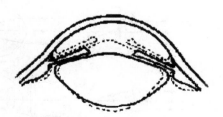

图 11-11　视近物时的晶状体调节

晶状体的调节能力是有限的，其大小取决于晶状体的弹性，弹性越好，调节能力就越强，所能看清物体的最近距离就越近。晶状体的最大调节能力可以用**近点**（near point）来表示。近点是指眼睛作最大程度的调节时所能看清最近处物体的距离。近点主要取决于晶状体的弹性，晶状体的弹性越好，近点就越近。随着年龄的增长，晶状体的弹性逐渐减退，近点远移，晶状体的调节能力就随之减退。例如，8 岁左右的儿童近点平均约为8.6 cm，20 岁的青年人近点平均约为 10.4 cm，而老年人晶状体的弹性显著减退，近点可达 83.3 cm，看近处物体时因眼的调节能力不够而视物不清，称**老视**（presbyopia），导入案例中患者的病理改变的结构基础就在于此。老视与远视均需配戴适度的凸透镜，但与后者的区别在于老视眼看远处物体时与正常眼无异，只是看近处物体时调节能力减弱，因此老花镜只能在视近物时使用，视远物时反而会干扰正常折光。故而适合老年人配戴的镜片为变焦镜片，视近物时用曲率较大的下层凸透镜来增加折光力，视远物而无须增加折光力时则透过曲率较小或无曲率的上层镜片观看。

2. 折光异常

正常人眼看近处物体时，只要距离不小于近点，通过眼的调节，便能成像于视网膜上而产生清晰的视觉，称为正视眼。如果眼的折光能力异常或眼球形态异常，使外来光线不能在视网膜上聚焦成像，导致视物模糊不清或变形，统称非正视眼，也称屈光不正，包括近视、远视和散光 3 种情况，如图 11-12 所示。

1）**近视**（myopia）

近视：是由于眼球前后径过长（轴性近视）或折光系统的折光能力过强（屈光性近视），使物体发出的平行光线聚焦于视网膜之前，而在视网膜上只能形成模糊的物像。近视眼看近处物体时，由于近处物体发出的光线是辐散的，故不须调节或只须作较小程度的调节，就能使光线聚焦于视网膜上。近视眼的近点小于正视眼。近视大多数是由于不良的用眼习惯引起的，近视可通过配戴适度的凹透镜进行矫正。

2）**远视**

远视（hyperopia）是由于眼球前后径过短（轴性远视）或折光系统的折光能力过弱（屈光性远视），使物体发出的平行光线聚焦于视网膜之后，而在视网膜上也只能形成模糊的物像。远视眼的特点是看远处物体时就需要进行调节才能使物像形成于视网膜上，看近处物体时则需作更大程度的调节才能看清物体。远视眼的近点比正视眼远。远视眼不论是看远物还是看近物体都需要进行调节，故易发生调节疲劳，例如长时间看书时可因调节疲劳而发生头痛。远视可以通过配戴适度的凸透镜进行矫正。

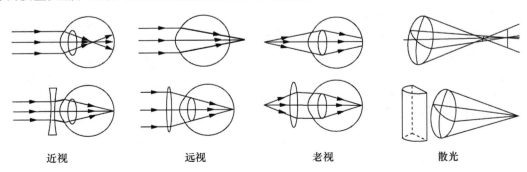

近视　　　　远视　　　　老视　　　　散光

图 11-12　近视、远视、老视、散光及其矫正

3）散光

散光（astigmatism）指正视眼折光系统的各个折光面都呈正球面，球面上各个方向的曲率半径都相等，物体发出的平行光线都能聚焦于视网膜而成像。散光是由于角膜表面不呈正球面，表面不同方位的曲率半径不等，使平行光线不能聚焦于视网膜，造成视物不清或物像变形。除角膜外，晶状体表面曲率异常也可引起散光。散光可以通过配戴柱面镜进行矫正。

（二）眼的感光功能

感光细胞是如何感光换能的，其机制至今尚未完全弄清楚。但可以肯定的是，光照时感光细胞内部发生了一系列的光化学反应，目前对视杆细胞的光化学反应研究得较多，在这里略作介绍。

视杆细胞中含有的感光物质称**视紫红质**（rhodopsin），呈鲜红色，是一个由视蛋白分子和一个称为视黄醛的生色基团结合而成的结合蛋白质。视紫红质在光照时迅速分解为视蛋白和视黄醛，诱导视杆细胞产生电流变化，从而完成视网膜的感光换能作用。

视紫红质的光化学反应是可逆的。光照时分解，在暗处又重新合成，其反应的平衡点取决于光照的强度。在亮处，分解过程相对较快；在暗处，合成过程相对较快。在视紫红质的合成与分解过程中，会有一部分视黄醛被消耗掉，这就要由维生素 A 来补充。因此，若长期维生素 A 摄取不足，会影响人在暗处的视力，导致夜盲症的发生。

五、老年人眼的结构变化

老年人由于眼部肌肉弹性减弱、眼眶内的脂肪组织减少等原因，可出现眼球向内凹陷，眼睑皮肤松弛，上眼睑下垂，下眼睑可发生脂肪袋状膨出，即眼袋。泪腺分泌泪液减少，可使角膜失去光泽。60 岁以上的老年人在角膜边缘可出现灰白色环状类脂质沉积，通常称"老人环"。

老年人瞳孔括约肌的张力相对增强，使瞳孔处于缩小状态，进入眼内的光线逐渐减少，视野明显缩小，因此老年人对强光特别敏感，到室外时往往感觉耀眼，由明到暗时感觉视物困难。

视网膜的老化主要是视网膜周边带变薄，出现老年性黄斑变性。视网膜色素上皮层变薄和玻璃体的牵引，增加了老年人视网膜剥离的危险。

晶状体调节功能和聚焦功能逐渐减退，视近物能力下降，出现"老视"。晶状体中非水溶性蛋白逐渐增多而出现晶状体浑浊，使晶状体的透光度减弱，增加了老年性白内障的发病率。玻璃体因衰老而失水，色泽改变，包含体增多，可引起"飞蚊症"。

任务二　耳

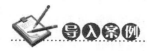
导入案例

患者，女性，60 岁，自述经常自觉耳鸣，近若蚊蝇声、远似蝉鸣声，有时耳鸣高亢声如汽笛长鸣或如战鼓轰响，严重影响睡眠和生活。初步诊断为老年性耳鸣。

患者的确诊需要具备以下人体结构知识：

1. 耳正常形态结构；

2. 老年人耳结构的变化。

任务二介绍耳的正常形态结构及老年人耳的形态结构改变。

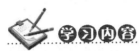

耳（ear）又称**前庭蜗器**（vestibulocochlear organ），是位觉和听觉器官，包括位觉器（**前庭器**）和听觉器（**蜗器**）两部分结构。这两部分的功能虽然不同，但在结构上关系密切。耳按部位分为外耳、中耳和内耳三部分，如图11-13，图11-14所示。外耳和中耳是收集和传导声波的装置，内耳有听觉和位置觉感受器。

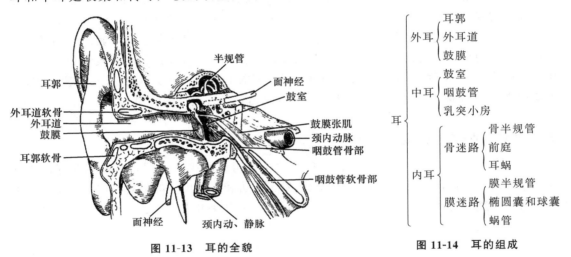

图 11-13　耳的全貌　　　　　　图 11-14　耳的组成

一、外耳

外耳（external ear）包括耳郭、外耳道和鼓膜三部分。

（一）耳郭

耳郭（auricle）位于头部两侧，大部分以弹性软骨为支架，表面覆盖皮肤。耳郭中部有外耳门，外耳门前外方的突起称为**耳屏**，耳郭下部无软骨的部分称为**耳垂**，由皮肤和皮下组织构成，含丰富的血管，是临床采血的常用部位。耳郭有收集声波的作用。

（二）外耳道

外耳道（external acoustic meatus）为外耳门至鼓膜之间的弯曲管道，其外侧1/3为软骨部，内侧2/3为骨部。若将耳郭拉向后上方，可使外耳道变直，以检查外耳道和鼓膜。

外耳道皮肤较薄，内含毛囊、皮脂腺和耵聍腺，耵聍腺的分泌物为黄褐色黏稠液体，干燥后形成痂块，称为**耵聍**。外耳道皮下组织极少，皮肤与骨膜、软骨膜结合紧密，不易移动，故外耳道发生疖肿时，因张力较大而疼痛剧烈。

（三）鼓膜

鼓膜（tympanic membrane）位于鼓室与外耳道之间，为椭圆形半透明薄膜，如图 11-15 所示。其外侧面向前、向下、向外倾斜，与外耳道底约成 45°角。鼓膜中心向内凹陷称**鼓膜脐**。鼓膜上 1/4 区称**松弛部**，鼓膜下 3/4 区称**紧张部**。活体观察鼓膜时，可见松弛部呈淡红色，紧张部呈灰白色。从鼓膜脐向前下方有一个三角形的反光区称**光锥**。中耳的某些疾患可引起光锥的改变或消失。

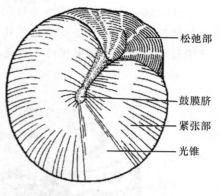

图 11-15 鼓膜

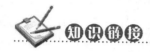

鼓膜穿孔

取耵聍或异物时，不慎损伤鼓膜可导致鼓膜穿孔；颞骨骨折手术时亦可导致鼓膜穿孔；强烈水柱或气流喷射鼓膜，误将化学腐蚀物滴入耳内等都可导致鼓膜穿孔。在病理状态下，如化脓性中耳炎化脓期，因为中耳积脓，压力增高，使黏膜和黏膜下组织缺血坏死，可致鼓膜穿孔。

二、中耳

中耳（middle ear）位于外耳和内耳之间，大部分在颞骨岩部内，包括鼓室、咽鼓管、乳突窦和乳突小房。

（一）鼓室

鼓室（tympanic cavity）是颞骨岩部内不规则含气的小腔，如图 11-16 所示。鼓室内有 3 块听小骨，鼓室壁和听小骨表面都被覆黏膜，并与咽鼓管、乳突窦及乳突小房的黏膜相延续。

1. **鼓室壁**

（1）上壁：又称鼓室盖，为一分隔鼓室与颅中窝的薄层骨板，鼓室的炎症可经此侵入颅中窝。

（2）下壁：又称颈静脉壁，是分隔鼓室与颈内静脉起始处的薄层骨板。

（3）前壁：又称颈动脉壁，与颈内动脉相邻，其上部有咽鼓管的鼓室开口。

（4）后壁：又称乳突壁，上部有乳突窦的开口，由此经乳突窦向后与乳突小房相通。

（5）外侧壁：又称鼓膜壁，主要由鼓膜构成，借鼓膜与外耳道分隔。

（6）内侧壁：又称迷路壁，即内耳迷路的外侧壁。此壁的中部隆凸称**岬**。岬的后下方有一圆孔，称**蜗窗**，被第二鼓膜封闭。岬的后上方有一卵圆形孔，称**前庭窗**，被镫骨底封闭。前庭窗的后上方有一弓形隆起，称**面神经管凸**，其深部有**面神经管**，管内有面神经通过。

2. **听小骨**

听小骨位于鼓室内，由外向内依次为**锤骨**、**砧骨**和**镫骨**，如图 11-17 所示。锤骨柄附着于鼓膜脐；中间的砧骨与锤骨和镫骨形成关节；内侧的镫骨底借韧带连于前庭窗边缘，并封闭该窗。三块骨借关节相连构成听骨链。当声波振动鼓膜时，引起听骨链杠杆运动，使镫骨底在前庭窗做向内或向外运动，将声波的振动从鼓膜传递到内耳。

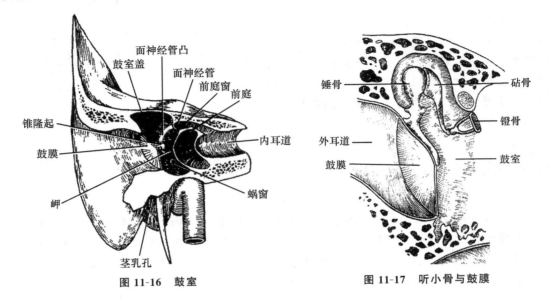

图 11-16　鼓室　　　　　　　图 11-17　听小骨与鼓膜

（二）咽鼓管

咽鼓管（auditory tube）是连通咽与鼓室的管道，如图 11-13 所示。咽鼓管鼓室口开口于鼓室前壁，咽鼓管咽口开口于鼻咽侧壁，其作用是维持鼓室与外界大气压的平衡，有利于鼓膜的正常振动。幼儿的咽鼓管粗、短、直，咽部感染易经此管蔓延至鼓室，引起中耳炎。

（三）乳突小房和乳突窦

乳突小房（mastoid cells）是颞骨乳突内许多不规则的含气小腔，它们互相连通。**乳突窦**（mastoid antrum）是介于乳突小房与鼓室之间的小腔，向前开口于鼓室后壁，向后通向乳突小房。

三、内耳

内耳（internal ear）又称**迷路**（labyrinth），位于颞骨岩部内，在鼓室内侧壁和内耳道之间，由骨迷路和膜迷路组成。骨迷路是颞骨岩部内的骨性隧道；膜迷路套在骨迷路内，由互相连通的膜性小管和小囊组成。骨迷路与膜迷路之间有间隙，其内充满外淋巴，膜迷路内含内淋巴，内、外淋巴之间互不相通。位置觉感受器和听觉感受器位于膜迷路内。

（一）骨迷路

骨迷路（bony labyrinth）由后外向前内沿颞骨岩部的长轴依次分为骨半规管、前庭和耳蜗 3 部分如图 11-18 所示，它们彼此连通。

1. 骨半规管

骨半规管（bony semicircular canals）位于骨迷路的后部，由 3 个相互垂直排列的半环形小管组成，分别称为前、后、外骨半规管。每个骨半规管均有两个脚，其中一脚膨大称**骨壶腹**，前、后骨半规管的另一个脚合成一个**总脚**，因此，3 个骨半规管共有 5 个脚，分别开口于前庭。

2. 前庭

前庭（vestibule）位于骨迷路中部。前庭外侧壁即鼓室的内侧壁，其上有前庭窗和蜗窗；前庭内侧壁是内耳道底；后壁借 5 个孔与 3 个骨半规管相通；前壁通向耳蜗。

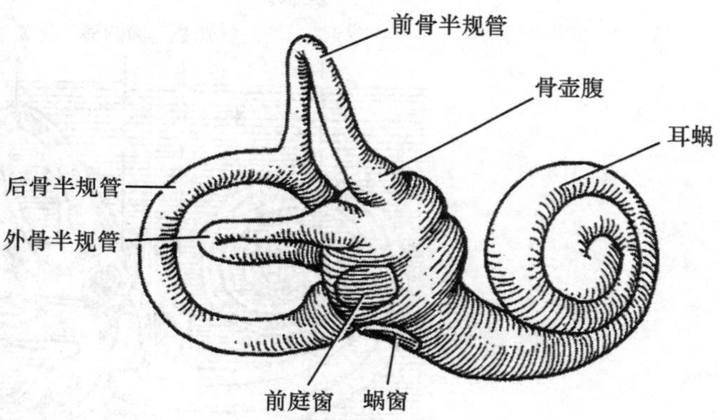

3. 耳蜗

耳蜗（cochlea）位于前庭的前内侧，形似蜗牛壳，耳蜗的尖端朝向前外侧称**蜗顶**；**蜗底**朝向后内侧，对向内耳道底。位于耳蜗中央的圆锥形骨性中轴称**蜗轴**，如图 11-19 所示。蜗螺旋管是一条螺旋形骨管，起于前庭，环绕蜗轴约两圈半，以盲端终于蜗顶。自蜗轴向蜗螺旋管内伸出的骨板称**骨螺旋板**。

图 11-18　骨迷路

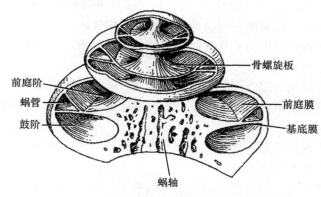

图 11-19　耳蜗纵切面

（二）膜迷路

膜迷路（membranous labyrinth）可分为膜半规管、椭圆囊和球囊、蜗管 3 部分，如图 11-20 所示。

1. 膜半规管

膜半规管（membranous semicircular ducts）位于同名的骨半规管内，形状与骨半规管相似。每管在骨壶腹内的部分也相应膨大称**膜壶腹**；其管壁有一嵴状隆起称**壶腹嵴**，是位置觉感受器，能感受头部旋转变速运动的刺激。

2. 椭圆囊和球囊

椭圆囊（utricle）和**球囊**（saccule）为两个膜性小囊，位于前庭内。椭圆囊位于后上方，后壁借 5 个孔与 3 个膜半规管连通；球囊位于前下方，两囊以细管连通。球囊以连合管通向蜗管。在囊壁上分别有突入囊腔的**椭圆囊斑**和**球囊斑**，均为位置觉感受器，能感受静止状态下地心引力的刺激产生位置觉或感受直线变速运动的刺激。

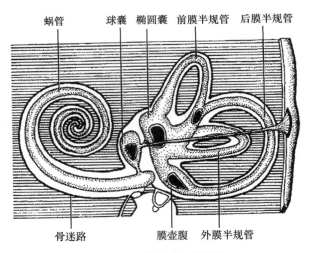

图 11-20　骨迷路与膜迷路

3. 蜗管

蜗管（cochlear duct）位于蜗螺旋管内，是骨螺旋板游离缘与蜗螺旋管周缘之间的膜管，其横断面呈三角形，随蜗螺旋管也旋转两圈半。蜗管的上壁和下壁分别称**前庭膜**和**螺旋膜**。在螺旋膜的上面，有突向蜗管内腔的隆起，**称螺旋器**，又称 **Corti 器**为听觉感受器，能感受声波刺激。

蜗管和骨螺旋板将蜗螺旋管分隔为上、下两部分，上部称**前庭阶**，下部称**鼓阶**。两者绕蜗轴至蜗顶处相通。前庭阶通到前庭正对前庭窗，鼓阶通到前庭正对蜗窗。

声波的传导途径

声波传入内耳有两条途径，即空气传导和骨传导。骨传导经颅骨传入内耳，其效能甚微。正常情况下以空气传导为主。

声波经耳郭、外耳道引起鼓膜振动，中耳的听小骨链将鼓膜振动传至前庭窗，引起前庭阶外淋巴的波动。外淋巴的波动传导至鼓阶，引起鼓阶外淋巴波动，外淋巴的波动引起蜗管的内淋巴波动和螺旋膜的振动，刺激螺旋器产生神经冲动，经蜗神经传入脑的听觉中枢，产生听觉。

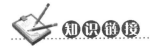

耳聋的解剖学基础

1. 传导性耳聋。是指由外耳和中耳的疾患引起空气传导途径阻断而引起的耳聋。但因骨传导可以部分地代偿，所以不会产生完全性耳聋。

2. 神经性耳聋。指由内耳、蜗神经、听觉传导通路和听觉中枢的疾病而引起的耳聋，是完全性耳聋。

临床工作中，常采用将击响的音叉柄直接压置于颅面部的方法来鉴别传导性耳聋和神经性耳聋。

四、耳的听觉功能

声波经过外耳和中耳传到内耳，引起内耳淋巴的振动，再经过耳蜗的感音换能作用，将声波的机械能转变为听神经纤维上的神经冲动，再传到大脑皮层听觉中枢后最终形成**听觉**（hearing）。因此，听觉是由耳、听神经和大脑皮层听觉中枢 3 者的共同活动完成的。

（一）外耳与中耳的传音功能

1. 外耳的集音与放大功能

外耳的耳郭具有收集声波的作用，许多动物的耳郭还能运动，帮助辨别声源的方向。声波由外耳道传导至鼓膜之前可在外耳道腔内反复反射叠加，称**共鸣效应**，到达鼓膜时其强度可增加约 10 倍。

2. 中耳的放大功能

中耳的主要功能是将声波振动能量高效地传入内耳，其中鼓膜较听骨链末端的面积大 17 倍，即可将传入内耳的声压放大 17 倍；听骨链的重心恰是其在鼓室内的支点，传声时惰性最小，且支点距鼓膜距离为内耳卵圆窗距离的 1.3 倍，故而又可将声强放大 1.3 倍。综合而言，中耳共可将鼓膜震动放大 22 倍，在声波传递过程中起着重要的放大作用。

（二）内耳耳蜗的感音功能

耳蜗的功能是感音换能，即将由中耳传递来的声波振动转变成听神经上的神经冲动。在耳蜗的感音换能过程中，螺旋膜的振动起着关键作用。

五、老年人耳的结构变化

老年人的耳郭软骨和软骨膜的弹性纤维减少，弹性减退，容易受到外伤因素的损害。耳郭表面皱襞松弛，凹窝变浅，收集声波和辨别声音方向的能力降低。外耳道神经末梢萎缩而导致感音迟钝，中耳和内耳的骨质逐渐变硬和增生，鼓膜变厚、变硬，失去弹性。

老年人的蜗神经功能逐渐减退，声波从内耳传至脑部的功能障碍，使老年人听力逐渐丧失，导致老年聋。内耳血管的管壁增厚、管腔缩小，导致内耳缺血，可促使老年聋的发生和发展。老年性耳鸣是耳结构改变的结果。

任务三　皮　　肤

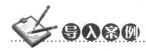

患者，男性，65 岁，主诉冬天夜晚睡觉时，身上的皮肤瘙痒，并有虫爬等异常感觉，常常被挠破或掐痛，才能稍稍止痒而入睡。初步诊断为老年性皮肤瘙痒症。

患者的确诊需要具备以下人体结构知识：

1. 皮肤的正常形态结构；

2. 老年人皮肤结构的变化。

任务三介绍皮肤的正常形态结构及老年人皮肤形态结构的改变。

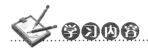

皮肤（skin）覆盖全身表面，借皮下组织与深部组织相连。皮肤的厚度依部位不同有所差异，以手掌及足底最厚，腋窝和面部最薄。皮肤有毛、皮脂腺、汗腺和指（趾）甲等皮肤附属器。皮肤具有保护、吸收、排泄、感觉、调节体温以及参与物质代谢等作用。

一、皮肤的结构

皮肤由表皮和真皮两部分组成。手指皮肤如图 11-21 所示。

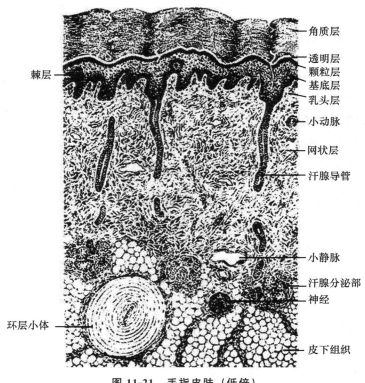

图 11-21　手指皮肤（低倍）

（一）表皮

表皮（epidermis）位于皮肤的浅层，由角化的复层扁平上皮组成，表皮由两类细胞组成：一类是角蛋白形成细胞，构成表皮主要细胞，分层排列；另一类是非角蛋白形成细胞，数量较少，散在分布。

1. 角蛋白形成细胞

角蛋白形成细胞又称角质形成细胞，根据细胞的形态特点和位置，由基底到表面分为 5 层结构。

（1）基底层：此层附着于基膜上，由一层矮柱状或立方形细胞组成，称基底细胞。基底细胞属幼稚细胞，有活跃的分裂增殖能力，新生的细胞向浅层移行，分化为其余各层细胞，故基底层又称生发层。

（2）棘层：位于基底层浅面，由4～10层多边形细胞组成。细胞表面伸出许多短小的棘状突起，故名棘细胞。棘细胞向浅层推移，细胞逐渐变为扁平形。

（3）颗粒层：位于棘层浅面，由2～3层梭形细胞组成。细胞核趋于退化，胞质内充满嗜碱性颗粒，故称颗粒层。这些颗粒为透明角质颗粒，以胞吐方式将其内容物释放到细胞间隙中，构成阻止物质透过表皮的重要屏障。

（4）透明层：位于颗粒层浅面，由数层扁平细胞组成。此层细胞界限不清，胞核和细胞器退化消失，呈均质透明状，故名透明层。

（5）角质层：位于表皮的最浅层，由多层扁平的角质细胞组成，细胞已完全角化，轮廓不清，胞核和细胞器已完全消失，胞质充满均质状嗜酸性的角质白，角质白是一种耐摩擦的物质，细胞间隙中充满由膜被颗粒释放的物质，因此，角质层对阻止体外物质的侵害和体内物质的丢失有重要作用。角质层的表层细胞连结松散，逐渐脱落形成皮屑。

2. 非角蛋白形成细胞

非角蛋白形成细胞包括黑素细胞和郎格汉斯细胞等。

（1）黑素细胞。散在于基底细胞之间。细胞体积较大，伸出许多细长突起，核圆形，胞质内含特有的黑素体。黑素细胞具有合成黑色素、形成黑素颗粒的功能。黑素颗粒经突起末端排出，进入邻近的基底细胞和棘细胞内。黑色素为棕黑色或深棕色的生物色素，是决定皮肤颜色的重要因素。根据黑素颗粒的大小、含量和分布等，决定不同种族或同一个体不同部位肤色的差异。黑色素能吸收紫外线，可保护深部组织免受损伤。

（2）郎格汉斯细胞。主要存在于棘层内，是有树枝状突起的细胞。目前认为郎格汉斯细胞参与免疫应答，属单核吞噬细胞系统。

（二）真皮

真皮（dermis）位于表皮与皮下组织之间，由致密结缔组织组成。真皮分为乳头层和网状层，两者互相移行无明显界限。

1. 乳头层

此层纤维较细密，借基膜与表皮相连，呈乳头状突向表皮，称真皮乳头。乳头的形成，增加了真皮与表皮的接触面积，乳头内含丰富的毛细血管，有利于供给表皮营养物质和运出代谢产物；有些乳头内还含有游离神经末梢和触觉小体。

2. 网状层

网状层位于乳头层深面，由粗大的胶原纤维束交织成网，并含有许多弹性纤维，使皮肤有较大的韧性和弹性。此层内有较粗大的血管、淋巴管、神经纤维及毛囊、皮脂腺和汗腺等，并有环层小体。

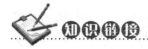

肤色的奥秘

一个人的肤色与多种因素有关，如皮肤的折光性、毛细血管的分布、血液的流量、表皮的厚薄、胡萝卜素的含量等，但主要取决于表皮内黑色素的含量。黑种人的黑色素几乎密集分布于表皮各层，而黄种人和白种人则主要分布于基底层内，白种人的黑素细胞比黄种人更少。皮肤血管和其中的血液则使皮肤"黑里透红"或"白里透红"。

二、皮肤的附属器

(一) 毛

体表皮肤除手掌、足底等处外，均有毛分布。毛的粗细、长短因所在部位、年龄、性别及生理状态而有差异，以头皮的毛最粗。露出皮肤外的部位称**毛干**，埋在皮肤内的称**毛根**，毛干和毛根均由角化上皮组成。毛根周围包有上皮组织和结缔组织组成的鞘状结构，称**毛囊**。毛根和毛囊下端形成膨大的毛球，毛球底面内凹，结缔组织突入其中，称**毛乳头**，内含毛细血管和神经，是毛的生长点，它对毛的生长起诱导、营养作用，如毛乳头被破坏或退化，毛即停止生长并脱落。

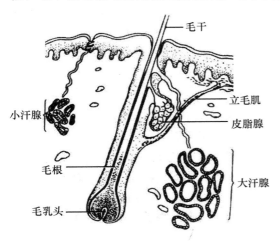

图 11-22　皮肤附属器示意图

毛球处上皮内含黑素细胞，随着毛的生长，黑素颗粒注入毛根和毛干内，黑素颗粒的多少与毛的颜色有直接关系。

毛和毛囊斜长在皮肤内，与皮肤表面呈钝角的一侧，有一束平滑肌纤维，连于毛囊和真皮乳头层之间，称**立毛肌**。立毛肌受交感神经支配，收缩时使毛竖立。皮肤附属器如图 11-22 所示。

(二) 皮脂腺

皮脂腺（sebaceous gland）是一种分支泡状腺，位于立毛肌与毛囊之间，导管较短，多开口于毛囊上段，也有直接开口于皮肤表面的如图 11-22 所示。分泌部外层细胞为较小的幼稚细胞，呈低立方形，称基细胞，有分裂增殖能力，分化出腺细胞，逐渐变大并向分泌部中央移动，同时胞质内聚集大小不等的脂滴，细胞核则固缩溶解，最后细胞解体，连同脂滴一起排出称皮脂。皮脂有柔润皮肤和保护毛发的作用。

(三) 汗腺

汗腺（sweat gland）是弯曲的单管状腺，遍布于全身各处，以手掌、足底和腋窝等处最多。根据汗腺的分泌方式、分泌物性质和所在部位不同，可分为两种，如图 11-22 所示。

1. 小汗腺

小汗腺遍布于全身皮肤内。其分泌部位于真皮深层或皮下组织内，由单层矮柱状腺细胞组成。导管部从真皮深部上行，穿过表皮，开口于皮肤表面。汗腺以胞吐方式分泌汗液。汗液具有调节体温、湿润皮肤和排泄含氮代谢产物等作用，并参与水和电解质平衡的调节。

2. 大汗腺

大汗腺主要分布于腋窝、会阴及肛门周围等处，其分泌部较粗，腺腔较大，腺导管较直，开口于毛囊，分泌物较浓稠，无特殊气味，经细菌分解后可有臭味，称狐臭。

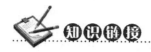

老年性皮脂腺增生

老年性皮脂腺增生是老年皮肤内正常皮脂腺良性增大所致，是最常见的毛囊皮脂腺肿瘤，又称老年性皮脂腺痣或腺瘤样皮脂腺增生。临床症状皮损局部有散在、隆起、圆形的丘疹，无自觉症状，组织病理学检查见皮脂腺增生。多见于50岁以上老年男性面部，以额部和颊部多见。

（四）指（趾）甲

指（趾）甲位于手指和足趾的背面，由多层排列紧密的角化上皮细胞组成。露出体表的部分为甲体，甲体下方的皮肤为甲床，埋入在皮肤内的称甲根，甲体两侧和甲根浅面的皮肤皱襞为甲襞，甲襞与甲体之间的沟称甲沟。甲根附着处的上皮细胞分裂旺盛，该处称甲母基或甲母质，是甲体的生长区，指（趾）受损或指（趾）甲拔除后，若甲母质仍保留，则甲仍能再生。

三、皮肤的体温调节功能

（一）正常体温及生理变化

体温（body temperature）包括体表温度与深部温度。**体表温度**是指人体的外周组织，即表层，包括皮肤、皮下组织和肌肉等的温度，也称**体壳温度**。**深部温度**是指机体深部组织的平均温度，也称**体核温度**。由于体内各器官的代谢水平不同，它们的温度略有差别，在安静时，肝代谢最活跃，温度最高；其次是心脏和消化腺。在运动时则骨骼肌的温度最高，但相差不超过1℃。这是由于血液不断循环，使各器官温度经常趋于一致。因此，血液的温度可以代表重要器官温度的平均值。体表温度低于深部温度，并易受环境温度和衣着等因素的影响，温度波动程度也很大，而且体表皮肤各部位之间的温度也存在较大的差异。临床上所说的体温是指体核温度。

体温的恒定是机体内环境稳态的主要标志之一，也是人体重要的生命体征之一。人体相对稳定的体温是机体新陈代谢和生命活动正常进行的必要条件。因为人体的新陈代谢都是以酶促反应为基础的，而酶必须在适宜的温度下才具有较高的活性。体温过高或过低都将引起酶活性改变，甚至丧失活性，进而影响组织细胞代谢及功能活动，甚至会危及生命。一般情况下，机体的酶在37℃左右活性最佳。当温度低于30℃时可导致意识丧失，高于40～41℃时出现谵语、神志不清；当体温降低到23℃以下或升高超过42℃以上时，将危及生命或导致死亡。

1. 正常体温

临床上通常用**口腔温度**、**直肠温度**和**腋窝温度**来表示体温。直肠温度的正常值为36.9～37.9℃，比较接近体核温度，但易受下肢温度影响。口腔温度（舌下部）的正常值为36.7～37.7℃，腋窝平均温度为36.0～37.4℃。需要指出的是，只有让被测者上臂紧贴其胸廓，使腋窝紧闭形成人工体腔，机体内部的热量才能逐渐传导过来，使腋窝的温度逐渐升高至接近于体核温度的水平。因此，测腋窝温度时，时间至少为 10 分钟，而且腋窝还应保持干燥。

2. 体温的生理变化

人的体温是相对稳定的，但并非一成不变。在生理情况下，人体正常体温可随昼夜变化、年龄、性别、环境温度、精神紧张和体力活动等因素的影响而发生变化，但这种变化的幅度一般不超过 1℃。

（1）昼夜变化：在一昼夜之中，人体体温呈周期性波动。清晨 2～6 时体温最低，午后 1～6 时最高。体温的这种昼夜周期性波动称为昼夜节律或日周期。

（2）性别差异：成年女性的平均体温比男性高约 0.3℃，女子的基础体温除具有昼夜节律外，还随月经周期而发生变动。在排卵日最低，排卵后体温升高，这种体温升高一直持续至下次月经开始。实验证明，这种体温变动与血中孕激素及其代谢产物的变化相吻合。

（3）年龄影响：体温也与年龄有关。一般来说，儿童的体温较高，新生儿和老年人的体温较低。老年人因代谢活动和免疫能力下降，往往在感染时体温没有显著升高，甚至是处于正常范围，尤其需要注意。

（4）其他因素的影响

①麻醉药通常可抑制体温调节中枢，降低机体对寒冷环境的适应能力。所以对于麻醉手术的病人，在术中或术后都应注意保温护理；

②肌肉活动时代谢增强，产热量增加，结果可导致体温升高，临床上应让病人安静一段时间以后再测体温。

③情绪激动、精神紧张、进食等情况会引起体温升高；

④环境温度对体温也有影响。在测定体温时，应考虑到这些情况。生理状态下，体温虽有波动，但波动均不超过 1℃，体温保持相对稳定，这是机体在体温调节机构的调控下，使产热与皮肤散热达到平衡的结果。

（二）皮肤散热

人体各组织器官所产生的热量传给流动着的血液，血液把热量带到体表，通过皮肤表面将热量散到周围环境中去，故人体的主要散热部位是皮肤。当环境温度低于体表温度时，大部分的体热通过皮肤的辐射、传导和对流散热。一部分热量通过皮肤汗液蒸发来散发，呼吸、排尿和排便也可散失一小部分热量。当环境温度等于或高于体表温度时，蒸发散热是机体唯一的散热方式。

1. 散热方式

（1）**辐射散热**（thermal radiation），是机体以热射线的形式将热量传给外界较冷物质的一种散热形式。

（2）**传导散热**（thermal conduction），是机体的热量直接传给同它接触的较冷物体的一种散热方式，临床上可利用此原理以冰袋、冰帽给高热病人降温。

（3）**对流散热**（themal convection），是通过气体或液体交换热量的一种方式。

（4）**蒸发散热**（evaporation），是机体利用液体转化为气体时大量吸收热量的特性而采取的散热方式。蒸发散热有两种形式，即不感蒸发和可感蒸发。人体即使处在低温中，没有汗液分泌时，皮肤和呼吸道也都不断有水分渗透而被蒸发掉，这种水分蒸发称**不感蒸发**（insensible perspiration），这种水分蒸发不为人们所觉察，并与汗腺的活动无关。**可感**

蒸发（sensible evaporation）又称发汗，是指汗腺分泌汗液形成可见的汗滴后从体表蒸发带走热量的一种散热形式。

辐射、传导和对流散失的热量取决于皮肤和环境之间的温度差，温度差越大，散热量越多，温度差越小，散热量越少。环境温度等于或高于皮肤温度时，辐射、传导和对流的散热方式就不起作用，此时蒸发就成为机体唯一的散热方式。

2．散热的调节反应

（1）汗腺与汗腺活动的调节：安静状态下，当环境温度超过30℃时汗腺开始发汗，在气温高于皮肤温度、劳动或运动、空气湿度大等情况下，汗腺分泌汗液增加，通过大量汗液的蒸发散热，使体内热储不会剧增，体温不至于骤升，因此，发汗是重要的体温调节反应之一。

（2）循环系统的调节反应：环境温度较高时，皮肤小动脉扩张，动静脉吻合支开放，皮肤血流量因而大大增加，于是较多的体热从机体深部被带到体表层，提高了皮肤温度，增强了散热作用，在寒冷环境中，皮肤血管收缩，皮肤血流量剧减，散热量也因而大大减少。

（三）体热平衡

正常人体体温之所以能保持在37℃左右，目前多以**调定点**（set point）学说予以解释。调定点学说认为，体温的调节类似于恒温器的调节，在视前区/下丘脑前部（PO/AH）中有个调定点，即规定数值（如37℃）。当某种原因使体温超过37℃时，散热增加，产热减少，从而使升高的体温回降而恢复到37℃；而当某种原因使体温低于37℃时，则发生相反的变化，使体温回升至37℃，从而使体温稳定在37℃左右。

发热是由于致热源使调定点上移的结果。如果调定点因某种致热因素影响由37℃升至39℃，则引起散热减少、产热增多反应，出现皮肤血管收缩、皮肤温度下降而畏寒、寒战，直至体温升至39℃时才保持散热和产热的平衡。只要致热因素不消除，产热与散热两个过程就继续在此新的体温水平上保持着平衡。若致热源被清除，调定点回降至37℃，则产热抑制，散热加强而出现血管扩张、出汗等表现，体温逐渐恢复正常。因此，临床急性发热患者常呈现寒战、高热及大汗退热的"三步曲"表现。应该指出的是，发热时体温调节功能并无障碍，而只是由于调定点上移，体温才被调节到发热水平。

由于多种原因，老年人的发热往往不如青壮年典型：①老年人感官迟钝，发热往往难以产生主观感觉；②由于新陈代谢率降低，体内产热减少，所以老年人的正常体温就比年轻时低，加之血液循环较差，当气温低于18℃时，高龄老年人常感到手足冰冷，假定老年人的基础体温在36.5℃以下，而实测为37℃，则很容易被当作没有发热处理。所以对老年人的低热要引起足够的重视。

四、老年人皮肤的结构变化

老年人皮肤脂肪减少，弹力纤维变性、缩短，使皮肤松弛、弹性差，出现皮肤皱纹。面部皱纹出现最早，尤其是额部皱纹；眼角外侧和颞部的皱纹呈放射状，称鱼尾纹；50岁以后，口唇以下的皱纹及鼻唇沟也在逐渐加深，颈部皱纹有时比面部皱纹变化得更加显著。

老年人皮脂腺减少、萎缩，皮脂分泌减少，同时皮脂的成分也在改变，使皮肤表面干燥、粗糙、无光泽并伴有脱屑。同时汗腺减少，汗液分泌减少，皮肤也变得干燥，皮肤的排泄功能和体温调节功能降低。皮肤受周围环境的刺激，易诱发瘙痒，老年性皮肤瘙痒症是老年人皮肤结构改变的结果。

老年人皮肤表皮层变薄，细胞层数变少，再生缓慢，抵抗力下降，易受机械、物理、化学等刺激而损伤，长期卧床的老人易出现褥疮等。老年人皮肤色素沉着增加，可出现许多色素沉着性斑片，即老年性色素斑。皮肤中感受外界环境的细胞数量减少，对冷、热、痛觉、触觉等反应迟钝。老年人皮肤的毛细血管较稀疏，因此面部皮肤变得苍白。组织血管脆性增加，容易发生出血现象，如老年性紫癜。

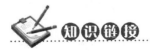 知识链接

如何早期发现老年人低热

早期发现老年人低热的方法：①勤测体温，如果体温一直为 36.2～36.6℃，那么 37℃ 就算有低热了。②注意日节律和年节律的差异，定时测量，做好记录，以便对比发现低热。③发现头晕、无力、精神委靡、食欲不振时，应测量体温，往往可发现低热。④老年人由于体温调节功能低下，其皮肤及皮下组织又较松弛，体温计不能贴紧，因此，老年人测量体温可测口腔或直肠体温。

发现老年人低热后，不要随便用退热药，而应及早就医。

小　　结

感觉器由视器和前庭蜗器等组成。

眼（视器）由眼球和眼副器组成，是感受光刺激的视觉器官。眼球由眼球壁及眼球内容物组成。眼球壁由外向内依次为眼球纤维膜、血管膜和视网膜。眼球纤维膜由前向后依次为角膜和巩膜；眼球血管膜由前向后分为虹膜、睫状体和脉络膜；视网膜由前向后分为视网膜虹膜部、睫状体部和视部。眼球内容物包括房水、晶状体和玻璃体，这些结构和角膜共同组成眼球的屈光系统。眼副器包括眼睑、结膜、泪器、眼球外肌、眶内脂肪及筋膜等，对眼球起保护、运动和支持的作用。视近物时主要由晶状体的调节增加折光力，老年人由于晶状体弹性减退，需用适宜的凸透镜矫正。近视眼球前后径过长或折光力过强，物像在视网膜之前，需配戴适宜的凹透镜；远视眼球前后径过短，物像在视网膜之后，需配戴适宜的凸透镜矫正；散光角膜曲率不一致，不能清晰成像，需配戴适宜的圆柱形透镜矫正。

耳（前庭蜗器）是位觉和听觉器官，分为外耳、中耳和内耳。外耳和中耳是收集和传导声波的装置，内耳有听觉和位置觉感受器。外耳包括耳郭、外耳道和鼓膜；中耳由鼓室、咽鼓管、乳突窦和乳突小房组成；内耳由骨迷路和膜迷路组成。其中骨迷路分为骨半规管、前庭和耳蜗，膜迷路分为膜半规管、椭圆囊和球囊、蜗管。声波传入内耳以空气传导为主。外耳与中耳的主要功能是传音并放大，耳蜗的主要功能是把由中耳传到内耳的机械振动转变为蜗神经纤维的神经冲动。

皮肤覆盖全身表面，由表皮和真皮组成。表皮位于皮肤的浅层，由角蛋白形成细胞和非角蛋白形成细胞组成；真皮位于表皮与皮下组织之间，分为乳头层和网状层。皮肤中有毛、皮脂腺、汗腺和指（趾）甲等皮肤附属器。皮肤具有保护、吸收、排泄、感觉、调节体温以及参与物质代谢等作用。临床上所说的体温为深部温度，常用测量部位有直肠、舌下和腋窝。体温的稳定由调定点控制产热和散热平衡来实现。发热的机制是调定点上移。

◣ 能力检测

1. 描述眼球壁的结构。
2. 叙述房水的产生和循环的途径。
3. 如何正确使用老视镜？
4. 简述鼓室各壁的位置、名称及其毗邻结构。
5. 内耳有哪些感受器？它们位于何处？分别接受哪些刺激？
6. 简述声波的传入途径。
7. 试述皮肤的组成及结构特点。
8. 根据机体散热的原理，说出机体在热和冷的环境中通过采取哪些措施来维持机体热平衡。
9. 用调定点学说解释发热过程。

项目十二　神经系统

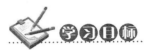 学习目标

　　通过本项目的学习，你应：

　　1. 记忆神经系统的组成；神经系统的常用术语；脊髓的位置、外形和功能；脑的组成和脑干的组成；脑神经的连脑部位；间脑的位置；小脑的位置和功能；大脑皮质的功能定位，基底核的组成，通过内囊的重要纤维束及临床意义；脑脊液的产生及循环途径；大脑动脉环的构成及临床意义；脊神经丛的组成及主要分支；脑神经的名称；交感神经和副交感神经的区别。

　　2. 理解脊髓的内部结构；脑干的内部结构；端脑的内部结构；第三脑室、第四脑室、内囊、硬膜外隙和蛛网膜下隙的含义；营养脑和脊髓的动脉来源及分布；交感干的结构特点；神经传导通路。

　　3. 认识大脑半球的分叶，主要沟、回的名称；脑和脊髓的被膜；胸神经分布的节段性；各脑神经的分布。

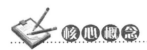 核心概念

　　脊髓　延髓　脑桥　中脑　间脑　小脑　端脑　脊神经　脑神经　内脏神经

任务一　概　　述

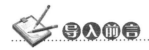 导入前言

　　学习神经系统首先要正确认识该系统的组成、活动方式和功能，其次要正确理解神经系统的常用术语，因为只有对该系统有总的认识，对常用术语有深刻的理解，才能深入学习有关内容。

　　任务一将介绍神经系统概述。

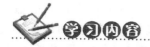

神经系统在人体各系统中处于主导地位。人体的每一个器官和系统虽然都有独特的结构和功能，但都是在神经系统的控制和调节下进行活动的，从而保证各器官、系统功能活动的协调和统一，同时也使机体的内、外环境保持相对的平衡。例如当人体进行剧烈的体育运动时，骨骼肌会发生强烈的收缩，呼吸和心跳会加快，这些变化都是在神经系统的调节和控制下进行的。当然，其他系统对神经系统也有重要的作用。例如当进行紧张的脑力活动时，循环系统及时向脑运送氧和营养物质并运走代谢产物，以保证脑的正常活动。

一、神经系统的组成

神经系统（nervous system）在形态和功能上是一个整体，为了叙述方便，我们把神经系统分为**中枢神经系统**（central nervous system）和**周围神经系统**（peripheral nervous system）两部分。中枢神经系统包括脑和脊髓；周围神经系统包括与脑相连的 12 对脑神经和与脊髓相连的 31 对脊神经，如图 12-1 所示。

周围神经系统根据其分布区域不同，可分为躯体神经和内脏神经。躯体神经分布于皮肤、骨、关节和骨骼肌等处，内脏神经分布于心肌、平滑肌和腺体。

躯体神经和内脏神经均含有两种纤维成分：传入纤维和传出纤维。传入纤维又称感觉纤维，它将神经冲动自感受器传向中枢神经系统；传出纤维又称运动纤维，它将神经冲动自中枢神经系统传向效应器。内脏神经中的传出纤维支配心肌、平滑肌和腺体的活动，不受人的主观意志控制，故又称自主神经或植物性神经。内脏运动神经又依其功能不同，分为交感神经和副交感神经，如图 12-2 所示。

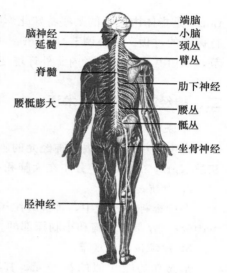

图 12-1 神经系统概观

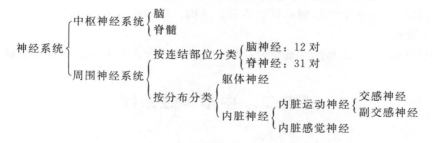

图 12-2 神经系统的组成

二、神经系统的活动方式

神经系统的活动方式主要为**神经调节**（nervous regulation）。它是指神经系统的活动通过神经的联系，对人体各部位的功能发挥调节作用，其基本方式是反射。**反射**（reflex）

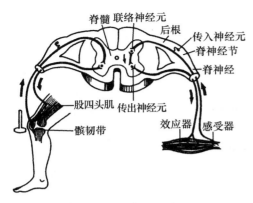

脊髓 联络神经元
后根
传入神经元
脊神经节
脊神经
股四头肌 传出神经元
髌韧带
效应器 感受器

图 12-3 反射弧示意图

是指在中枢系统的参与下，人体对刺激产生的适应性、规律性反应。完成反射的结构基础是**反射弧**（reflex arc）。反射弧包括 5 部分，即感受器、传入（感觉）神经、中枢、传出（运动）神经、效应器，如图 12-3 所示。感受器接受内、外环境的刺激并将刺激转化为神经冲动，经传入神经传到中枢；中枢发出的神经冲动经传出神经传到效应器，作出反应。反射弧的这 5 个部分，缺少任何一个环节，反射都不可能实现。

人体功能的调节方式除神经调节外，还有体液调节和自身调节。**体液调节**（humoral regulation）是指体内产生的某些特殊化学物质通过体液途径对某些细胞、组织或器官的活动进行调节的过程。**自身调节**（autoregulation）是指细胞、组织或器官不依赖于神经和体液调节，而由其自身特性对内、外环境变化产生的适应性反应。

三、神经系统的常用术语

1. 灰质

在中枢神经系统内，神经元的胞体和树突聚集之处，因在新鲜标本上色泽灰暗，故称**灰质**（gray matter）。分布在大脑和小脑表层的灰质称皮质。

2. 白质

在中枢神经系统中，神经纤维聚集之处，在新鲜标本上色泽白亮，故称**白质**（white matter）。分布在大脑和小脑深部的白质称髓质。

3. 神经核和神经节

形态和功能相似的神经元，其胞体常聚集在一起。位于中枢神经系统的称**神经核**（nucleus），位于周围神经系统的称**神经节**（ganglion）。

4. 纤维束和神经

在中枢神经系统内，起止和功能基本相同的神经纤维聚集成束，称**纤维束**。在周围神经系统内，神经纤维聚集成粗细不等的条索状结构，称**神经**（nerve）。

5. 网状结构

在中枢神经系统内，神经纤维交织成网，灰质团块散在其中，此部位称**网状结构**。

任务二 中枢神经系统

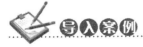 导入案例

案例一 患者，男性，76 岁，主因进行性双下肢无力 30 天，排尿困难 1 天入院。缘于 30 天前无明显诱因出现双下肢无力，曾给予药物治疗，症状未见好转，并自觉双下肢无力呈进行性加重，一天前出现排尿困难。胸、腰椎 CT 示：

胸、腰椎多发骨质破环，继发椎管狭窄。查体：双下肢肌力 0 级，膝腱反射消失，T6 平面以下痛觉减退。初步诊断为：脊髓压迫症——胸、腰椎多发转移瘤。

此案例中患者的确诊需要具备以下人体结构知识：

1. 脊髓的位置；

2. 脊髓内部结构中的脊髓丘脑束和皮质脊髓束的功能；

3. 脊髓的反射功能。

案例二 患者，男性，52 岁。主因左半身不能活动 5 小时入院。缘于 5 小时前与妻子吵架后，出现左侧半身不能活动。测血压 160/100 mmHg（21.3/13.3 kRa），头颅 CT 示：右侧基底节区椭圆形高密度影，边界清楚。查体：左侧鼻唇沟浅，示齿口角右偏，伸舌左偏，左侧肢体肌力 0 级，右侧肢体肌力 Ⅴ 级，左侧肢体及面部针刺感觉减退，右侧针刺感觉正常存在。初步诊断：内囊出血。

此案例中患者的确诊需要具备以下人体结构知识：

1. 大脑内部结构的组成、内囊的位置及通过内囊的投射纤维；

2. 老年人脑血管的解剖学特点。

任务二将主要介绍脊髓的位置和外形、内部结构及功能，脑的组成、位置和外形、内部结构及功能。

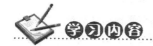

一、脊髓

（一）脊髓的位置

脊髓（spinal cord）位于椎管内，上端在枕骨大孔处与延髓相续，下端达第 1 腰椎下缘平面（新生儿可达第 3 腰椎下缘平面），全长 40～45 cm 左右，约占椎管全长的上 2/3。

（二）脊髓的外形

脊髓呈前后稍扁的圆柱形，全长粗细不等，全长有两个膨大：颈膨大和腰骶膨大。脊髓末端变细，呈圆锥状，称脊髓圆锥。脊髓圆锥向下延续为无神经组织的细丝，称**终丝**，终于尾骨背面。脊髓的外形如图 12-4 所示。

脊髓表面有六条纵行沟和裂，纵贯脊髓的全长，前面正中的深沟称**前正中裂**；后面正中浅沟称**后正中沟**；在前正中裂和后正中沟的两侧，都各有两条浅沟，分别称**前外侧沟**和**后外侧沟**。前外侧沟自上而下连有 31 对脊神经的**前根**，由运动

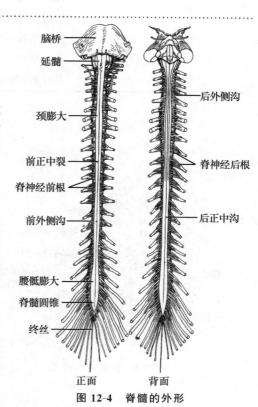

图中标注：脑桥、延髓、颈膨大、前正中裂、脊神经前根、前外侧沟、腰骶膨大、脊髓圆锥、终丝、后外侧沟、脊神经后根、后正中沟、正面、背面

图 12-4 脊髓的外形

纤维组成；后外侧沟自上而下连有 31 对脊神经的**后根**，由感觉纤维组成，每条脊神经的后根上，都有一膨大的**脊神经节**（spinal ganglia）。脊髓结构模式如图 12-5 所示。每侧对应的前、后根在椎间孔处，汇合成一条**脊神经**，经相应的椎间孔穿出。

脊髓的两侧连有 31 对脊神经，通常把每对脊神经所连的一段脊髓，称一个**脊髓节段**，因此脊髓也可分为 31 个节段，即颈髓（C）8 节，胸髓（T）12 节，腰髓（L）5 节，骶髓（S）5 节和尾髓（C_o）1 节。

在胚胎早期，脊髓与椎管的长度接近，脊神经根呈水平位伸向相应的椎间孔。自胚胎第 4 个月起，椎管的生长速度比脊髓快，因脊髓上端连脑处位置固定，脊髓下端逐渐上移，导致脊神经根距各自的椎间孔自上而下愈来愈远，脊神经根在椎管内自上而下逐渐斜行，腰、骶、尾部的神经根几乎垂直下行于脊髓圆锥下方，并包绕终丝，形成马尾。因为成年人在第 1 腰椎以下已无脊髓，组成的马尾又都浸泡在脑脊液中，故临床上常在第 3、4 或第 4、5 腰椎间进行腰椎穿刺术，而不致损伤脊髓。

了解脊髓节段与椎骨的对应关系，对确定脊髓病灶的位置有临床意义。其规律大致如表 12-1、图 12-6 所示。

表 12-1　脊髓节段与椎骨的对应关系

脊髓节段	对应椎骨	推算举例
$C_{1\sim4}$	与同序数的椎骨等高	如第 2 颈节平对第 2 颈椎
$C_5 \sim T_4$	比同序数的椎骨高 1 个椎体	如第 3 胸节平对第 2 胸椎
$T_{5\sim8}$	比同序数的椎骨高 2 个椎体	如第 7 胸节平对第 5 胸椎
$T_{9\sim12}$	比同序数的椎骨高 3 个椎体	第 10 胸节平对第 7 胸椎
$L_{1\sim5}$	平对第 10～12 胸椎	
$S_{1\sim5}$、C_0	平对第 1 腰椎的高度	

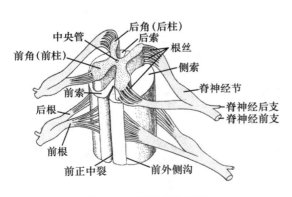

图 12-5　脊髓结构模式

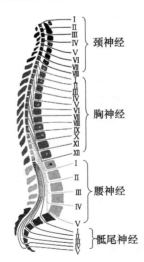

图 12-6　脊髓节段与椎骨的对应关系

（三）脊髓的内部结构

在脊髓的横切面上，中央有中央管，中央管的周围是灰质，灰质的周围是白质。

1. 灰质

灰质呈"H"形，每侧灰质向前扩大的部分称**前角**；向后伸出狭长的部分称**后角**；在脊髓的 $T_1\sim L_3$ 脊髓节段的前、后角之间，向外侧突出的部分称**侧角**，如图 12-7 所示。前角由运动神经元的胞体组成；后角由中间神经元的胞体组成；侧角由交感神经元的胞体组成，是交感神经的低级中枢；在脊髓的 $S_2\sim S_4$ 脊髓节段，相当于侧角的部位，由副交感神经元的胞体组成，是副交感神经的低级中枢。

2. 白质

白质位于灰质的周围，每侧白质借脊髓的沟和裂分为 3 个索：前正中裂与前外侧沟之间称**前索**，前外侧沟和后外侧沟之间称**外侧索**，后外侧沟和后正中沟之间称**后索**。白质由纵行排列的纤维束组成，向上传递神经冲动的纤维束称**上行纤维束**，向下传递神经冲动的纤维束称**下行纤维束**，如图 12-8 所示。

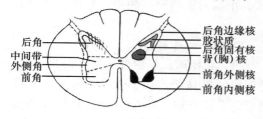

图 12-7 脊髓灰质

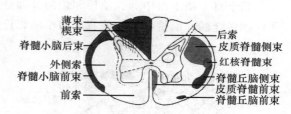

图 12-8 脊髓白质

1）主要上行纤维束

（1）**薄束和楔束**：位于后索，此二束均起自脊神经节的中枢突，向上分别终止于延髓的薄束核和楔束核。此二束的功能是传导躯干和四肢的本体感觉和精细触觉的冲动。

（2）**脊髓丘脑束**：位于外侧索和前索，此束起自后角，其纤维经白质前连合交叉到对侧脊髓的外侧索和前索上行。在外侧索上行的纤维束称**脊髓丘脑侧束**，其功能是传导躯干和四肢的痛觉和温度觉冲动；在前索上行的纤维束称**脊髓丘脑前束**，其功能是传导躯干和四肢的粗触觉冲动。

2）主要下行纤维束

下行纤维束主要有**皮质脊髓束**，位于外侧索和前索。此束起自大脑皮质，下行至延髓下部时，大部分纤维交叉到对侧脊髓外侧索下降，即为**皮质脊髓侧束**，其纤维贯穿脊髓全长，陆续止于同侧脊髓前角运动神经元；少数没有交叉的纤维下行于同侧脊髓前索，居正中裂两侧，即为**皮质脊髓前束**，其纤维一般不超过胸段，止于双侧脊髓前角运动神经元。皮质脊髓侧束的功能是控制四肢骨骼肌的随意运动，皮质脊髓前束的功能是控制躯干骨骼肌的随意运动。

导入案例一中患者出现痛觉消失、双下肢无力症状，可能是由于胸、腰椎转移瘤导致椎管狭窄，长期压迫脊髓，引起脊髓丘脑束和皮质脊髓束的功能受损所致。

（四）脊髓的功能

1. 传导功能

脊髓通过上行纤维束将躯干、四肢的感觉信息传至脑，同时又通过下行纤维束将脑发出的运动冲动传至效应器。

2. 反射功能

脊髓灰质中存在许多低级反射中枢，可完成一些反射活动。如膝腱反射中枢位于脊髓的 $L_2 \sim L_4$ 脊髓节段，排便中枢位于脊髓骶节。当脊髓受损时可引起排尿、排便障碍，浅、深反射减弱或消失等。因为膝腱反射的中枢在脊髓，当脊髓长期受压或损伤时，膝腱反射会消失。导入案例一中患者出现膝腱反射消失是脊髓损伤所致。

二、脑

脑（brain）位于颅腔内，由**端脑**（telencephalon）、**间脑**（diencephalon）、**中脑**（midbrain）、**脑桥**（pons）、**延髓**（medulla oblongata）及**小脑**（cerebellum）组成，如图 12-9 所示。通常把延髓、脑桥、中脑 3 部分合称**脑干**（brain stem）。

（一）脑干

1. 脑干的组成和位置

脑干自上而下由中脑、脑桥和延髓 3 部分组成。中脑向上与间脑相接，延髓在枕骨大孔处续接脊髓，脑桥和延髓的背面与小脑相连。

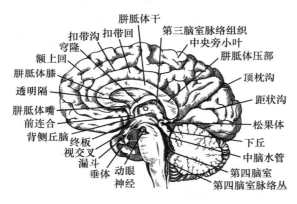

图 12-9 脑的正中矢状面

2. 脑干的外形

（1）腹侧面：延髓位于脑干的最下部，呈倒置的锥体形，如图 12-10 所示。上接脑桥，下连脊髓，其腹侧面上有与脊髓相连续的沟和裂，即前正中裂和前外侧沟。在前正中裂两侧，各有一纵行的隆起，称锥体，其内有皮质脊髓束通过，锥体下方可见**锥体交叉**；锥体的外侧有卵圆形隆起，称橄榄，内含下橄榄核。在锥体和橄榄之间的前外侧沟内，有舌下神经根出脑；在橄榄的后方，自上而下依次有舌咽神经、迷走神经和副神经出入脑。

脑桥位于脑干的中部，其腹侧面特别突出，称脑桥基底部。基底部正中有纵行的浅沟，称基底沟。自基底沟向两侧延伸连于**小脑中脚**，在小脑中脚的腹侧有三叉神经出入脑；脑桥下缘借延髓脑桥沟与延髓分界，沟中有 3 对脑神经，由外向内依次是前庭蜗神经、面神经和展神经。

中脑腹侧面有一对粗大的柱状隆起，称**大脑脚**，由大量发自大脑皮质的下行纤维束组成。大脑脚底之间的深凹为脚间窝，有动眼神经出脑。

（2）背侧面：中脑背面有两对圆形突起，如图 12-11 所示，上一对为上丘，是视觉反射中枢；下一对为下丘，是听觉反射中枢。二者分别连于间脑的外侧膝状体和内侧膝状体。下丘的下部有滑车神经穿出，这是唯一一对从脑干背面发出的脑神经。中脑内的空腔称**中脑水管**。

延髓和脑桥的背面可见较大的菱形窝。脑桥的背面形成菱形窝的上半，其外侧壁为左右**小脑上脚**，延髓背侧上部形成菱形窝下半。窝的中部有横行的髓纹，常作为脑桥和延髓的分界线。菱形窝构成第四脑室的底。

延髓背侧下部形似脊髓，中央也有中央管，其后正中沟外侧有薄束结节和楔束结节，其深面是薄束核和楔束核。在楔束结节的外上方有隆起的**小脑下脚**，由进入小脑的神经纤维构成。

3. 脑干的内部结构

脑干的内部结构包括灰质、白质和网状结构，但结构比脊髓复杂。

1）灰质

脑干内的灰质不再连贯成柱状，而是断开成神经核团。有的神经核与脑神经相连，称脑神经核；不与脑神经相连的称非脑神经核。

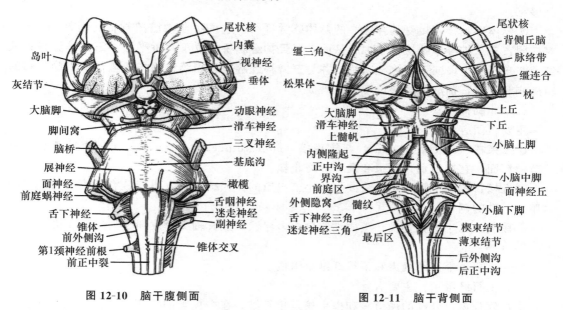

图 12-10 脑干腹侧面　　　　图 12-11 脑干背侧面

（1）脑神经核。

其位置大致与各脑神经的连脑部位相对应，在功能上可分为 4 种类型，即躯体运动核、内脏运动核、躯体感觉核和内脏感觉核，如图 12-12 所示。

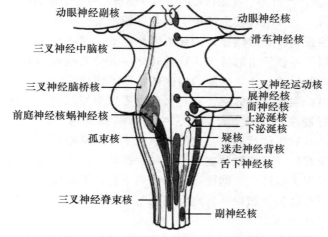

图 12-12 脑神经核在脑干背面的投影

①躯体运动核：发出纤维支配头颈部的骨骼肌（详见脑神经）。它们居中线两侧，自上而下共有 8 对核团：**动眼神经核**位于中脑上丘平面，**滑车神经核**位于中脑下丘平面，**三叉神经运动核**位于脑桥中部展神经核的外上方，**展神经核**位于脑桥中下部，**面神经核**位于脑桥中下部，**疑核**位于延髓上部，**舌下神经核**位于延髓上部，**副神经核**位于延髓下部、第 1～5 颈髓。

②内脏运动核：发出纤维支配心肌、平滑肌和腺体。它们位于躯体运动核的外侧，有 4 对核团：**动眼神经副核**位于动眼神经核上端的背内侧，**上泌涎核**位于脑桥下部，**下泌涎核**位于延髓上部，**迷走神经背核**位于舌下神经核的外侧。

③内脏感觉核：仅有**孤束核**，从延髓向上延伸到脑桥下段。孤束核接受味觉及一般内脏感觉。

④躯体感觉核：接受脑神经中的躯体感觉纤维。它们位于内脏感觉核的腹外侧，有 5 对核团：**三叉神经中脑核**位于中脑平面；**三叉神经脑桥核**位于脑桥平面；**三叉神经脊束核**细长，自颈髓上段向上延续至脑桥，并与三叉神经脑桥核相续；**蜗神经核**位于小脑下脚的腹外侧和背侧；**前庭神经核**位于脑桥平面。

（2）非脑神经核：

主要核团有：

①**薄束核**（gracile nucleus）与**楔束核**（cuneate nucleus）：分别位于薄束结节和楔束结节的深面，它们分别是薄束和楔束的终止核。

②**红核**：位于中脑内，接受大脑和小脑皮质的传入纤维，发出红核脊髓束下行，参与对躯体运动的调节。

③**黑质**：见于中脑全长，黑质细胞内含多巴胺，经其轴突释放到大脑的新纹状体。

2）白质

白质主要由上行纤维束和下行纤维束组成。

（1）上行纤维束：主要有：

①**内侧丘系**：延髓的薄束核和楔束核发出纤维，在中央管的腹侧交叉到对侧，此交叉为**内侧丘系交叉**，交叉后的纤维为内侧丘系，经延髓、脑桥和中脑上行，止于背侧丘脑的腹后外侧核，传导对侧躯干、四肢本体感觉和精细触觉。

②**脊髓丘系**：来自脊髓丘脑前束和侧束，两束纤维进入延髓后，互相靠近构成脊髓丘系，行于内侧丘系的背外侧，上行止于背侧丘脑的腹后外侧核，传导头面部痛觉、温度觉和触觉。

③**三叉丘系**：由三叉神经核发出纤维交叉至对侧，上行组成三叉丘系，位于内侧丘系的背外侧，止于背侧丘脑腹后内侧核，传导头面部痛觉、温度觉和触觉。

④**外侧丘系**：蜗神经核发出的纤维在脑桥腹侧左右交叉至对侧形成斜方体，斜方体的纤维折向上行，称外侧丘系，止于间脑的内侧膝状体，传导听觉信息。

（2）下行纤维束：主要有**锥体束**，它是大脑皮质发出控制随意运动的下行纤维束，包括皮质核束和皮质脊髓束。纤维束经内囊、中脑大脑脚下行。其中皮质核束在下行过程中，陆续止于脑干的 8 对躯体运动核。皮质脊髓束下行入延髓形成锥体，绝大部分纤维在锥体下端相互交叉至对侧，形成**锥体交叉**，交叉后的纤维在脊髓外侧索内下行，组成皮质脊髓侧束；小部分不交叉的纤维在同侧脊髓前索内下行，形成皮质脊髓前束。

除锥体束外，还有红核脊髓束、前庭脊髓束等。

3）网状结构

脑干中除各种神经核和纤维束外，在脑干中央部的纤维纵横交错，其间散在大小不等的神经细胞，称网状结构。网状结构与中枢神经各部之间均有广泛的联系。

4. 脑干的功能

（1）传导功能：脑干中的上行纤维束、下行纤维束是脊髓与脑各部分相联系的重要通路，具有传导神经冲动的功能。

（2）反射功能：脑干内有多个反射活动的低级中枢，特别是延髓内有调节心血管活动和呼吸运动的"生命中枢"。这些中枢受损，可立即危及生命。此外，脑桥和中脑内还分别有角膜反射和瞳孔反射等中枢。例如，用棉花丝轻触角膜引起眨眼的角膜反射。

（3）其他功能：脑干内的网状结构有维持大脑皮质觉醒、引起睡眠、调节骨骼肌张力和内脏活动等功能。

（二）小脑

1. 小脑的位置和外形

小脑位于脑干的背侧，占据颅后窝。小脑上面平坦，下面中间部凹陷，容纳延髓，如图 12-13 所示。小脑中间缩窄的部分称**小脑蚓**，两侧膨隆的部分称**小脑半球**。半球上面有横行的深沟，称原裂；半球下面的前内侧，各有一隆起，称**小脑扁桃体**（tonsil of cerebellum），小脑扁桃体紧邻枕骨大孔和延髓。小脑借小脑上脚、中脚、下脚与脑干背面相连。小脑脚由进出小脑的纤维束组成。

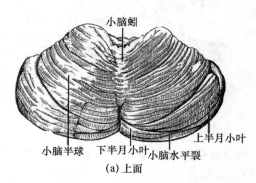 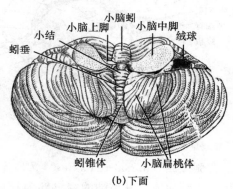

（a）上面　　　　　　　　　　　　　　（b）下面

图 12-13　小脑的外形（上面观和下面观）

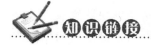

小脑扁桃体疝

当颅脑疾病引起颅内压增高时，小脑扁桃体可嵌入枕骨大孔，形成小脑扁桃体疝，又称枕骨大孔疝，压迫位于腹侧的延髓，使延髓功能受损，危及生命。

2. 小脑的功能

小脑是重要的运动调节中枢，其主要功能是维持身体平衡、调节肌张力和协调肌群的运动。小脑损伤后，患者可出现：①平衡失调，站立时身体摇摆不稳，行走时出现醉酒步态。②肌张力降低。③共济失调，表现为走路时抬腿过高；取物时，手过分伸张；睁眼做指对指运动时，双手可出现震颤，并且很难对准。

3. 第四脑室

位于脑桥、延髓和小脑之间的室腔称**第四脑室**（fourth ventricle），如图 12-14 所示。

其底即菱形窝，顶前部由小脑上脚及其之间的上髓帆组成，后部由下髓帆和第四脑室脉络组织组成。第四脑室向上与中脑水管相通，向下续脊髓中央管，向背侧和两侧分别借一个正中孔和两个外侧孔与蛛网膜下隙相通。第四脑室脉络丛可产生脑脊液。

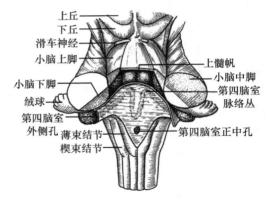

图 12-14　第四脑室

（三）间脑

间脑位于中脑与端脑之间，如图 12-15、图 12-16 所示，体积不到中枢神经的 2%，但结构和功能复杂，包括背侧丘脑、后丘脑、上丘脑、下丘脑和底丘脑 5 部分。人类由于大脑半球高度发展而掩盖了间脑的背面及侧面，仅腹侧下丘脑部分露于脑底。

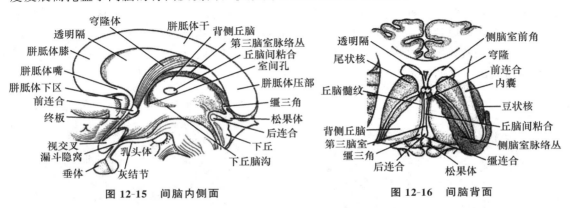

图 12-15　间脑内侧面　　　　　图 12-16　间脑背面

1. 背侧丘脑

背侧丘脑（dorsal thalamus）又称丘脑，由两个卵圆形的灰质团块借丘脑间粘合（中间块）连结而成，其前端的突出部为丘脑前结节，后端膨大称丘脑枕。背面和内侧面游离，内侧面参与组成第三脑室的侧壁，外侧面连结内囊。

丘脑内部被"Y"形白质纤维板（内髓板）分隔为前核群、内侧核群和外侧核群 3 部分，如图 12-17 所示。其中外侧核群又可分为背侧、腹侧两部分，腹侧核群由前向后分为腹前核、腹中间核和腹后核。腹后核又分为腹后内侧核和腹后外侧核，腹后内侧核接受对侧头面部的躯体感觉纤维；腹后外侧核接受对侧躯干和上肢、下肢的躯体感觉纤维。腹后核发出的纤维，称丘脑中央辐射，投射到大脑皮质的感觉区。

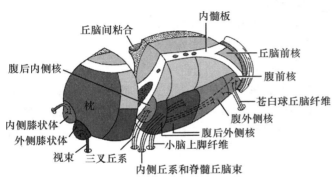

图 12-17　右侧背侧丘脑核团的立体示意图

2. 后丘脑

后丘脑位于丘脑枕的后下方，包括内侧膝状体和外侧膝状体。

（1）内侧膝状体。接受听觉纤维，发出纤维形成听辐射，投射到大脑皮质听觉中枢。

（2）外侧膝状体。是视束的终止核，发出纤维形成视辐射，投射到大脑皮质视觉中枢。

3. 下丘脑

下丘脑（hypothalamus）位于背侧丘脑的前下方，包括视交叉、灰结节和乳头体以及灰结节下方所连的漏斗和垂体。

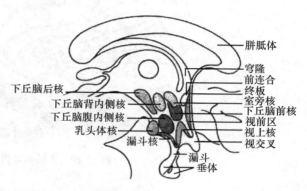

图 12-18　下丘脑主要核团

下丘脑含有多个核群，如图 12-18 所示，重要的有视上核和室旁核。**视上核**（supraoptic nucleus）位于视交叉外端的背外侧，能分泌抗利尿激素（加压素）；**室旁核**（paraventricular nucleus）位于第三脑室侧壁的上部，可分泌催产素。视上核和室旁核分泌的激素，经各神经元的轴突，输送至神经垂体储存，再由垂体释放入血液发挥作用。

下丘脑是调节内脏活动的较高级中枢，也是调节内分泌活动的重要中枢。它对体温、摄食、生殖、水盐代谢平衡等起着重要的调节作用，同时还与睡眠和情绪反应有关。

4. 上丘脑与底丘脑

上丘脑位于第三脑室顶部周围，由丘脑髓纹、缰三角、缰连合、松果体等构成。底丘脑是中脑和间脑的过渡区。

5. 第三脑室

位于两侧背侧丘脑和下丘脑之间的一个矢状裂隙称**第三脑室**（third ventricle）。前方借室间孔与两个侧脑室相通，向后下经中脑水管通第四脑室。在第三脑室的顶部有脉络丛，可产生脑脊液。

（四）端脑

端脑（telencephalon）又称**大脑**，是中枢神经系统中体积最大、结构最复杂的部分，人类端脑覆盖了间脑、中脑和小脑的大部分。

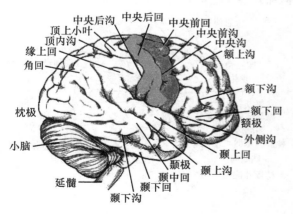

图 12-19　大脑半球上外侧面

端脑被大脑纵裂分为左、右大脑半球，二者在纵裂底部处借胼胝体相连。端脑与小脑之间有大脑横裂。

1. 大脑半球的外形和分叶

大脑半球表面凹凸不平，有许多深浅不等的沟，称大脑沟；沟之间的隆起部分，称大脑回。每个大脑半球有 3 个面，即上外侧面、内侧面和下面。

大脑半球以 3 条大脑沟为标记，分为 5 个叶，如图 12-19、图 12-20 所示。3 条沟是：①**外侧沟**。位于半球上外侧面，由前下行向后上。②**中央沟**。位于上外侧面，由上

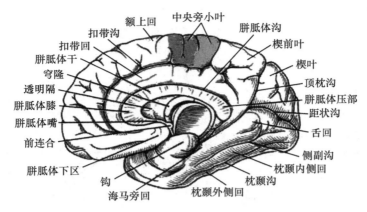

图 12-20　大脑半球内侧面

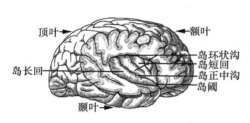

图 12-21　岛叶

缘中点稍后起始，行向前下方。③**顶枕沟**。位于内侧面，自后上行向前下。5 个叶是：①**额叶**（rontal lobe）。中央沟以前、外侧沟以上的部分。②**顶叶**（parietal lobe）。中央沟与顶枕沟之间、外侧沟以上的部分。③**颞叶**（temporal lobe），外侧沟以下、枕叶之前的部分。④**枕叶**（occipital lobe），指顶枕沟以后的部分。⑤**岛叶**（insula）略呈三角形，藏于外侧沟的深处，如图 12-21 所示。

2. 大脑半球的重要沟回

1) 上外侧面

(1) 额叶：中央沟前方与之平行的沟称**中央前沟**，中央沟与中央前沟之间的回称**中央前回**，自中央前沟向前发出两条与半球上缘平行的沟，分别称**额上沟**和**额下沟**，额上沟以上为**额上回**，额下沟以下为**额下回**，两沟之间为**额中回**。

(2) 顶叶：中央沟后方与之平行的沟称**中央后沟**，两者之间的回称**中央后回**，**中央后沟**中部向后发出与半球上缘平行的沟称**顶内沟**，顶内沟以上为**顶上小叶**，以下为**顶下小叶**，顶下小叶又分为环绕外侧沟末端的**缘上回**和环绕颞上沟末端的**角回**。

(3) 颞叶：有两条与外侧沟平行的沟，即**颞上沟**和**颞下沟**，将颞叶分为由上而下的**颞上回**、**颞中回**和**颞下回**，在颞上回的中部、外侧沟的深处有**颞横回**。

(4) **枕叶**：上外侧面的沟回多不恒定。

2) 内侧面

内侧面中部可见有联络两半球的**胼胝体**。胼胝体上方有胼胝体沟，在胼胝体沟上方，有与之平行的扣带沟，扣带沟与胼胝体沟之间为**扣带回**。在扣带沟的上方，有中央前回和中央后回向内侧面的延续，

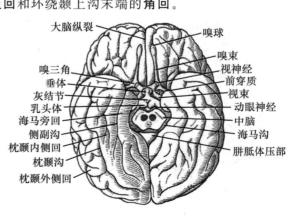

图 12-22　脑底面

称**中央旁小叶**。在枕叶上，可见自顶枕沟前下呈弓形向后的**距状沟**。

　　3）下面

　　可见额叶、颞叶、枕叶 3 个叶。额叶内有纵行的白质带，称嗅束，其前端膨大，称**嗅球**，向后扩大为**嗅三角**。颞叶下方有海马旁回，其前端弯成钩形，称海马旁回钩，如图 12-22 所示。

　　3．大脑半球的内部结构

　　大脑半球的浅层为**大脑皮质**（cerebral cortex），大脑皮质的深层是**大脑髓质**（cerebral medulla），髓质内的灰质团块为**基底核**（basal nuclei），大脑半球内的室腔为**侧脑室**（lateral ventricle）。

　　1）大脑皮质

　　大脑皮质是人体运动、感觉的最高中枢，是语言、意识和思维的物质基础。随着大脑皮质的发育和分化，不同的皮质区担负不同的功能，某种功能相对集中在某些特定的皮质区域，进行分析综合，称皮质功能定位，如图 12-23 所示。

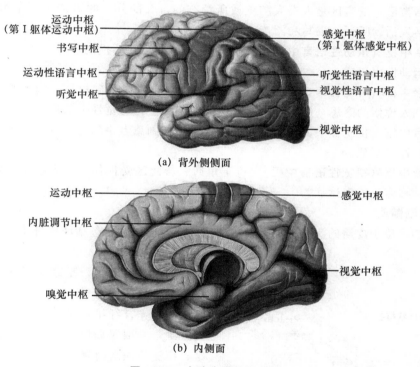

运动中枢（第Ⅰ躯体运动中枢）　　　　感觉中枢（第Ⅰ躯体感觉中枢）

书写中枢　　　　　　　　　　听觉性语言中枢

运动性语言中枢　　　　　　　　视觉性语言中枢

听觉中枢　　　　　　　　　　视觉中枢

(a) 背外侧侧面

运动中枢　　　　　　　　　感觉中枢

内脏调节中枢

视觉中枢

嗅觉中枢

(b) 内侧面

图 12-23　大脑皮质重要中枢

　　（1）**第Ⅰ躯体运动区**（first somatic motor area）：位于中央前回和中央旁小叶前部，管理全身骨骼肌的运动。身体各部在此区的投射特点为：

　　①呈倒立的人形，但头部是正的，即中央前回最上部和中央旁小叶前部与下肢运动有关，中部与躯干和上肢的运动有关，下部与头面部的运动有关。

　　②左右交叉支配，即一侧运动区支配对侧肢体的运动。

　　③身体各部投射区的大小与该区运动的灵巧程度有关，如手的投射区远大于足的。

　　（2）**第Ⅰ躯体感觉区**（first somatic sensory area）：位于中央后回和中央旁小叶后部，

接受背侧丘脑腹后核传来的浅、深感觉。身体各部的感觉在此区也有相应的投射部位，其特点与第Ⅰ躯体运动区相似：

①呈倒立的人形，但头部是正的，中央后回的下部主管头面部感觉，中央后回中、上部和中央旁小叶后部主管上肢、躯干和下肢的感觉。

②左右交叉管理，一侧躯体感觉区管理对侧半身的感觉。

③身体感觉敏感的部位在投射区面积大，如手指、唇、舌的感觉器丰富，在感觉区的投射范围就大。

（3）**视区**：位于距状沟两侧的皮质，接受同侧外侧膝状体发出的视辐射。由于视交叉的原因，一侧视区接受同侧视网膜颞侧半和对侧视网膜鼻侧半的纤维，故一侧视区受损，可引起双眼视野同向性偏盲。

（4）**听区**：位于颞横回，每侧听觉中枢都接受双耳的听觉冲动，故一侧听区受损可致双侧听力下降，而不会引起全聋。

（5）**语言区**：语言区是人类大脑皮质所特有的，大部分人的语言区在左侧大脑半球。语言区包括说话、听话、书写和阅读4个区。

①**说话中枢（运动性语言中枢）**：位于额下回后部。此部损伤后患者将失去说话能力，临床上称运动性失语症。

②**听话中枢（听觉性语言中枢）**：位于缘上回。若此区受到损伤，病人听力正常，但不能理解别人说话的意思，所以经常答非所问，临床上称感觉性失语症。

③**书写中枢**：位于额中回的后部。若此区受损，则患者手的运动正常，但不能写出正确的文字，称失写症。

④**阅读中枢（视觉性语言中枢）**：位于角回。若此区受损伤，病人视觉正常，但不能阅读书报，临床上称失读症。

2）大脑髓质

大脑髓质位于皮质的深面，由大量的神经纤维组成，主要包括联络纤维、连合纤维和投射纤维。

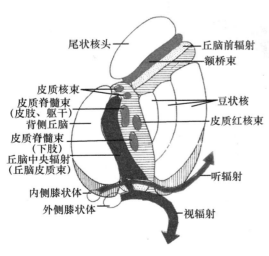

图 12-24　内囊示意图

（1）联络纤维：是联系同侧半球内各部皮质的纤维。

（2）连合纤维：是连结左、右大脑半球的纤维，主要是胼胝体，它是最大的连合纤维，广泛地联系两侧半球的各脑叶。

（3）投射纤维：指联系大脑皮质与皮质下结构的下行运动纤维和上行感觉纤维，这些纤维大部分经过内囊。

内囊（internal capsule）为一宽厚的白质板，位于背侧丘脑、尾状核和豆状核之间。在大脑水平切面上，如图12-24所示。内囊呈开口向外的"＞"或"＜"状，分为内囊前肢、内囊膝和内囊后肢3部分，各自有重要的纤维通过。

①内囊前肢：位于豆状核与尾状核之间，有下行的额桥束和上行到额叶的丘脑前辐射通过。

②内囊膝：位于前、后肢相交处，有皮质核束通过。

③内囊后肢：位于豆状核与背侧丘脑之间，主要有皮质脊髓束、丘脑中央辐射、视辐射和听辐射通过。

虽然内囊的范围狭小，但大部分上行纤维、下行纤维均经过于此，故内囊受到损害时，即使病灶不大，也可造成严重的后果。临床上，脑出血常发生在内囊附近，血肿阻断投射纤维，可出现"三偏症"，即对侧半身的感觉丧失、对侧肢体运动丧失及双眼对侧视野偏盲。导入案例二中的患者出现的体征，均是因为脑出血后形成血肿，阻断右侧内囊内的投射纤维所致。例如阻断右侧丘脑中央辐射出现左侧肢体及面部针刺感觉减退；阻断右侧皮质脊髓束出现左侧肢体肌力 0 级；阻断右侧皮质核束出现左侧鼻唇沟浅，示齿口角右偏，伸舌左偏等。

3）基底核

基底核是位于大脑髓质内的灰质团块，包括尾状核、豆状核、杏仁体和屏状核，如图 12-25 所示。

（1）**尾状核**（caudate nucleus）：呈"C"形弯曲，分头、体、尾三部分，全长伴随侧脑室。

（2）**豆状核**（lentiform nucleus）：位于尾状核和背侧丘脑的外侧，岛叶的深部，在水平切面上呈三角形，底向外侧，尖向内侧。豆状核被两个白质薄板分为三部分：外侧部最大称壳；内侧的两部合称苍白球。

（3）**杏仁体**（amygdaloid body）：连于尾状核的尾部，其功能与内脏活动、行为和情绪活动有关。

（4）**屏状核**（claustrum）：位于岛叶与豆状核之间的一薄层灰质。

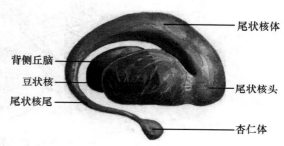

图 12-25　基底核和背侧丘脑

尾状核体

背侧丘脑

豆状核

尾状核头

尾状核尾

杏仁体

4）侧脑室

侧脑室是位于大脑半球深面内的腔隙，如图 12-26 所示，内含脑脊液。侧脑室左、右各一，每侧略呈"C"形，可分为四部分，即中央部、前角、后角和下角。

中央部位于顶叶内，是侧脑室的主要部分；由中央部向前伸向额叶的部分为前角；向后伸向枕叶的为后角；伸向颞叶的部分最长称下角。中央部和下角内有脉络丛，不断分泌脑脊液加入到侧脑室中。两侧脑室各自借室间孔与第三脑室相通。

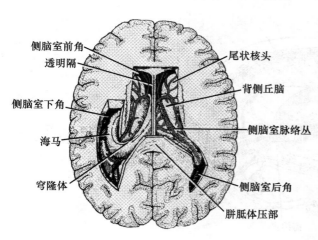

侧脑室前角

透明隔

侧脑室下角

海马

穹隆体

尾状核头

背侧丘脑

侧脑室脉络丛

侧脑室后角

胼胝体压部

图 12-26　侧脑室

三、脑和脊髓的被膜、血管及脑脊液循环

(一) 脑和脊髓的被膜

脑和脊髓的表面均包有 3 层被膜，由外向内依次为硬膜、蛛网膜和软膜，有支持和保护脑及脊髓的作用。

1. 硬膜

硬膜由致密结缔组织构成，包括包裹脊髓的硬脊膜和包裹脑的硬脑膜。

(1) **硬脊膜** (spinal dura mater)：厚而坚韧，上端附于枕骨大孔周缘，与硬脑膜相延续；下端达第 2 骶椎水平逐渐变细，包裹终丝，附于尾骨，如图 12-27 所示。

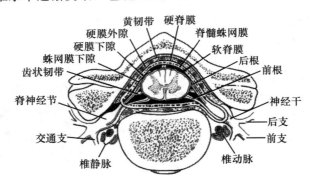

图 12-27　脊髓的被膜

硬脊膜外面与椎管内面骨膜之间的疏松间隙称**硬膜外隙** (epidural space)，此隙略呈负压，内含疏松结缔组织、脂肪、淋巴管和静脉丛，有脊神经根通过。临床上进行硬膜外麻醉，就是将药物注入此隙，以阻滞脊神经根内的神经传导。

(2) **硬脑膜** (cerebral dura mater)：在枕骨大孔的周缘与硬脊膜相延续，坚韧有光泽，由两层构成，外层紧贴颅骨内面，即为颅骨内骨膜，故不存在硬膜外隙；内层较外层坚厚，如图 12-28 所示。硬脑膜的血管和神经行于两层之间。

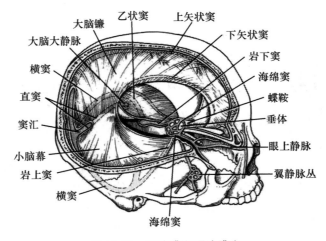

图 12-28　硬脑膜和硬脑膜窦

　　硬脑膜与颅盖诸骨连结较疏松，易于分离，当硬脑膜血管损伤时，可在硬脑膜与颅骨之间形成硬膜外血肿。硬脑膜在颅底处则与颅骨结合紧密，故颅底骨折时，易将硬脑膜与脑蛛网膜同时撕裂，导致脑脊液外漏。当颅前窝骨折时，脑脊液可通过鼻腔流到体外，形成鼻漏。

　　硬脑膜在某些部位，内层折叠形成板状结构，伸入到各脑部之间对脑有固定和承托作用。主要有：①**大脑镰**，呈镰刀形，伸入大脑纵裂；②**小脑幕**，几乎呈水平位伸入大脑横裂中。小脑幕的前内侧缘游离，形成一弧形切迹，称小脑幕切迹。

　　硬脑膜在某些部位两层分开，内面衬以内皮细胞，构成**硬脑膜窦**（dural sinuses），内含静脉血，窦内无瓣膜，窦壁无平滑肌，不能收缩，故损伤时难以止血，容易形成颅内血肿。主要的硬脑膜窦有：①上矢状窦，位于大脑镰的上缘内；②下矢状窦，位于大脑镰下缘内；③直窦，位于大脑镰与小脑幕连结处，由大脑大静脉和下矢状窦汇合而成；④窦汇，由左右横窦、上矢状窦及直窦共同汇合而成；⑤横窦，连于窦汇与乙状窦之间；⑥乙状窦，成对，位于乙状窦沟内，是横窦的延续，向前内于颈静脉孔处出颅续为颈内静脉；⑦海绵窦，位于蝶鞍两侧，形似海绵，窦内有颈内动脉和展神经通过，在窦的外侧壁内，自上而下有动眼神经、滑车神经、眼神经和上颌神经通过。硬脑膜窦内血液流注的关系如图 12-29 所示。

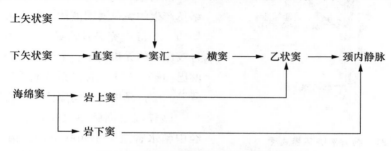

图 12-29　硬脑膜窦内的血液流注关系

2. 蛛网膜

　　蛛网膜为半透明的薄膜，位于硬膜与软膜之间，脑蛛网膜与脊髓蛛网膜相延续。蛛网膜与软膜之间有较宽阔的间隙，称**蛛网膜下隙**（subarachnoid space），两层间有许多结缔组织小梁相连，隙内充满清亮的脑脊液。脑蛛网膜在上矢状窦等处形成许多菜花状突起，突入硬脑膜窦内，称**蛛网膜粒**，脑脊液经这些蛛网膜粒渗入硬脑膜窦内，如图 12-30 所示。

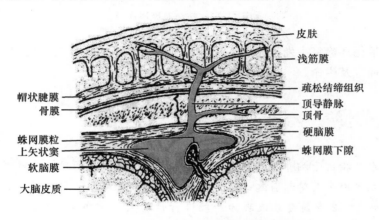

图 12-30　蛛网膜粒和蛛网膜下隙

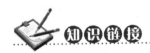

腰椎穿刺术和硬膜外隙穿刺术

腰椎穿刺术是将穿刺针刺入蛛网膜下隙，抽取脑脊液进行实验室检查。硬膜外隙穿刺术是将麻醉药物注入硬膜外隙，以麻醉不同平面的脊神经根。两者的穿刺部位均可在第3、第4腰椎间隙或在第4、第5腰椎间隙。

3. 软膜

软膜薄而富有血管，紧贴脑和脊髓表面，并延伸至脑和脊髓的沟裂中。

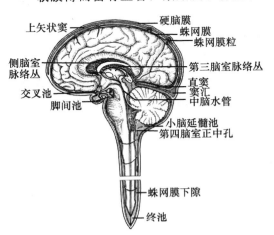

图 12-31　脑脊液循环模式图

在脑室附近，软脑膜及其血管与该部位的室管膜上皮一起凸入脑室，形成**脉络丛**，是产生脑脊液的主要结构。

（二）脑脊液及其循环

脑脊液（cerebral spinal fluid）是各脑室的脉络丛产生的无色透明液体。脑脊液总量在成人平均约150 mL，充满各脑室和蛛网膜下隙，内含数量较恒定的无机离子、葡萄糖、微量蛋白和少量淋巴细胞，对中枢神经系统起缓冲、保护、运送营养、维持颅内压和运输代谢产物等作用。

脑脊液由侧脑室经室间孔流至第三脑室，经中脑水管流入第四脑室，经第四脑室正中孔和两个外侧孔流至蛛网膜下隙，最后脑脊液经蛛网膜粒渗入上矢状窦，回流入血液循环，如图12-31所示。其流注途径如图12-32所示。

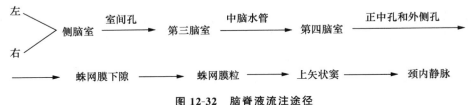

图 12-32　脑脊液流注途径

若在脑脊液循环途径中发生阻塞，可导致脑积水和颅内压升高，使脑组织受压移位，甚至形成脑疝而危及生命。

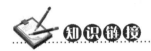

先天性脑积水

脑积水是指由于脑脊液的产生和吸收平衡障碍而引起的脑室系统扩张。先天性脑积水主要由先天畸形引起，常见原因有中脑水管畸形、第四脑室正中及侧孔先天性闭锁等。2岁前婴儿表现为头颅进行性增大，前囟扩大膨隆，骨缝分离，头皮静脉怒张、眼球下移、巩膜外露，出现所谓的"落日症"。

（三）脑和脊髓的血管

1. 脑的血管

1）脑的动脉

脑的动脉主要来自于**颈内动脉**和**椎动脉**。前者主要营养大脑半球的前 2/3 和部分间脑，后者主要营养大脑半球的后 1/3 及部分间脑、脑干和小脑，如图 12-33 所示。

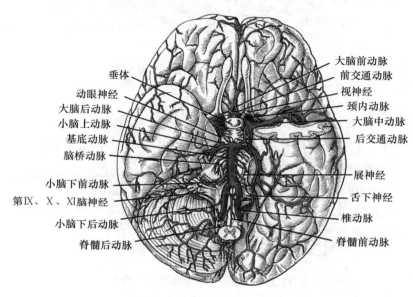

图 12-33 脑底面的动脉

（1）**颈内动脉**：起自颈总动脉，经颈动脉管入颅后，向前穿过海绵窦，至视交叉外侧，分为大脑前动脉和大脑中动脉等分支。

①**大脑前动脉**（anterior cerebral artery）：经视交叉上方进入大脑纵裂，分布于顶枕沟以前的半球内侧面和上外侧面的上缘。左、右大脑前动脉在进入大脑纵裂前有横支相连，称**前交通动脉**。在大脑前动脉的起始处发出一些细小的分支穿入脑实质，供应内囊前肢、豆状核和尾状核前部。

②**大脑中动脉**（middle cerebral artery）：可视为颈内动脉的直接延续，进入外侧沟后向后行，供应大脑半球上外侧面的大部分和岛叶，如图 12-34、图 12-35 所示。大脑中动脉起始部发出一些细小的分支垂直穿入脑实质，营养尾状核、背侧丘脑、内囊膝和后肢。这些动脉在高血压动脉硬化时容易破裂，可导致严重的脑溢血（中风），因此有"出血动脉"之称。老年人常有动脉粥样硬化和高血压，当情绪激动时更易破裂、出血。导入案例二中的患者就是因为情绪激动，导致此处血管破裂出血，血肿压迫内囊，导致内囊的投射纤维功能受损所致。

③**后交通动脉**：在视束下面行向后，与大脑后动脉吻合。

④**眼动脉**：是颈内动脉出海绵窦时发出的，经视神经管入眶。

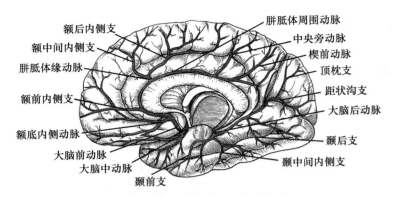

图 12-34　大脑半球内侧面的动脉分布

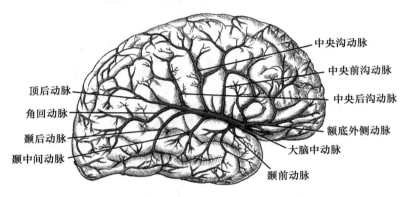

图 12-35　大脑半球外侧面的动脉分布

（2）**椎动脉**：左、右椎动脉自锁骨下动脉发出，向上穿第 6 至第 1 颈椎的横突孔和枕骨大孔入颅腔，沿延髓腹侧面上行，至脑桥基底部合成一条基底动脉。基底动脉的主要分支有：①**脊髓前、后动脉**，分别沿脊髓的腹侧和背侧下降；②**大脑后动脉**，是基底动脉的终末分支，绕大脑脚向后，至颞叶和枕叶内侧面，营养颞叶的内侧面和底面及枕叶。

（3）**大脑动脉环**（cerebral arterial circle），又称 **Willis 环**。由前交通动脉、大脑前动脉、颈内动脉、大脑后动脉、后交通动脉互相连结组成。在正常情况下，大脑动脉环两侧的血液各自流动，不相混合，只有当某一处发育不良或被阻断时，才通过大脑动脉环使血液重新分配和代偿，以维持脑的血液供应。

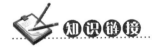

脑血液供应特点

　　脑的新陈代谢旺盛，对血液的需求量很大。脑平均重量不到全身体重的 3%，但其血流量和耗氧量却占全身血流量和氧耗量的 20%，因此，脑细胞对缺血、缺氧非常敏感。脑血流阻断 5 秒钟即可引起意识丧失，阻断 5 分钟可导致脑细胞不可逆损害。

2）脑的静脉

脑的静脉不与动脉伴行，可分浅静脉、深静脉，最后都注入硬脑膜窦。

（1）浅静脉：主要收集大脑髓质浅层和皮质的静脉血，汇合成大脑表面的大脑上静脉、中静脉、下静脉，分别注入上矢状窦、海绵窦和横窦等，如图12-36所示。

（2）深静脉：收集大脑髓质深层、基底核、间脑和脑室脉络丛的静脉血，注入大脑大静脉，再注入直窦。

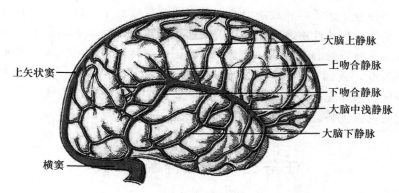

图12-36 大脑浅静脉

2.脊髓的血管

（1）脊髓的动脉：主要来自椎动脉、肋间后动脉和腰动脉的脊髓支，如图12-37所示。椎动脉经枕骨大孔入颅后，发出脊髓前动脉和脊髓后动脉。**脊髓前动脉**左、右各一，很快就合成一条动脉干，沿脊髓前正中裂下降；两条**脊髓后动脉**分别沿脊髓后外侧沟下降。脊髓前、后动脉在下降的过程中，先后与来自肋间后动脉和腰动脉的脊髓支吻合，共同营养脊髓。

（2）脊髓的静脉：与脊髓的动脉伴行，大部分注入硬膜外隙的椎内静脉丛，再转入椎管外的静脉，最后返回心。

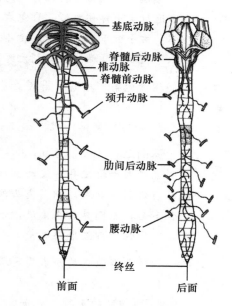

图12-37 脊髓的动脉（前面和后面）

四、老年人中枢神经系统的结构特点

1.脊髓的变化

30岁左右脊髓的重量最大，以后逐渐减轻。随着年龄的增长，老年人脊髓中神经细胞不但数量减少，而且其形态学也发生改变，如尼氏体减少、老化、色素沉着、突触数量减少等。

2.脑的变化

随着年龄的增长，脑的神经细胞逐渐减少，脑的重量逐渐减轻。一般认为，人出生后脑神经细胞即停止分裂。自20岁开始，每年丧失约0.8％，并且随其种类、存在部位等的不同而选择性减少，60岁时大脑皮质细胞数减少20％～25％，小脑皮质神经细胞减少

25％，70 岁以上老人神经细胞总数减少可达 45％。同时脑结构也发生了改变，如脑室扩大、脑膜增厚、脂褐素沉积增多。

3. 脑血管的变化

脑动脉硬化，血循环阻力增大，脑供血减少，耗氧量降低，致脑软化，约半数 65 岁以上的正常老人的脑部都可发现缺血性病灶。

4. 心理和行为的变化

老年人脑多种神经递质的释放能力皆有所下降，导致老年人健忘，智力减退，注意力不集中，睡眠不佳，精神性格改变，动作迟缓，运动震颤，痴呆等。由于老年人中枢神经系统的变化造成了独特的心理特征：①老年人的记忆，特别是近记忆减退明显；②情绪易波动；③性格改变，人到老年，固守旧的习惯，自我封闭，可以一改以往性格，判若两人，这与大脑皮层额叶先退化有关；④行为改变，由于大脑皮层的衰变，受皮层控制的皮层下部的本能活动占优势，因此部分老年人会出现一些如儿童般的行为。

任务三　周围神经系统

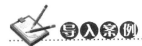

案例一　患者，男性，56 岁，主因右手腕不能抬起 1 小时入院。缘于 1 小时前在雪地行走中摔伤右臂，自觉右手腕无力，不能抬起。右臂 X 线示：右肱骨骨折。查体：右手腕下垂，拇指、食指及中指不能屈曲，拇指不能做对掌动作；拇指、食指、中指远节背面皮肤针刺无疼痛感。初步诊断为：右肱骨骨折——桡神经损伤。

确诊此案例中患者需要具备以下人体结构的知识：

1. 桡神经的走行；

2. 桡神经支配的肌肉和皮肤。

案例二　患者，男性，60 岁，主因左耳部疼痛、流涎 6 天入院。缘于 6 天前无明显诱因出现左耳部波动性疼痛、流涎，曾于某医院按"面神经炎"给予药物治疗，无明显效果，期间查头颅 CT 未见明显异常。查体：左侧额纹变浅，左眼闭合不全，左侧鼻唇沟变浅，示齿口角右偏，伸舌居中，四肢肌力正常。初步诊断：特发性面神经麻痹。

确诊此案例中的患者需要具备以下人体结构的知识：

1. 脑神经的组成；

2. 面神经的走行、分布区域以及损伤后的临床表现；

3. 老年人脑神经的结构特点。

任务三将主要介绍脊神经的组成，神经丛的组成及其重要分支；脑神经的组成，每对脑神经的走行及分布。

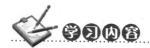

周围神经系统是指中枢神经系统以外的神经成分，主要包括脊神经、脑神经和内脏神经。

一、脊神经

脊神经（spinal nerves）共 31 对，均是混合性神经，如图 12-38 所示。它包括 8 对**颈神经**（cervical nerves）、12 对**胸神经**（thoracic nerves）、5 对**腰神经**（lumbar nerves）、5 对**骶神经**（sacral nerves）和 1 对**尾神经**（coccygeal nerve）。第 1 对颈神经在寰椎与枕骨之间穿出椎管，第 2～7 对颈神经在同序数颈椎上方的椎间孔穿出椎管，第 8 对颈神经在第 7 颈椎下方的椎间孔穿出椎管，第 1～12 对胸神经和第 1～5 对腰神经都在同序数椎骨下方的椎间孔穿出椎管，第 1～4 对骶神经通过同序数骶前、后孔穿出椎管，第 5 对骶神经和尾神经由骶管裂孔穿出。

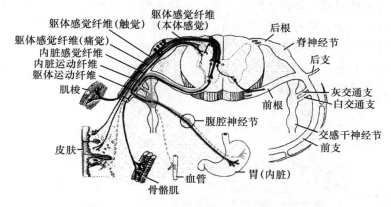

图 12-38 脊神经的纤维成分和分布示意图

脊神经中含有 4 种纤维成分。

（1）躯体感觉纤维：分布于皮肤、骨骼肌、肌腱和关节。将浅、深感觉感受器产生的神经冲动经脊神经节传入感觉中枢。

（2）内脏感觉纤维：分布于内脏、心血管和腺体，将来自这些结构感受器产生的感觉神经冲动经脊神经节传导至感觉中枢。

（3）躯体运动纤维：发自脊髓前角的运动神经元，支配骨骼肌的运动。

（4）内脏运动纤维：来自交感神经或副交感神经的低级中枢，支配平滑肌、心肌的运动，并控制腺体的分泌。

脊神经出椎间孔后立即分为 4 支：脊膜支、交通支、脊神经后支和脊神经前支。

（1）脊膜支：极为细小，经椎间孔返回椎管，为感觉性神经，分布于脊髓被膜、椎间盘和韧带等。

（2）交通支：是连于脊神经前支与交感干神经节之间的细支。

（3）脊神经后支：多数较为细短，大部分向后穿经相邻椎骨横突之间（骶部神经出骶后孔），分布于项、背、腰骶部的深层肌和枕、项、背、腰、臀部的皮肤。

（4）脊神经前支：最为粗大，相当于脊神经主干的延续，分布于躯干前外侧和四肢的肌肉与皮肤。除第 2～11 对胸神经前支保持明显的节段性分布外，其余脊神经前支均互相交织成**神经丛**，再由神经丛发出分支分布于相应的区域。神经丛有 4 对，即颈丛、臂丛、腰丛和骶丛。

（一）颈丛

1. 颈丛的组成和位置

颈丛（cervical plexus）由第 1～4 颈神经的前支组成，位于胸锁乳突肌上部的深面。

2. 颈丛的主要分支

颈丛的分支有皮支和肌支。颈丛的皮支在胸锁乳突肌后缘中点附近穿出深筋膜，呈放射状分布于颈前外侧部、肩部、胸壁上部和头后外侧等处皮肤，主要包括**枕小神经**、**耳大神经**、**颈横神经**、**锁骨上神经**，如图 12-39 所示。颈丛的肌支主要支配颈部深肌、肩胛提肌、舌骨下肌群和膈等，主要包括**膈神经**（phrenic nerve）。

膈神经为混合性神经，如图 12-40 所示，是颈丛的重要分支。膈神经发出后经前斜角肌前面下行至其前内侧，穿行于锁骨下动、静脉之间，经胸廓上口进入胸腔，在肺根前方沿心包外侧下降至膈的中心腱附近分支入膈肌。膈神经的运动纤维支配膈肌的运动，感觉纤维分布于胸膜、心包及膈下面中央部腹膜。通常认为右膈神经感觉纤维还可以分布到肝、胆囊和肝外胆道等处的腹膜。

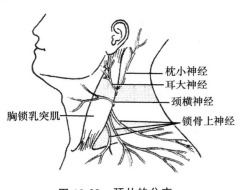

图 12-39 颈丛的分支

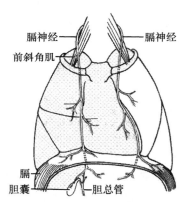

图 12-40 膈神经

（二）臂丛

1. 臂丛的组成和位置

臂丛（brachial plexus）由第 5～8 颈神经前支和第 1 胸神经前支的大部分组成。臂丛自斜角肌间隙穿出，经锁骨中点附近的后方进入腋腔。组成臂丛的神经根先合成上干、中干、下干，后围绕腋动脉中段分别形成外侧束、内侧束和后束，如图 12-41 所示。臂丛的分支在锁骨中点的后方附近相对集中，位置表浅，可以触及，此处为进行臂丛阻滞麻醉的部位。

2. 臂丛的主要分支

臂丛的分支很多，除了一些小的分支（如肩胛上神经、胸内侧神经和胸外侧神经等）外，主要分支如图 12-42、图 12-43 所示。

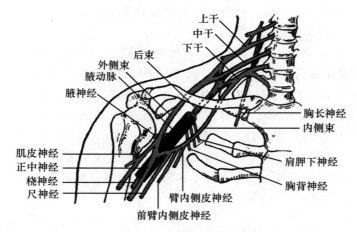

图 12-41 臂丛的组成

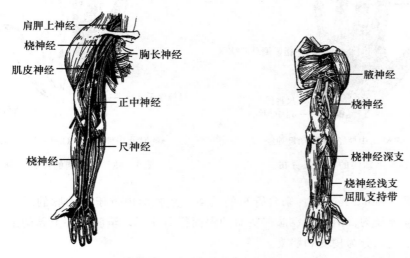

图 12-42 上肢前面的神经　　　　　图 12-43 上肢后面的神经

（1）胸长神经：沿前锯肌表面伴随胸外侧动脉下降，支配前锯肌和乳房。此神经受到损伤时，可导致前锯肌瘫痪，出现"翼状肩"，上肢上举困难，不能做梳头动作。

（2）胸背神经：沿肩胛骨外侧缘伴同名血管下降，支配背阔肌。

（3）**肌皮神经**（musculocutaneous nerve）：发自外侧束，向外下方穿过喙肱肌，在肱肌与肱二头肌之间下降，沿途分支支配上述 3 块肌。在肘关节的稍上方，肌皮神经的终支在肱二头肌肌腱外侧穿出深筋膜，延续为前臂外侧皮神经，在前臂外侧到达腕部，分支分布于前臂外侧的皮肤。

（4）**正中神经**（median nerve）：由臂丛的外侧束和内侧束合并而成，向下沿肱二头肌内侧沟伴肱动脉下降至肘窝，穿经旋前圆肌，在前臂正中部于指浅屈肌、指深屈肌之间下行抵达腕部，经腕管到达手掌。

正中神经在臂部一般没有分支；在前臂发出肌支，支配除肱桡肌、尺侧腕屈肌和指深屈肌尺侧半以外的前臂所有屈肌；在手掌支配拇收肌以外的鱼际肌和第 1、2 蚓状肌。其皮支分布于手掌桡侧 2/3 的皮肤、桡侧 3 个半手指的掌面皮肤，以及其背面中节和远节的皮肤，如图 12-44、图 12-45 所示。

（5）**尺神经**（ulnar nerve）：来自臂丛的内侧束，沿肱二头肌内侧伴肱动脉下行，至臂中部行向后下，绕过内上髁后方的尺神经沟，向下行于尺侧腕屈肌和指深屈肌之间，在尺动脉的内侧下降，在腕关节上方发出尺神经手背支，本干在腕部分为浅、深两个终支进入手掌。

尺神经在臂部没有发出分支；在前臂发出肌支支配尺侧腕屈肌和指深屈肌尺侧半。尺神经的手背支发出后转向手背，分布于手背尺侧半皮肤、小指和无名指尺侧半背面的皮肤，以及无名指、中指近节背面相对缘的皮肤。尺神经的浅支为皮支，分布于小鱼际、小指和无名指尺侧半掌面的皮肤；深支支配小鱼际、拇收肌、骨间肌及第 3、4 蚓状肌，如图 12-44，图 12-45 所示。

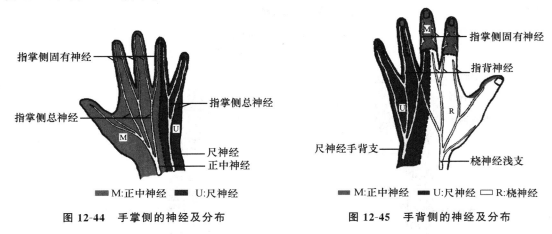

图 12-44　手掌侧的神经及分布　　　　图 12-45　手背侧的神经及分布

（6）**桡神经**（radial nerve）：来自臂丛的后束，在腋窝内位于腋动脉的后方，继而进入肱骨中部的桡神经沟，沿此沟在肱三头肌的深面行向外下，至肱骨外上髁的上方，行于肱桡肌与肱肌之间，分为皮支和肌支。

肌支支配肱三头肌、肱桡肌以及前臂所有伸肌群和旋后肌。皮支分布于臂和前臂背面的皮肤以及手背桡侧半和桡侧两个半手指近节背面的皮肤，如图 12-45 所示。

导入案例一中的患者出现的右手腕下垂等症状，与肱骨骨折损伤桡神经有关，使桡神经支配的前臂肌瘫痪，分布区域的皮肤感觉丧失。

（7）**腋神经**（axillary nerve）：来自臂丛的后束，伴旋肱后动脉向后下穿行，绕肱骨外科颈至三角肌深面，分为肌支和皮支。肌支支配三角肌和小圆肌；皮支分布于肩部和臂上部外侧面的皮肤。

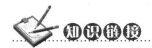 **知识链接**

神经损伤

正中神经、桡神经、尺神经、腋神经和前臂骨、肱骨的关系密切，骨的不同部位骨折，常导致相应的神经损伤，造成功能障碍。前臂骨骨折易造成正中神经损伤，前臂不能旋前，鱼际萎缩，手掌变平坦，称为"猿手"；肱骨中段骨折易损伤桡神经，导致前臂伸肌瘫痪，呈"垂腕"状态；肱骨下段骨折，易损伤尺神经，屈腕能力减弱，手肌内侧群萎缩，并且除拇指外各掌指关节过伸，出现"爪形手"，如图 12-46 所示；肱骨上端骨折，易损伤腋神经，导致三角肌瘫痪，上肢外展困难。

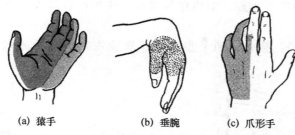

(a) 猿手　　　　(b) 垂腕　　　　(c) 爪形手

图 12-46　上肢主要神经损伤时手的功能障碍

（三）胸神经的前支

胸神经前支共 12 对，除第 1 对的大部分参与形成臂丛和第 12 对的小部分参与形成腰丛外，其余均不成丛。第 1～11 对胸神经前支行于相应的肋间隙内，又称**肋间神经**；第 12 对胸神经前支因位于第 12 肋的下方，又称**肋下神经**。肋间神经行于肋间隙内，位于肋间血管的下方，在腋前线附近发出外侧皮支，其主干继续前行，上 6 对肋间神经到达胸骨外侧缘附近浅出，称前皮支；下 5 对肋间神经和肋下神经在腹横肌和腹内斜肌之间行向前下，继而穿腹直肌鞘到达皮下，形成前皮支。肋间神经和肋下神经的肌支支配肋间内肌、外肌和腹壁诸肌，皮支分布于胸腹侧壁和前壁的皮肤。

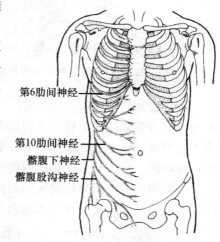

第6肋间神经

第10肋间神经

髂腹下神经

髂腹股沟神经

胸神经的皮支在胸、腹壁皮肤的分布有明显的节段性，如图 12-47 所示，其分布自上而下按照胸神经顺序依次排列，每节段分布的区域略呈环带状。例如，T_2 分布区相当于胸骨角平面，T_4 分布区相当于乳头平面，T_6 分布区相当于剑突平面，T_8 分布区相当于肋弓最低平面，T_{10} 分布区相当于脐平面，耻骨联合与脐连线中点平面相当于 T_{12} 分布区等。

图 12-47　胸神经前支的节段性分布

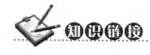 知识链接

胸神经前支分布的临床应用

根据胸神经前支在胸、腹壁皮肤的节段性分布特点，结合患者感觉障碍平面的高低，可以初步判断脊髓损伤的平面。同样在行椎管内麻醉时，依据痛觉丧失平面的位置，可确定麻醉平面的高低。

（四）腰丛

1. 腰丛的组成和位置

腰丛（lumbar plexus）由第 12 胸神经前支的一部分、第 1～3 腰神经前支和第 4 腰神

经前支的一部分组成，如图 12-48 所示。腰丛位于腰大肌深面，其分支穿经该肌。

2. 腰丛的主要分支

腰丛除发出肌支支配腰方肌和髂腰肌外，还发出分支分布于腹股沟区、大腿前部和内侧部。它的分支除了髂腹下神经、髂腹股沟神经、生殖股神经外，还发出以下主要分支，如图 12-49 所示。

（1）股外侧皮神经：穿腰大肌外侧缘，经腹股沟韧带深面入股，分布于大腿外侧皮肤。

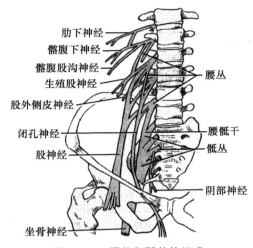

图 12-48　腰丛和骶丛的组成

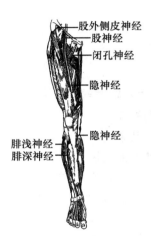

图 12-49　下肢前面的神经

（2）**股神经**（femoral nerve）：是腰丛中最大的分支。股神经穿出腰大肌外侧缘后，在腰大肌与髂肌之间下行，于腹股沟韧带中点深面进入股三角，在股动脉外侧分为数支。肌支支配缝匠肌、股四头肌和耻骨肌，皮支分布于大腿前面的皮肤。其中股神经最长的皮支称**隐神经**，分支分布于小腿内侧面和足内侧缘的皮肤。

（3）闭孔神经：穿出腰大肌的内侧缘，沿骨盆内侧壁行向前下，穿闭孔膜出骨盆后到达大腿内侧部，分支分布于大腿内侧群肌和相应的皮肤。

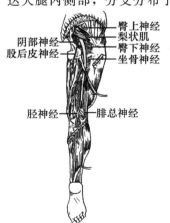

图 12-50　下肢后面的神经

（五）骶丛

1. 骶丛的组成和位置

骶丛（sacral plexus）由腰骶干、全部骶神经和尾神经的前支组成。腰骶干由第 4 腰神经前支的一部分和第 5 腰神经前支形成。骶丛位于骶骨及梨状肌的前面，在髂内动脉的后方，其根部呈三角形，尖端朝向外下方，主干出盆腔移行为坐骨神经。

2. 骶丛的主要分支

骶丛除直接发出许多短小的肌支支配梨状肌、肛提肌和臀部一些小的肌肉外，还发出以下分支，如图 12-50 所示。

（1）臀上神经：经梨状肌上孔出盆腔，在臀中肌和臀小肌之间，分支支配臀中肌、臀小肌和阔筋膜张肌。

（2）臀下神经：由梨状肌下孔出盆腔，支配臀大肌。

（3）阴部神经：经梨状肌下孔伴阴部内血管出盆腔，绕过坐骨棘，经坐骨小孔进入坐骨直肠窝，分布于会阴部、外生殖器、肛门的肌肉和皮肤。

（4）股后皮神经：出梨状肌下孔，至臀大肌下缘浅出，沿股后正中线到腘窝，分布于臀区、大腿后部和腘窝的皮肤。

（5）**坐骨神经**（sciatic nerve）：为全身最粗大的神经。坐骨神经经梨状肌下孔出盆腔，行于臀大肌深面，经股骨大转子与坐骨结节之间降至大腿后部，继而穿股二头肌长头深面达腘窝，通常在腘窝上侧附近分为胫神经和腓总神经两个终支。坐骨神经的主干在股后部发出肌支支配大腿后群诸肌。

①**胫神经**（tibial nerve）：沿坐骨神经主干下降的方向继续下行，在腘窝内与腘血管伴行，在小腿伴胫后动脉继续下降，经内踝后方进入足底，分为**足底内侧神经**和**足底外侧神经**两个终支，如图 12-51 所示。在腘窝及小腿部，胫神经分布于小腿后群肌及其小腿后面皮肤；足底内、外侧神经分布于足底肌和相应的皮肤。

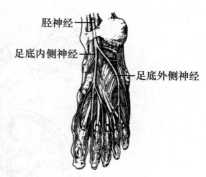

图 12-51 足底神经

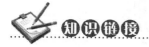

胫神经损伤的表现

胫神经在腘窝及内踝后方容易受损，其运动障碍表现为小腿后群肌无力，足不能跖屈、屈趾，不能以足尖站立，足内翻力弱，致使足呈背屈和外翻位，出现"仰趾足"畸形，如图 12-52 所示；其感觉障碍表现为小腿后面和足底感觉迟钝或消失。

②**腓总神经**（common peroneal nerve）：绕过腓骨颈向前，穿腓骨长肌，分为**腓浅神经**和**腓深神经**。腓浅神经在腓骨长、短肌之间下行，在小腿中、下 1/3 交界处穿出至皮下，经踝关节前方达足背，分布于腓骨长、短肌和小腿外侧，以及足背和 2～5 趾背大部分皮肤；腓深神经在小腿前群肌之间下

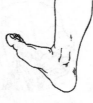
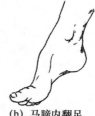

（a）仰趾足
（胫神经损伤）

（b）马蹄内翻足
（腓总神经损伤）

图 12-52 下肢神经损伤的足形

行，越过踝关节前方至足背，分布于小腿前群肌、足背肌和第 1、2 趾相对缘皮肤。

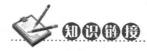

腓总神经损伤的表现

腓总神经在腓骨颈处位置表浅，腓骨颈骨折易伤及此神经，其运动障碍表现为足不能背屈，足尖下垂并且略有内翻，不能伸趾，形成"马蹄内翻足"畸形（图 12-52），病人行走呈"跨阈步态"；其感觉障碍表现为小腿外侧、足背和趾背皮肤感觉迟钝或消失。

二、脑神经

脑神经（cranial nerve）是与脑相连的周围神经，共 12 对。它们是：Ⅰ 嗅神经、Ⅱ 视神经、Ⅲ 动眼神经、Ⅳ 滑车神经、Ⅴ 三叉神经、Ⅵ 展神经、Ⅶ 面神经、Ⅷ 前庭蜗（位听）神经、Ⅸ 舌咽神经、Ⅹ 迷走神经、Ⅺ 副神经、Ⅻ 舌下神经，如图 12-53、表 12-2 所示。

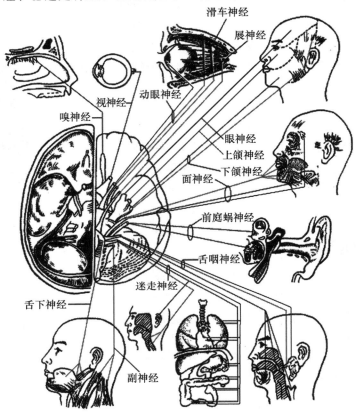

图 12-53　脑神经示意图

根据各对脑神经所含的主要纤维成分和功能的不同，将脑神经分为以下三种：

（1）**感觉性（传入）神经**，包括嗅神经、视神经和前庭蜗神经。

（2）**运动性（传出）神经**，包括动眼神经、滑车神经、展神经、副神经和舌下神经。

（3）**混合性神经**，包括三叉神经、面神经、舌咽神经和迷走神经。

表 12-2　脑神经名称、性质、连脑部位及进出颅腔的部位

顺序名称	性　质	连脑部位	进出颅腔部位
Ⅰ　嗅神经	感觉性	端脑	筛孔
Ⅱ　视神经	感觉性	间脑	视神经管
Ⅲ　动眼神经	运动性	中脑	眶上裂
Ⅳ　滑车神经	运动性	中脑	眶上裂

续表

顺序名称	性　质	连脑部位	进出颅腔部位
Ⅴ　三叉神经	混合性	脑桥	第1支眼神经经眶上裂 第2支上颌神经经圆孔 第3支下颌神经经卵圆孔
Ⅵ　展神经	运动性	脑桥	眶上裂
Ⅶ　面神经	混合性	脑桥	内耳门→茎乳孔
Ⅷ　前庭蜗神经	感觉性	脑桥	内耳门
Ⅸ　舌咽神经	混合性	延髓	颈静脉孔
Ⅹ　迷走神经	混合性	延髓	颈静脉孔
Ⅺ　副神经	运动性	延髓	颈静脉孔
Ⅻ　舌下神经	运动性	延髓	舌下神经管

（一）嗅神经

嗅神经（olfactory nerve）为感觉性神经。起自鼻腔的嗅黏膜，由16～20条嗅丝聚集成束状的嗅神经，穿经筛孔进入颅前窝，终于端脑的嗅球。嗅神经传导嗅觉神经冲动。

（二）视神经

视神经（optic nerve）为感觉性神经。视网膜节细胞的轴突在视网膜后部汇聚，在视神经盘处集中向后穿过巩膜形成视神经，视神经于眶内行向后内侧，经视神经管进入颅中窝，两侧视神经在垂体前方形成视交叉后，通过视束止于外侧膝状体，传导视觉冲动。

（三）动眼神经

动眼神经（oculomotor nerve）为运动性神经，如图12-54所示。由动眼神经核发出的躯体运动纤维和动眼神经副核发出的内脏运动纤维共同组成。动眼神经自中脑的大脑脚内侧出脑，穿过硬脑膜，经眶上裂入眶后，发出分支分布于眼球。其中来自动眼神经核的躯体运动

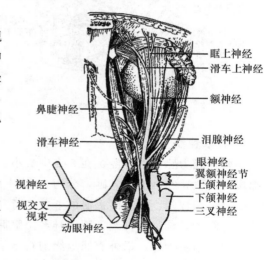

图12-54　眶内神经与视神经

纤维是主要成分，分支支配除上斜肌和外直肌以外的全部眼球外肌；内脏运动纤维在睫状神经节内更换神经元后，其节后神经纤维分支分布于瞳孔括约肌和睫状肌。

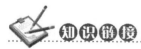

动眼神经损伤的表现

　　一侧动眼神经损伤后，该侧的眼球外肌多数瘫痪，出现上睑下垂，眼球朝向下外方，眼球不能向上、下、内方运动，造成斜视。由于分布于瞳孔括约肌和睫状肌的内脏运动纤维损伤，患侧瞳孔散大，瞳孔对光反射和调节反射消失。

（四）滑车神经

滑车神经（trochlear nerve）为运动性神经，由滑车神经核发出，自中脑背侧出脑，绕大脑脚外侧前行，经眶上裂入眶，支配上斜肌，如图 12-54 所示。

（五）三叉神经

三叉神经（trigeminal nerve）为混合性脑神经，含有粗大的一般躯体感觉纤维和细小的特殊内脏运动纤维两种。一般躯体感觉纤维的胞体集中在三叉神经节内，它由假单极神经元组成。由三叉神经节向前发出 3 大分支：眼神经、上颌神经及下颌神经，如图 12-55、图 12-56 所示。

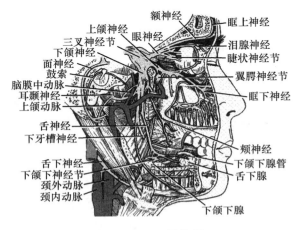

图 12-55　三叉神经

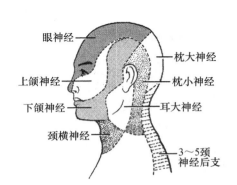

图 12-56　三叉神经的皮质分布区

1. 眼神经

眼神经为感觉性神经，在 3 支中最小，只含有一般躯体感觉纤维。眼神经向前进入海绵窦外侧壁，经眶上裂入眶，分为 3 支。

（1）额神经：在上睑提肌的上方前行，在眶中部发出分支，其中经眶上切迹（或眶上孔）出眶者，称眶上神经。眶上神经出眶后分支分布于上睑内侧部和额顶部皮肤。

（2）泪腺神经：沿外直肌上缘前行至泪腺，分布于泪腺、结膜和上睑外侧部皮肤。

（3）鼻睫神经：在上直肌的深面，越过视神经的上方达眶内侧壁，分布于眼球壁、泪囊、鼻腔黏膜和鼻背皮肤。

2. 上颌神经

上颌神经为感觉性神经。自三叉神经节发出后，经圆孔出颅，再穿过眶下裂入眶，分支如下。

（1）眶下神经：为上颌神经的终支，通过眶下沟向前穿眶下管，出眶下孔到达面部，分支分布于下睑、外鼻和上唇的皮肤。

（2）上牙槽神经：分为上牙槽前、中、后 3 支，分支分布于上颌窦、上颌牙和牙龈。

（3）翼腭神经：为 2～3 支细短的神经，分支分布于鼻腔、腭和咽壁的黏膜。

3. 下颌神经

下颌神经为混合性神经。自三叉神经节发出后，经卵圆孔出颅腔达颞下窝，发出分支如下。

（1）耳颞神经：在起始处以两根夹脑膜中动脉向后合成一干后穿入腮腺实质内，与颞浅动脉伴行，分支分布于腮腺、耳郭前面和颞区皮肤。

（2）颊神经：沿颊肌外侧面穿行，分支分布于颊部与口角间的黏膜和皮肤。

（3）下牙槽神经：为混合性神经。经下颌孔入下颌管，在管内发出许多小支至下颌牙和牙龈。其终支自颏孔穿出，称颏神经，分布于颏部及下唇的黏膜和皮肤。

（4）舌神经：自下颌神经分出后，呈弓形弯向前，于下颌下腺上方进入舌内，分布于口腔底和舌前 2/3 的黏膜，司一般感觉。

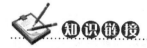

三叉神经损伤的表现

三叉神经损伤时，其运动障碍表现为患侧咀嚼肌瘫痪和萎缩；感觉障碍表现为患侧头面部皮肤及口、眼和鼻腔黏膜一般感觉丧失。临床上常见的三叉神经痛可涉及三叉神经中的任何一支，此时疼痛的部位与三叉神经各支在面部的分布区域是一致的。

（六）展神经

展神经（abduct nerve）为运动性神经。它由来自脑桥展神经核的躯体运动纤维组成，从延髓脑桥沟内侧部出脑后，进入海绵窦，向前行经眶上裂入眶，支配外直肌。

（七）面神经

面神经（facial nerve）为混合性神经。它在展神经的外侧出入脑干，与前庭蜗神经伴行，经内耳门进入内耳道，穿过内耳道底进入面神经管，由茎乳孔出颅腔，向前下方到达腮腺，在腮腺内分为数支并相互交织成丛，呈放射状出腮腺前缘，分为 5 支，即颞支、颧支、颊支、下颌缘支和颈支，支配面部肌肉和颈阔肌，如图 12-57 所示。面神经在面神经管内的主要分支有鼓索和岩大神经，其中的特殊内脏感觉纤维随舌神经分布于舌前 2/3 黏膜的味蕾，感受味觉；内脏运动纤维分布于舌下腺、下颌下腺、泪腺和鼻、腭部的黏液腺，支配腺体的分泌活动。

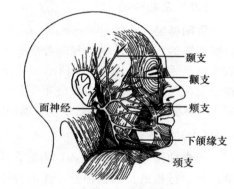

(a) 面神经在面部的分支

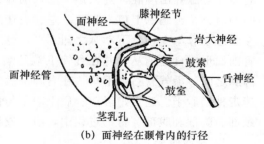

(b) 面神经在颞骨内的行径

图 12-57 面神经

导入案例二中的患者出现左侧额纹变浅，左眼闭合不全，左侧鼻唇沟变浅，示齿口角右偏等症状，是因为左侧面神经功能受损，其支配的左侧面部肌肉瘫痪所致；诊断为特发性面神经麻痹，可能与老年人脑神经发生退行性变性有关。

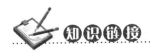

面神经损伤的表现

面神经的损伤可以分为面神经管外损伤和面神经管内损伤。以前者最为常见，可发生于内耳道、面神经管和腮腺区等处。面神经在面神经管外损伤时，主要表现为表情肌瘫痪，例如伤侧额纹消失、鼻唇沟平坦，笑时口角歪向健侧，说话时唾液从口角流出等；面神经管内损伤时，除面肌瘫痪外，还有舌前 2/3 味觉障碍，唾液腺和泪腺分泌障碍等症状。

（八）前庭蜗神经

前庭蜗神经（vestibulocochlear nerve）为感觉性神经，由**前庭神经**和**蜗神经**两部分组成。前庭神经传导平衡觉，为双极神经元，其胞体位于前庭神经节内，周围突分布于内耳的球囊斑、椭圆囊斑和壶腹嵴；中枢支聚集成前庭神经，伴蜗神经出内耳门，止于脑桥的前庭神经核。蜗神经传导听觉，也为双极神经元，其胞体位于蜗神经节内，周围突分布于内耳的螺旋器（又称 Corti 器）；中枢支在内耳道聚集成蜗神经，出内耳门进入颅后窝，止于蜗神经核。

（九）舌咽神经

舌咽神经（glossopharyngeal nerve）是混合性神经，含有 4 种纤维成分。舌咽神经自延髓橄榄的后方出入脑，经颈静脉孔出颅腔在颈内动、静脉之间向前下方行走，经舌骨舌肌深面至舌根，如图 12-58 所示。其分支主要有鼓室神经、颈动脉窦支和舌支，其中鼓室神经支配腮腺的分泌；舌支分布于舌后 1/3 的黏膜及味蕾，传导一般内脏感觉和特殊内脏感觉（味觉）；颈动脉窦支分布于颈动脉窦和颈动脉小球，反射性地调节血压和呼吸。

（十）迷走神经

迷走神经（vagus nerve）为混合性神经，它含有 4 种纤维成分。迷走神经是分布范围最广泛、行程最长的脑神经。迷走神经自延髓橄榄的后方出入脑，与舌咽神经及副神经一起经颈静脉孔出颅腔，进入颈部的颈动脉鞘内，下行于颈内动脉、颈总动脉与颈内静脉之间的后方，经胸廓上口入胸腔。左、右迷走神经在下降的过程中略有不同：左迷走神经于左颈总动脉与左锁骨下动脉之间下降，越过主动脉弓的前面，经左肺根的后方下行，在食管前面形成食管前丛，并在食管下端延续为迷走神经前干；右迷走神经在右侧锁骨下动、静脉之间，沿气管右侧下行，在右肺根后方下行，在食管后面形成食管后丛，向下延续成迷走神经后干。迷走神经前、后干向下与食管一起穿膈的食管裂孔进入腹腔。迷走神经在颈部、胸部和腹部穿行的过程中，沿途发出许多分支。其分布如图 12-59 所示。

1. 颈部的分支

迷走神经在颈部的主要分支是**喉上神经**，发自下神经节，沿颈内动脉内侧下行，于舌骨大角平面附近分为内、外两支。内支含一般内脏感觉纤维，穿甲状舌骨膜入喉，分支分布于声门裂以上的喉黏膜；外支细小，含特殊内脏运动纤维，分支支配环甲肌。

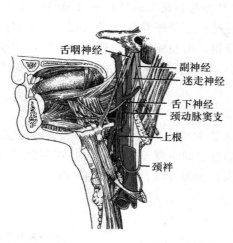

图 12-58 舌咽神经、副神经、舌下神经

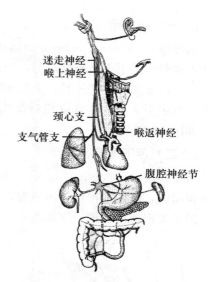

图 12-59 迷走神经的分布

2. 胸部的分支

（1）喉返神经：左、右喉返神经返回颈部的部位有所不同。左喉返神经经过主动脉前方时发出，位置较低，从前向后绕过主动脉弓返回颈部；右喉返神经发出的位置略高，自右迷走神经干发出后，向下后方绕过右锁骨下动脉返回颈部。左、右喉返神经返回颈部后均沿气管与食管之间的沟上行，经环甲关节后方入喉。运动纤维支配除环甲肌以外的所有喉肌，感觉纤维分布于声门裂以下的喉黏膜。

（2）支气管支和食管支：为迷走神经在胸部发出的数条小支，含有一般内脏运动和一般内脏感觉纤维，分别加入肺丛和食管丛。

3. 腹部的分支

（1）胃前支和肝支：为迷走神经前干的终支。胃前支沿胃小弯分布于胃前壁，其终支呈"鸦爪"形状分布于幽门部及十二指肠上部；肝支随肝固有动脉走行，分布于肝、胆囊和胆道。

（2）胃后支和腹腔支：胃后支是迷走神经后干的终支，分出多支，分布于胃后壁，其末支也形成"鸦爪"状，分布于幽门窦；腹腔支参与形成腹腔丛，与交感神经纤维一起随腹腔干、肠系膜上动脉和肾动脉分支分布于肝、脾、胰、小肠、结肠左曲以上的消化管等。

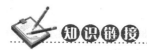 知识链接

喉返神经损伤

喉返神经是喉肌的重要运动神经，在其入喉前与甲状腺下动脉交叉，关系复杂。在甲状腺手术时若损伤一侧喉返神经，则可导致声音嘶哑；若两侧同时损伤，则可引起呼吸困难，甚至窒息。

（十一）副神经

副神经（accessory nerve）为运动性神经。副神经起自延髓的疑核和脊髓的副神经核，在迷走神经根的下方出延髓，与舌咽神经、迷走神经一起经颈静脉孔出颅腔，可分为内支和外支。内支加入迷走神经，支配咽喉肌；外支较粗，出颅腔后行向外下方，穿过胸锁乳突肌，其主干又于胸锁乳突肌后缘中点附近浅出，斜入斜方肌，支配胸锁乳突肌和斜方肌，如图 12-60 所示。

（十二）舌下神经

舌下神经（hypoglosal nerve）为运动性神经。它起自脑干的舌下神经核，在延髓的前外侧沟出脑，经舌下神经管出颅腔，在颈内动、静脉之间下降至舌骨上方，在下降的过程中，呈弓形向前内行进，穿颏舌肌入舌，支配舌内肌和舌外肌，如图 12-61 所示。

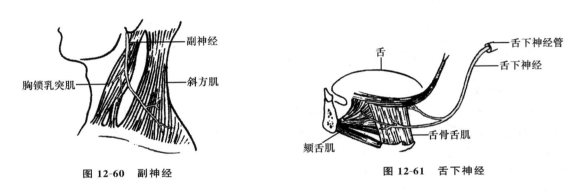

图 12-60　副神经　　　　　　　　　　图 12-61　舌下神经

三、内脏神经

内脏神经（visceral nerve）主要分布于内脏、心血管和腺体，含有两种纤维成分，即内脏运动神经和内脏感觉神经。

（一）内脏运动神经

内脏运动神经（visceral motor nerve）支配平滑肌、心肌的运动和腺体的分泌，如图 12-62 所示。内脏运动神经与躯体运动神经在形态结构和功能等方面存在较大差别。

（1）支配器官的不同：躯体运动神经支配骨骼肌，受意识控制；而内脏运动神经支配平滑肌、心肌和腺体，不受意识控制。

（2）低级中枢的位置不同：躯体运动神经的低级中枢位于脑干的躯体运动神经核和脊髓灰质前角；而内脏运动神经的低级中枢位于脑干的内脏运动神经核和脊髓 $T_1 \sim L_3$ 的侧角以及 $S_2 \sim S_4$ 的骶副交感核。

（3）神经元不同：躯体运动神经自低级中枢至骨骼肌只有一个神经元；而内脏运动神经从低级中枢发出后，必须在内脏运动神经节内换神经元，再由节内神经元发出的纤维到达支配的器官。因此，内脏运动神经从低级中枢到达所支配的器官需经过两级神经元。第一级神经元称**节前神经元**，胞体位于脑干或脊髓内，其轴突称**节前纤维**；第二级神经元称**节后神经元**，胞体位于内脏运动神经节内，其轴突称**节后纤维**。

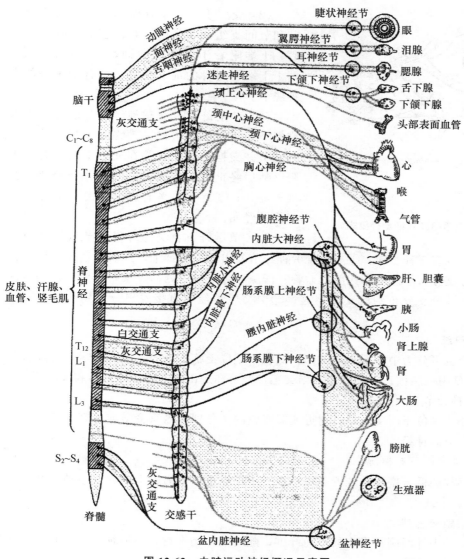

图 12-62　内脏运动神经概况示意图

（4）纤维成分和分布的方式不同：躯体运动神经只有一种纤维成分，直接以神经干的形式支配器官；而内脏运动神经有**交感**和**副交感**两种纤维成分，经内脏运动神经节更换神经元后，常攀附脏器或血管形成神经丛再分支支配相应的器官，且多数器官同时接受这两种纤维的双重支配。

1. 交感神经

交感神经可以分为中枢部和周围部。低级中枢位于脊髓 $T_1 \sim L_3$ 的侧角；周围部包括交感神经节、交感干、节前纤维和节后纤维等，如图 12-63 所示。

（1）交感神经节：因所在的位置不同，分为椎旁神经节和椎前神经节两类。椎旁神经节位于脊柱两侧，每侧 19～24 对，一般呈梭形。椎前神经节位于脊柱前方，呈不规则的结节状团块，包括腹腔神经节、主动脉肾节、肠系膜上神经节和肠系膜下神经节等。

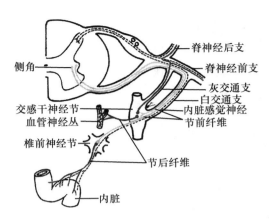

图 12-63 交感神经纤维走行模式

（2）交感干：位于脊柱两侧，由交感神经节和节间支组成，呈串珠状。它上端附着于颅底，下端附着于尾骨的前面，左、右各一条，两干下端在尾骨的前方相连，会合于单一的奇神经节。

（3）节前纤维：交感神经的节前纤维进入交感干后，有三种去向：①终止于相应的椎旁神经节并交换神经元；②在交感干内上升或下降，然后终止于上方或下方的椎旁神经节并交换神经元；③穿出椎旁神经节，至椎前神经节交换神经元。

（4）节后纤维：交感神经的节后纤维分布到相应的器官，也有三种去向：①离开椎旁神经节发出的节后纤维，经灰交通支返回脊神经，随脊神经分支分布至躯干和四肢的血管、汗腺和竖毛肌等处；②攀附动脉形成相应的神经丛，并随动脉分支分布到所支配器官；③由交感神经节直接发出分支到达所支配的脏器。

2. 副交感神经

副交感神经也可分为中枢部和周围部。低级中枢位于脑干内的一般内脏运动神经核和脊髓的 $S_2 \sim S_4$ 骶副交感核；周围部包括副交感神经节和进出此节的节前纤维和节后纤维。

1）副交感神经节

副交感神经节多位于所支配器官附近或器官壁内，分别称**器官旁节**或**器官内节**，节内的神经细胞即为节后神经元。

2）副交感神经的分布概况

根据副交感神经低级中枢的位置不同，副交感神经可以分为脑干的副交感神经和骶部的副交感神经两部分。

（1）脑干的副交感神经

①由中脑的动眼神经副核发出的节前纤维，随动眼神经走行，交换神经元，其节后纤维支配瞳孔括约肌和睫状肌。

②由脑桥的上泌涎核发出的节前纤维，随面神经走行，交换神经元，节后纤维分布于泪腺、下颌下腺、舌下腺等。

③由延髓的下泌涎核发出的节前纤维，随舌咽神经走行，交换神经元，节后纤维分布于腮腺。

④由延髓的迷走神经背核发出的节前纤维，随迷走神经的分支到达心、肺、肝、脾、胰、肾及结肠左曲以上消化管的器官旁节或器官内交换神经元，节后纤维分布于上述器官的平滑肌、心肌和腺体。

（2）骶部的副交感神经：由脊髓的 $S_2 \sim S_4$ 骶副交感核的骶副交感核发出节前纤维，出骶前孔后形成盆内脏神经，在所支配的脏器附近或器官壁内的副交感神经节交换神经元，节后纤维支配结肠左曲以下的消化管、盆腔脏器的平滑肌和腺体等。

3. 交感神经和副交感神经的主要区别

交感神经和副交感神经共同组成内脏运动神经并支配同一个器官，但两者在神经来源、形态结构及功能等方面有显著差异，如表 12-3 所示。

表 12-3　交感神经和副交感神经结构、分布比较

	交感神经	副交感神经
低级中枢位置	脊髓第 1 胸节至第 3 腰节侧角	脑干的内脏运动神经核，第 2～4 骶髓节段的骶副交感神经核
神经节	椎旁节和椎前节	器官旁节和壁内节
节前、节后纤维	节前纤维短，节后纤维长	节前纤维长，节后纤维短
分布范围	胸腔、腹腔、盆腔脏器的平滑肌、心肌、腺体、竖毛肌、瞳孔开大肌和全身血管	胸腔、腹腔、盆腔脏器的平滑肌、心肌、腺体（肾上腺髓质除外）、瞳孔括约肌、睫状肌

（1）低极中枢部位不同：交感神经的低极中枢位于脊髓的 T_1～L_3 的侧角；副交感的低极中枢位于脑干的内脏运动神经核和脊髓的 S_2～S_4 骶副交感核。

（2）神经节的位置不同：交感神经节位于脊柱前方的椎前神经节及其两侧的椎旁神经节，副交感神经节位于所支配器官附近的器官旁神经节或器官内神经节。

（3）节前纤维和节后纤维的长短不同：交感神经的节前纤维短，节后纤维长；而副交感神经的节前纤维长，节后纤维短。

（4）分布范围不同：交感神经分布范围广泛，除支配头颈部、胸、腹腔脏器外，还分布到全身血管、汗腺、竖毛肌等处。副交感神经的分布则不如交感神经广泛，一般认为，大部分的血管、汗腺、竖毛肌、肾上腺髓质等没有副交感神经的分布。

（二）内脏感觉神经

内脏感觉神经（visceral sensory nerve）接受内脏器官的各种刺激，转变为神经冲动传至中枢，产生内脏感觉。

1. 内脏感觉的特点

（1）正常的内脏活动一般不引起感觉，一定强度的刺激才会产生主观感觉。在病理条件下或有内脏活动较强烈的刺激，可以产生痛觉，例如饥饿时，胃的收缩产生疼痛感。

（2）内脏对牵拉、膨胀和痉挛等刺激敏感，而对切、割等刺激不敏感。例如，直肠和膀胱充盈时的过度膨胀可引起痛觉，但是外科手术进行挤压和切割时，患者并不感觉疼痛。

（3）内脏感觉是弥散的，定位模糊。内脏感觉的传入途径分散，即一个脏器感觉纤维经过数个脊神经传入中枢，而一条脊神经又包含来自几个脏器的感觉纤维。

2. 牵涉性痛

机体某些内脏器官病变时，常在体表的一定区域产生感觉过敏或疼痛，这种现象称**牵涉性痛**（refferred pain）。牵涉性痛有时发生在患病器官附近的皮肤区，有时则发生在距患病器官较远的皮肤区。例如胃溃疡时常出现腹上部皮肤区域的疼痛；肝胆疾患时，患者常在右肩部感到疼痛。

四、老年人周围神经系统的结构特点

随着年龄的增长，脊神经和脑神经的神经纤维和神经突触数量减少并发生退行性变，神经传导速度减慢，向中枢的传导信号明显减少，导致老年人对外界事物反应迟钝，动作协调能力下降，从而使老年人的劳动能力下降，只能从事节律较慢的活动和较轻的工作。

任务四　神经传导通路

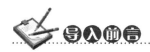

人体感受器接受各种刺激转化生成的神经冲动，是如何传递到大脑的？大脑发出的神经冲动是如何传递到效应器的？神经传导通路正是介绍感觉和运动传导的路径，认识神经传导通路可以加深对神经系统各器官的位置、结构和功能的理解。

任务四将介绍神经传导通路。

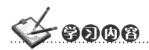

人体感受器接受内、外环境的各种刺激，并将其转化为神经冲动，通过传入神经元传递至中枢神经系统，在大脑皮质产生感觉，此传导通路称感觉（上行）传导通路；感觉信息在大脑皮质进行综合分析后，发出神经冲动下行，经传出神经传至效应器，作出相应的反应，此传导通路称运动（下行）传导通路。

一、感觉传导通路

（一）躯干和四肢的本体感觉和精细触觉传导通路

本体感觉是指肌、腱及关节等处感受器所接受的位置觉、运动觉和振动觉，故又称深感觉。皮肤的**精细触觉**指辨别两点间距离和感受物体纹理粗细的感觉。二者传导通路相同，由三级神经元组成，如图 12-64 所示。

第一级神经元的胞体位于脊神经节内。其周围突随相应脊神经分布于肌、腱、关节等处的本体觉感受器，中枢突经脊神经后根进入脊髓后索。来自第5胸神经及其以下各脊神经的纤维，组成薄束；来自第4胸神经及其以上各脊神经的纤维，组成楔束。二者上行至延髓，分别终于延髓内的薄束核和楔束核。

第二级神经元的胞体位于延髓内的薄束核和楔

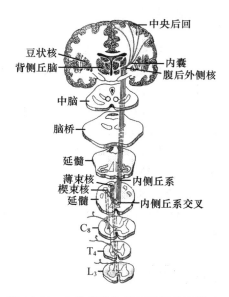

图 12-64　本体感觉和精细触觉传导通路

束核。此二核发出的纤维向前绕过中央灰质的腹侧，在中线上与来自对侧的纤维交叉，形成内侧丘系交叉。交叉后的纤维组成内侧丘系，向上经脑干终止于背侧丘脑的腹后外侧核。

第三级神经元的胞体位于背侧丘脑的腹后外侧核。由此核发出纤维加入丘脑中央辐射，经内囊后肢投射至大脑皮质中央旁小叶后部及中央后回上 2/3 部。具体如图 12-65 所示。

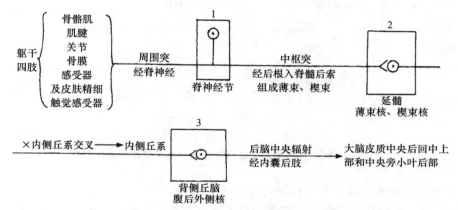

图 12-65　本体感觉和精细触觉传导通路文字

此传导通路损伤将引起躯干、四肢的本体感觉和精细触觉减退或丧失。

（二）痛觉、温度觉和粗触觉传导通路

痛觉、温度觉和粗触觉感受器位于皮肤和黏膜中，属于浅感觉，故该通路又称浅感觉传导通路。由三级神经元构成，如图 12-66 所示。

1. 躯干、四肢的痛觉、温度觉和粗触觉传导通路

（1）第一级神经元。胞体位于脊神经节内，其周围突随相应脊神经分布于躯干、四肢皮肤内的感受器。中枢突经脊神经后根进入脊髓，上升 1～2 个脊髓节段，止于脊髓后角固有核。

（2）第二级神经元。胞体位于脊髓后角固有核内。由此核发出神经纤维，经白质前联合交叉至对侧外侧索和前索，分别形成脊髓丘脑侧束（痛温觉纤维）和脊髓丘脑前束（粗触觉纤维）。经脊髓、延髓橄榄核的背外侧至脑桥和中脑，行于内侧丘系的外侧，向上止于背侧丘脑腹后外侧核。

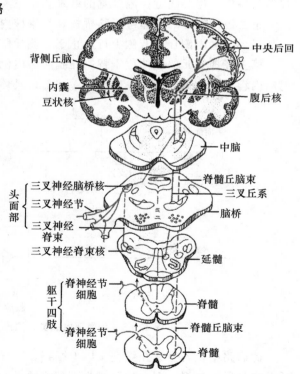

图 12-66　痛觉、温度觉和粗触觉传导通路

（3）第三级神经元。胞体位于背侧丘脑腹后外侧核。由此核发出神经纤维加入丘脑中央辐射经内囊后肢，投射至大脑皮质中央旁小叶后部及中央后回上 2/3 部。具体如图 12-67 所示。

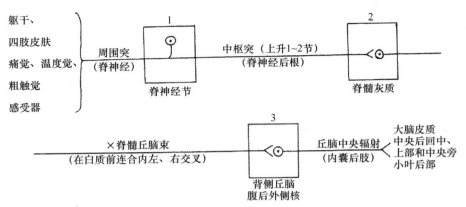

图 12-67　躯干、四肢的痛觉、温度觉和粗触觉传导通路文字

2. 头面部的痛觉、温度觉及粗触觉传导通路

一般认为，头面部的痛觉、温度觉和粗触觉由三叉神经传导，由三级神经元组成。

第一级神经元的胞体位于三叉神经节内。其周围突组成三叉神经感觉支，分布于头面部皮肤及口鼻黏膜的相应感受器；中枢突经三叉神经根入脑桥，传导触觉的纤维止于三叉神经脑桥核；传导痛觉、温度觉的纤维止于三叉神经脊束核。

第二级神经元的胞体位于脑桥核和脊束核内。由该核群发出神经纤维交叉至对侧组成三叉丘系，在内侧丘系背侧上行，止于背侧丘脑腹后内侧核。

第三级神经元的胞体位于背侧丘脑腹后内侧核。由该核发出神经纤维组成丘脑中央辐射经内囊后肢，投射至中央后回下 1/3 部。具体如图 12-68 所示。

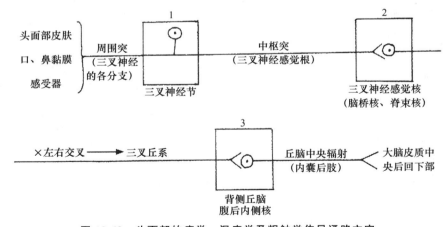

图 12-68　头面部的痛觉、温度觉及粗触觉传导通路文字

此通路中，若三叉丘系交叉以上受损，则导致对侧头面部痛温觉和触觉障碍；若三叉丘系交叉以下受损，则导致同侧头面部痛温觉和触觉障碍。

（三）视觉传导通路和瞳孔对光反射通路

1. 视觉传导通路

视觉传导通路由三级神经元组成，如图 12-69 所示。

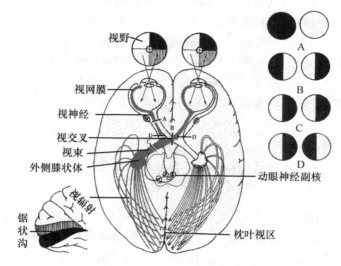

图 12-69　视觉传导通路

第一级神经元是视网膜内的双极细胞。视细胞接受光线刺激并转化为神经冲动，传导至视网膜内的双极细胞，双极细胞的中枢突与节细胞形成突触。

第二级神经元是节细胞。节细胞轴突汇集成视神经入颅后，形成视交叉，向后延续为视束，绕大脑脚，大部分纤维终于外侧膝状体。视交叉为不完全交叉，来自两眼视网膜鼻侧半的纤维交叉，交叉后加入对侧视束；来自视网膜颞侧半的纤维不交叉，行于同侧视束内。因此，每侧视束内含有同侧眼视网膜的颞侧半纤维和对侧眼视网膜的鼻侧半纤维。

第三级神经元的胞体位于外侧膝状体内。由该核发出神经纤维组成视辐射，经内囊后肢投射至大脑皮质视部（距状沟两侧）。具体如图 12-70 所示。

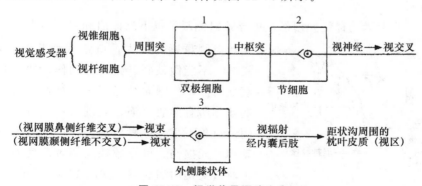

图 12-70　视觉传导通路文字

视野是指眼球固定向前平视时所能看到的空间范围。视觉传导通路不同部位的损伤，会导致不同的视野缺损：①一侧视神经损伤，导致该侧眼视野全盲；②视交叉中间部交叉纤维损伤，导致双眼视野颞侧半偏盲；③一侧视束或视辐射、视皮质受损，导致双眼病灶对侧视野同向性偏盲（患侧视野鼻侧偏盲和健侧视野颞侧偏盲）；④一侧视交叉外侧部的未交叉纤维损伤，可出现患侧视野鼻侧偏盲。

2. 瞳孔对光反射通路

光照一侧瞳孔，引起两侧瞳孔缩小的反应称**瞳孔对光反射**。光照侧的反应称**直接对光反射**，未照射侧的反应称**间接对光反射**。瞳孔对光反射的通路如下：视网膜→视神经→视交叉→两侧视束→两侧动眼神经副核→动眼神经→瞳孔括约肌收缩→两侧瞳孔缩小。

瞳孔对光反射在临床上有重要意义，反射消失可能是病危表现。视神经和动眼神经的损伤也可引起瞳孔对光反射改变：一侧视神经受损，患侧直接对光反射消失，间接对光反射存在；一侧动眼神经受损，患侧直接和间接对光反射均消失。

二、运动传导通路

运动传导通路起于大脑皮质运动中枢，管理骨骼肌的运动，包括锥体系和锥体外系。

（一）锥体系

锥体系（pyramidal system）是重要的下行传导通路，支配骨骼肌的随意运动，一般由两级神经元构成。第一级神经元胞体位于大脑皮质运动中枢，其轴突构成皮质核束和皮质脊髓束，称**上运动神经元**（upper motor neurons）；第二级神经元位于脑干躯体运动核和脊髓灰质前角，其轴突进入脑神经和脊神经，直接支配相应骨骼肌运动，称**下运动神经元**（lower motor neurons）。

上运动神经元的纤维，下行经内囊、脑干至脊髓。在下行过程中，止于脑干内躯体运动神经核的纤维束，称**皮质核束**；止于脊髓前角的纤维束，称**皮质脊髓束**。

1. 皮质核束

皮质核束（corticonuclear tracy）主要由中央前回下部锥体细胞的轴突集合而成，如图 12-71 所示，下行经内囊膝部至大脑脚底，由此向下陆续分出纤维，大部分止于双侧脑神经运动核，随脑神经支配眼外肌、咀嚼肌、面上部表情肌、胸锁乳突肌、斜方肌和咽喉肌；小部分纤维完全交叉到对侧，止于面神经运动核下部和舌下神经核，支配对侧面下部表情肌和舌肌。

因此，一侧上运动神经元损伤，可导致对侧眼裂以下的面肌和对侧舌肌瘫痪。表现为病灶对侧鼻唇沟消失，口角低垂并向病灶侧偏斜，流涎，不能做鼓腮、露齿等动作，伸舌时舌尖偏向病灶对侧。一侧面神经下运动神经元损伤，可导致病灶侧所有面肌瘫痪，表现为额横纹消失，眼不能闭，口角下垂，鼻唇沟消失等；一侧舌下神经下运动神经元损伤，可导致病灶侧舌肌瘫痪，表现为伸舌时舌尖偏向病灶侧，如图 12-72 所示。

2. 皮质脊髓束

皮质脊髓束由中央前回上部、中部和中央旁小叶前半部等处皮质的锥体细胞轴突集中而成，如图 12-73 所示，经内囊后肢、大脑脚、脑桥基底部至

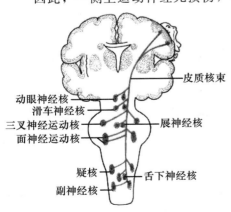

动眼神经核
滑车神经核
三叉神经运动核
面神经运动核
皮质核束
展神经核
疑核
舌下神经核
副神经核

图 12-71 皮质核束

延髓锥体。在锥体下端，大部分的纤维交叉至对侧，形成锥体交叉。交叉后的纤维在对侧脊髓外侧索内下行，形成皮质脊髓侧束。此束纤维在下行的过程中，逐节止于同侧脊髓前角运动神经元，主要支配四肢肌。小部分未交叉的纤维在同侧脊髓前索内下行，形成皮质脊髓前束。此束仅达上胸节，并经白质前连合逐节交叉至对侧，止于脊髓前角运动神经元，支配躯干和四肢肌；此束中有一部分纤维始终不交叉，止于同侧脊髓前角运动神经元，主要支配躯干肌。所以，躯干肌受双侧大脑皮质支配。具体如图 12-74 所示。

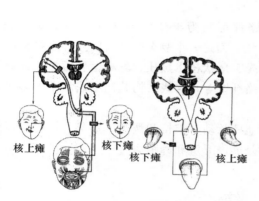

图 12-72　面神经和舌下神经核上瘫、核下瘫

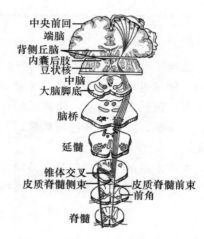

图 12-73　皮质脊髓束

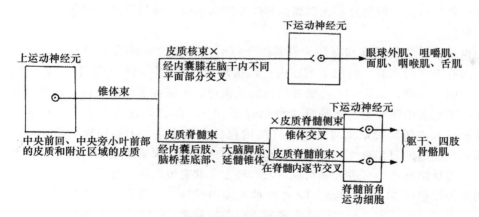

图 12-74　运动传导通路文字

　　由上所述，一侧皮质脊髓束在锥体交叉以上受损，主要引起对侧肢体瘫痪，躯干肌运动不受明显影响；在锥体交叉以下受损，主要引起同侧肢体瘫痪。

　　锥体系任何部位损伤都可引起所支配区随意运动障碍，即瘫痪。瘫痪可分为两类：一类是上运动神经元损伤（核上瘫），另一类是下运动神经元损伤（核下瘫）。两类的表现不同，如表 12-4 所示。

表 12-4　上、下运动神经元损伤的区别

项 目	上运动神经元	下运动神经元
瘫痪特点	痉挛性（硬瘫）	弛缓性（软瘫）
肌张力	增高	降低
深反射	亢进	消失或减弱
病理反射	出现（阳性）	不出现（阴性）
早期肌萎缩	不明显	明显

（二）锥体外系

除锥体系以外，所有下行的运动传导通路都可归为**锥体外系**（extrapyramidal system）。锥体外系并不是一个简单独立的结构系统，而是一个复杂的涉及脑内许多结构的功能系统，包括大脑皮质、背侧丘脑、苍白球、壳、尾状核、黑质、红核、脑桥核、前庭神经核、小脑、脑干的某些网状核以及它们的联络纤维等，这些结构共同组成复杂的多级神经元链。

锥体外系的主要功能是调节肌紧张、协调肌的活动、维持和调整体姿势、进行习惯性和节律性动作等。临床上锥体外系的常见疾病是震颤麻痹和舞蹈病。

小　　结

神经系统包括中枢神经系统和周围神经系统两部分，神经系统完成各种活动的结构基础是反射弧。

中枢神经系统包括脑和脊髓。脊髓位于椎管内，呈前后略扁的圆柱状，全长粗细不等，表面有 6 条沟和裂。脑位于颅腔内，包括端脑、间脑、小脑和脑干。脑干包括延髓、脑桥和中脑 3 部分，第 3～12 对脑神经与脑干相连。小脑位于颅后窝内，脑桥、延髓和小脑之间的室腔为第四脑室。间脑分为背侧丘脑、下丘脑、后丘脑、上丘脑和底丘脑 5 部分。端脑是人体活动的最高级中枢，其结构包括大脑皮质、大脑髓质、基底核、侧脑室等。脑和脊髓的外面都有 3 层被膜。脑和脊髓的血液供应来源于椎动脉和颈内动脉。脑脊液有脑室的脉络丛产生，进入蛛网膜下隙，经上矢状窦流入颈内静脉。

周围神经包括 31 对脊神经、12 对脑神经和内脏神经。脊神经出椎间孔后立即分为 4 支——脊膜支、交通支、脊神经后支和前支，前支除第 2～11 对胸神经保持明显的节段性外，其余脊神经的前支分别交织成 4 对神经丛，即颈丛、臂丛、腰丛和骶丛。脑神经主要分布于头颈部。内脏神经主要分布于心、血管、平滑肌和腺体，包括内脏感觉神经和内脏运动神经。内脏运动神经又分为交感神经和副交感神经。

感觉传导通路主要有：躯干和四肢的本体感觉和精细触觉传导通路，痛觉、温度觉和粗触觉传导通路，视觉传导通路和瞳孔对光反射通路。运动传导通路主要是锥体系，包括皮质核束和皮质脊髓束。

◥ 能力检测

1. 名词解释：神经核、神经节、灰质、白质、第三脑室、第四脑室。

2. 简述 12 对脑神经及其连脑部位。

3. 何为内囊？内囊受到损伤后出现的临床表现是什么？

4. 简述脑脊液的产生和循环途径。

5. 肱骨中段骨折会损伤什么神经？产生什么症状？

6. 试述面神经在面部的分布及损伤表现。

7. 试述交感神经与副交感神经的主要区别。

8. 试述本体感觉传导通路与痛觉、温度觉和粗触觉感觉传导通路的组成、走行的异同点。

9. 一侧视束损伤会出现什么症状？原因是什么？

10. 分析大脑中央前、后回及旁中央小叶不同部位损伤后功能障碍的表现。

项目十三　衰老与长寿

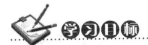

通过本项目的学习，你应：

1. 记忆生长发育、健康、衰老的概念，促进健康的途径。
2. 理解人体生长发育的规律，主要器官的生理变化，衰老发生机制。
3. 认识老年人的心理变化及延缓衰老的途径。

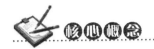

衰老　健康　长寿

任务一　衰老的概念及规律

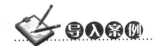

　　护士小赵，刚刚在老年养护中心工作1个月，却正在考虑辞职。3天前护士长嘱咐她7号床的护栏松动，暂时不要安排患者。当天接诊患者较多，床位很快排满，等待的家属看到7号床还空着，质问小赵为何不给安排！小赵遂把床位给了他。次日查房后护士长当众狠狠批评了小赵，要她马上去向7号床家属道歉，并嘱咐家属在护栏修好前一定要看好患者。小赵很委屈，觉得护士长小题大做，就没有按护士长的要求去办。结果刚过了一天，家属就冲进护理办公室，声称患者晚上翻身时跌落，脊椎压缩性骨折，很可能终身瘫痪，要求医院负责。小赵这才追悔莫及。

　　理解本案例需要具备老年人的生理变化特征方面的知识。

　　任务一将介绍衰老的主要生理变化和心理变化及影响因素。

　　对于衰老，人们有各种各样的担心，有人害怕不再漂亮，有人担心疾病缠身，还有人可能对死亡怀有恐惧。衰老是不可抗拒的自然规律。对每个人来说，到了一定的年龄，衰老必定到来。

　　那什么是衰老呢？影响衰老的因素有哪些？任务一将讨论衰老的主要生理变化、心理变化及影响因素。

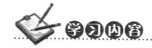

一、衰老的概念

生物的生长、发育、衰老、死亡是生命过程的必然规律。**衰老**（slow death）是人类生命过程中整个机体的组织结构形态、生理功能和心理行为逐渐衰退的现象的总称。老化与衰老的含义基本相似，通常与衰老并提。衰老与老化是既有密切联系而又不完全相同的两个基本概念。总的说来，老化与衰老都是机体老年期变化的简称，是机体生命过程的必然规律。一般来说，老化是随着年龄增长而产生的一系列解剖学和生理学方面的变化，引起机体对内外环境的适应力逐渐减退的表现。因而可以认为，衰老就是老化的后期阶段，衰老的含义包含在老化的含义之中。

二、衰老的主要生理变化

机体衰老从宏观到微观都有一定的变化，并随年龄增加而渐趋明显。从整体水平上来看，老年人机体的自身稳态调节范围变窄，反应迟钝，适应力、免疫力和记忆力降低，个别器官甚至功能丧失。细胞数量减少、萎缩，细胞间质增多，细胞内脂褐素沉积，组织纤维化和硬化，致使器官体积缩小，重量减轻，从而引起各器官系统功能发生退变。各器官系统变化主要有以下几个方面。

（一）心血管系统

关于循环系统，老年人的心血管发生了一系列的退变，比如心房增大、心室肥厚、容积减少、瓣尖肥厚、血管壁变性、硬化等，心输出量比青年人减少大约 30%～40%，心肌的工作效率降低，各器官的供血也减少；动脉血管弹性下降，致使血压升高；并且由于老化血管舒张能力下降，压力感受器敏感性降低，维持机体内血压相对稳定的能力降低；外周血管硬化，使收缩压升高，舒张压降低，脉压增大。

（二）运动器官

关于运动器官，老年人的骨骼肌萎缩，关节僵硬，弹性降低，收缩力减弱；有的肌组织间脂肪、结缔组织及水分增多，肌肉呈假性肥大。骨组织随年龄衰老而钙质渐减，骨质变脆，极易骨折，创伤愈合也比年轻时缓慢。关节活动能力下降，易患关节炎，脊柱椎体间的纤维软骨垫由于软骨萎缩而变薄，致使脊柱变短，这是老年人变矮的一个原因。60岁以上的老人，几乎 100% 有骨质增生现象。案例中小赵没有对老年人的这些特殊身体状况加以考虑，才造成了难以挽回的工作失误。

（三）呼吸器官

关于呼吸系统，老年人的骨骼、韧带和胸部肌肉萎缩，使胸廓有明显的变形变硬，肺组织弹性降低，肺泡融合，肺的通气功能降低，会表现为"老年性肺气肿"，呼吸功能降低，80 岁老人的肺活量约下降 25%；由于胸廓硬度改变，呼吸肌收缩力量减弱，呼吸道黏膜萎缩退化，黏膜分泌物减少，加上支气管纤毛粘连和排列紊乱，活动减弱，不利于异物等的清除和对病菌的防御，而且呼吸道死腔增大，老年人易发生呼吸道感染。

（四）感觉器官

关于感觉器官，老年人的感觉机能明显减退，出现眼花、耳聋，嗅觉、味觉、冷热觉、关节位置觉、震动觉都有不同程度的减弱。味觉阈升高，视觉、听觉敏感度下降。反应能力普遍降低。

（五）消化器官

关于消化系统，老年人会出现消化器官形态与功能的改变，主要是消化系统的运动和化学性消化功能下降，消化能力差。50岁以后，胃肠功能逐渐减弱，消化能力可下降1/3左右。例如：口腔中的唾液腺分泌减少，牙齿松动脱落，这对食物的初步消化不利；高龄者因食管下端的括约肌松弛，蠕动减慢，食管贲门括约肌松弛，故往往吞咽困难，并且口咽部分泌物易入气管，会导致呛咳；胃的血流量不足，黏膜萎缩，平滑肌运动减弱，胃液分泌减少，胃酸缺乏，会导致蛋白质消化障碍，影响钙铁在小肠的吸收，而且致使胃排空时间延长，影响食物在小肠的消化和吸收；小肠黏膜也发生萎缩，食物吸收面积减少，消化液分泌减少，食物被消化得不彻底，大大地影响了小肠的吸收功能；大肠的功能也减退，结肠蠕动减慢，易导致便秘；肝体积和重量降低，肝细胞体积增大且数目减少，对体内的物质代谢能力降低；胆汁分泌也减少，胆盐、卵磷脂、胆固醇的适当比例失衡，所以老年人易患胆结石症。

（六）泌尿器官

关于泌尿系统，老年人的肾单位和肾小球数量减少，70岁后可减少1/2到2/3，肾小球动脉发生螺旋状改变，并有小动脉增生，肾血流量减少，使肾功能降低，老年人到90岁时，与青年时期相比，其肾小球滤过率降低约46%，肾血流量降低约53%；并且老年人的肾小管和集合管的重吸收和分泌作用下降，尿液比重减小，尿液的酸碱调节作用减退；夜尿增多，排尿反射减弱，受意识控制能力下降，可出现尿失禁、尿频；对于女性来说，尿道球腺分泌减少，抗菌力降低，易发生尿道感染；由于老年人的肌肉减少，而且体内蛋白代谢降低，所以血清肌酐浓度降低。

（七）神经系统

人进入了老年期后，神经细胞逐渐萎缩退化，数量减少，老年人记忆力减退，反应迟缓、动作协调性差。老年人后脑膜加厚，脑回缩小，脑沟加深加宽，小脑和灰质萎缩、变硬，脑室腔扩大。大脑的体积减小，重量减轻，大脑皮层变薄，脑回变窄，脑细胞的水分减少；在显微结构上可见神经细胞尼氏体减少，脂褐质沉积。在功能上则见神经传导速度减慢，近期记忆比远期记忆减退得严重，生理睡眠时间缩短。故老年人常表现为记忆力减退，感觉逐渐迟钝，注意力不集中，甚至有性格行为的改变，出现运动系统功能减低等。

（八）内分泌器官

关于内分泌系统，人进入老年期后，性腺发生萎缩，免疫功能降低，内分泌和代谢功能下降。由于性腺功能减退，内分泌失去平衡，自主神经系统功能失调，会引起一系列生理功能的改变，有失眠、焦虑、头晕、耳鸣、眼花、记忆力减退、出汗、血压不稳定，关节肌肉疼痛、肥胖等临床表现。这些表现对于不同的个体差异较大，女性较男性明显。

老年人的皮肤松弛，不再紧附于皮下结构，细胞间质内透明质酸减少而硫酸软骨素相对增多，使真皮含水量降低，皮肤失去弹性，颜面皱褶增多，局部皮肤，特别是脸、手等处，可见色素沉着，呈大小不等的褐色斑点，称作老年斑。另外，机体中抗利尿激素分泌也会发生改变，糖耐基逐渐降低，胰岛细胞功能降低，以及细胞膜胰岛素受体减少，可使血糖水平较高，易患糖尿病。

老年人的体形特征较青壮年人有很明显的变化。躬身驼背，体重明显降低；毛发花白，牙齿松动而逐渐脱落，肌肉萎缩，脸上的皱纹增多，加深；皮肤干燥，没有光泽，缺少弹性，并且有色素沉着，出现老年斑等。老年人全身水分减少，对循环系统来说，随着年龄的不断增长，心功能逐渐减弱，老年人的心血管发生了一系列的退变，心肌的工作效率降低。老年人的呼吸功能随年龄的增长而明显下降，由于呼吸肌、膈肌和韧带的萎缩，肺和气管弹性下降，呼吸功能降低，肺活量下降。消化系统由于功能消退易发生病变。老年人的脑组织功能减退，听觉、视觉、触觉的敏锐性都下降，向中枢神经系统传导的信息减少，导致脑功能降低。所以老年人宜进行节奏慢和强度轻微的活动。

三、衰老的心理变化

按联合国区域划分，亚太地区把 60 岁以上的人定位为老年人。我国中华医学会在 1982 年提出：45～59 岁为老年前期，60～89 岁为老年期，90 岁以上为长寿期，其中达到及超过 100 岁以上的称百岁老人。人在进入老年期以后，人体的生理功能在缓慢地衰退。

随着机体各种生理功能的逐渐衰退，老年人的心理活动也随之发生一系列改变，衰老的心理变化主要表现在以下几个方面。

（一）记忆力与思维能力衰退

老年人通常最早出现记忆力减退，对以前的事情记忆良好，对近来发生的事情记忆差，再学习能力下降；讲话重复或话到嘴边又临时忘记；对原本很熟悉的人见了面却又想不起对方的姓名；思维敏捷性与创造性降低，注意力不易集中，对新事物不易理解接受，常常固守以往的观念和习惯。

（二）感觉和智力逐渐减退

老年人的感觉逐渐减退，如听力、视力、嗅觉、味觉、痛觉、触觉等在不同程度上出现降低；智力减退，速度因人而异，一般在 60 岁以后明显减退。

（三）情绪变化

有些老年人情绪会改变，情绪变化存在个体差异性；不能正视社会角色的转变，不能适应新的生活而产生失落感、自卑感；由于与子女分居、年老体弱、丧偶等产生孤独感和凄凉感；社会交往与信息交换减少而产生封闭感等，都会对老年人的心理产生强烈刺激，使其情绪抑郁，甚至失去生活乐趣。

（四）性格改变

老年人由于感知能力的减退，反应能力下降，兴趣爱好减少，其性格行为会发生改变，一般老年人自尊心强，过于关注自己，固执，对一些事物表现淡漠，生活刻板，不愿适应新环境，容易受疾病、心理和社会因素的影响，产生恐惧、焦虑不安等心理状态。有些老年人因心性偏执，常会影响人际关系。

（五）行为改变

由于老年人记忆力减退，反应迟钝，思维散漫，抽象概括能力降低，而导致说话重复，抓不住重点；在处理事情上，往往凭老经验，固执、刻板，以自我为中心，听不进别人的意见，常伴有一些行为改变，如多疑、依赖、易激动、易怒、爱唠叨等。

经过大量的调查研究，健康的老年人的心理一般都具有以下的心理特点：情绪稳定，心情愉悦，性格坚强，人际关系适应能力强，非常热爱生活、劳动等。

四、衰老的发生机制

衰老是一种复杂的综合现象，"衰老"这个词意味着随着年龄的增加，机体逐渐出现退行性变化。引起衰老的原因很多，每种原因对细胞代谢的影响方式各异，而且研究人员往往将衰老的原因与机制混为一谈，各人从自己的研究角度出发对衰老现象的产生得出不同的解释，结果形成众多的衰老学说，很多学说并没有得到实验研究的支持。但迄今为止，还没有一种假说能够独立地、完满地阐明衰老发生的根本原因。目前的研究认为，衰老是干细胞衰退、DNA 退化、饮食精神因素、衰老基因活跃等因素综合作用的结果，但仍未形成统一的衰老理论。

（一）遗传学说

遗传学说是生物衰老学说中最重要的学说。根据近代分子水平的研究结果，已肯定遗传基因是主宰生物衰老及自然寿限的第一性原因。

目前有关衰老的遗传学说有遗传控制程序论、遗传信息传递错误积累和密码限制论三种。目前多数研究结果支持的学说是遗传控制程序论，其论点是生物的衰老过程和最高寿限是由遗传基因安排和控制的。这些控制机制随生物年龄的增长而减弱，从而导致衰老过程随年龄增长而进行。这一学说是由海弗克（L. Hayflick）的"生物钟"学说演变而来的。

（二）自由基学说

衰老的自由基学说是 Denham Harman 在 1956 年提出的，认为衰老过程中的退行性变化是由于细胞正常代谢过程中生成的自由基产生的有害作用造成的。生物体的衰老是机体的组织细胞不断产生的自由基积累的结果，自由基是细胞代谢过程中的中间产物，如超氧离子自由基、氢自由基、有机自由基等，其反应能力很强，具有高度氧化活性，在生物体内可直接或间接地发挥强氧化剂作用，产生过氧化反应，可使细胞中的多种物质发生氧化，损害生物膜，导致细胞凋亡，造成细胞数量减少，引起组织器官衰老。自由基可以引起 DNA 损伤从而导致突变，诱发肿瘤的形成。

支持该学说的证据主要来自一些体内和体外实验。体内实验主要包括种间比较、饮食限制、与年龄相关的氧化压力现象测定、给予动物抗氧化饮食和药物处理等；体外实验主要包括对体外二倍体成纤维细胞氧压力与代谢作用的观察、氧压力与倍增能力及抗氧化剂对细胞寿命的影响等。该学说的观点可以对一些实验现象加以解释，如自由基抑制剂及抗氧化剂可以延长细胞和动物的寿命。体内自由基防御能力随年龄的增长而减弱。脊椎动物寿命长的，体内的氧自由基产率低。但是，自由基学说尚未提供自由基氧化反应及其产物是引发衰老直接原因的实验依据，也没有说明什么因子导致老年人自由基清除能力下降，为什么转化细胞可以不衰老，生殖细胞何以能世代相传维持种系存在等问题。而且，自由基是新陈代谢的次级产物，不大可能是衰老的原发性原因。

（三）免疫学说

免疫学说是指人体的衰老是由于机体自身的免疫力（抗病力）下降，从而易受病菌侵害，导致机体衰老。免疫学说分免疫机能减退学说及自身免疫学说两种。免疫机能减退学说认为人体胸腺是产生免疫能力的基地，胸腺随年龄增长而退化，免疫能力即相应降低。注射胸腺素可促进幼年小鼠脾脏 T 淋巴细胞成熟，睡眠可促进免疫细胞的产生，老年人免疫力的下降可能是由于淋巴因子的基因表达发生了改变。自身免疫学说则认为与自身抗体有关的自身免疫（自身免疫是指机体自身的抗原产生对自身有害抗体的效应）在导致衰老的过程中起着决定性的作用。衰老并非是细胞死亡和脱落的被动过程，而是最为积极的自身破坏过程。

（四）内分泌功能失调学说

内分泌功能失调学说有内分泌功能异常及神经-内分泌功能紊乱两个方面。内分泌功能异常是指内分泌激素分泌过多或过少都影响代谢，对机体产生危害。内分泌功能减退或亢进会导致代谢异常，引起相关疾病。神经-内分泌功能紊乱是指内分泌作用与神经系统关系密切。神经-内分泌系统（即丘脑下部与脑垂体组成的体系）对调控周围内分泌特别重要。大脑可调控丘脑激素的释放和抑制，丘脑激素可以抑制和促进脑垂体激素的分泌，垂体激素控制其他外围内分泌腺体，从而调节代谢。因此，人们认为神经-内分泌与人体衰老的关系十分密切。

（五）交联学说

交联学说是由比约克斯坦（J. Bjorkstein）首先提出的，后经费札尔（F. Verzar）加以发展。交联学说认为：机体组织中胶原蛋白、核酸等大分子可以通过共价交叉结合，形成巨大分子。这些巨大分子难以酶解，在组织中累积过多时会使细胞和组织的功能下降，干扰细胞的正常功能。在形态方面则表现为组织失水、皮肤发皱、骨骼脆性增加、眼球水晶体发生物理性改变等。DNA 与蛋白质的交联可降低 DNA 的活性。

这种交联反应可发生于细胞核 DNA 上，也可以发生在细胞外的蛋白胶原纤维中。目前有一些证据支持交联学说。皮肤胶原的可提取性以及胶原酶对其消化作用随年龄的增高而降低，而其热稳定性和抗张强度则随年龄的增高而增强；大鼠尾腱上的条纹数目及所具备的热收缩力随年龄的增高而增加，溶解度却随年龄增高而降低。这些结果表明，在年老时胶原的多肽链发生了交联，并日益增多。该学说与自由基学说有类似之处，亦不能说明衰老发生的根本机制。

除上述几种学说外，还有一些其他学说，比如"端粒学说"、"营养缺乏学说"、"细胞分裂受阻学说"、"内在平衡破坏学说"和"代谢失调学说"等，可从不同的侧面反映衰老的本质和内在联系，为防止人类早衰、保持健康长寿以及抗衰老治疗提供理论依据。

五、影响衰老的因素

影响衰老的因素有多方面，主要的有以下 4 个方面。

（一）遗传因素

遗传学说认为，人的衰老是由遗传因素决定的。其主要表现为：双亲寿命短者，其子女的寿命也较短；同型双胎的两人寿命差异比异型双胎者要小；女性的寿命一般长于男性；长寿老人的遗传物质结构和功能比较稳定，DNA 损伤程度较小，修复功能较强，不易受外界理化因素的影响。

（二）生理心理因素

随着年龄的增长，神经系统、内分泌系统、免疫系统等结构和生理功能将发生退行性改变，从而引起机体整体功能下降，衰老出现。不良心理刺激可以使大脑皮质处于过度兴奋状态，加速大脑皮质衰退，使神经系统不能有效地发挥对机体的调控功能，导致机体产生疾病。保持心情舒畅的人健康长寿，而经常情绪波动、抑郁者则易患各种疾病，加速衰老进程。

（三）行为因素

行为因素包括个人的生活习惯、饮食习惯、卫生习惯等。不良的生活习惯和卫生习惯（如饮食无规律、吸烟酗酒、经常忧郁）均有损健康，加速衰老。在保证必需营养供给的情况下，控制老年人的热量摄入，可以起到延年益寿的作用。长寿老人的生活往往是清心寡欲、生活规律、起居有常、戒烟少酒、适当运动和清洁卫生的。

（四）疾病因素

疾病是人类死亡的直接原因之一。心脑血管疾病、恶性肿瘤、溃疡病、糖尿病、呼吸系统疾病是当今老年人死亡的主要因素。专家们认为，如果这些疾病能得到控制，人的平均寿命有可能增加 10 年。另外，因为老年人听、视等感觉功能减退，反应迟钝，动作迟缓，因此老年人意外事故死亡的概率也较高。

（五）社会环境和自然环境因素

社会环境（如社会政治制度完善与否、社会经济的发展情况、教育文化水平程度高低、医疗卫生保健服务、风俗习惯及人际关系等）是影响人们衰老的一个重要因素。一般来说，政治制度优越、社会经济发达、人民生活条件富裕、医疗设施完善、卫生状况良好、流行疾病能得到根本控制等，均有利于人类寿命的提高。

自然环境因素直接影响人的健康状况，例如，由于气温越高，机体的代谢率越高，而导致寿命缩短，气温过低也会导致短寿；辐射和环境中化学因素也会导致机体一些器官的早衰；宜人的气候、新鲜的空气、无工业污染、良好的水土资源有助于延缓衰老和利于长寿。

影响衰老与寿命的因素相当复杂，不是单一因素所能解释的，除上述 4 个因素以外，卫生条件、婚姻状况、教育程度、职业、社会环境、家庭环境、意识形态、伦理道德、风俗习惯等也起着重要作用。总之，衰老及寿命与遗传因素、环境因素、行为因素有关。

任务二　健　　康

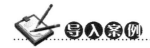

追求长生不老，寿比南山，千百年来一直是人们梦寐以求的美好愿望，是每个人永恒追求的目标。古今中外，人们对追求长寿的方法进行了许多的探索与研

究。中国历史上，远至秦始皇曾派徐福率 500 童男童女远渡重洋去求仙、服丹，寻找长生不老之药，近至现在人们健康保健意识的空前提高，都是为了追求健康长寿。

健康长寿是每个人美好的愿望，怎样才能健康长寿呢？任务二将讨论此内容。

一、健康的定义

传统的生物医学模式认为：没有疾病就是健康。1948 年世界卫生组织对**健康**（health）下过这样一个定义："健康不仅仅是没有疾病或不虚弱，而是身体的、精神的健康和社会幸福的完满状态。"现代的健康理论认为，医学模式由"生物医学模式"转为"生物、心理、社会医学模式"，这一转变强调了心理与社会对人体健康的重要影响。健康是一个整体的发展的综合概念。健康的基本要求是身体上发育健全、机能正常、体质强壮、精力充沛、头脑清醒、工作效率高；精神和人格上要求对来自精神的、社会的甚至自身的不利因素或危险因素（包括精神创伤、紧张、孤独、经济条件不足、工作条件差、居住条件不良、环境恶劣、战争、灾害、酗酒、吸毒等）能够从容不迫地、自如地应付并且适应。

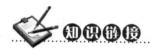

健康的 10 条标志

健康的 10 条标志：有充沛的精力，能从容不迫地应对日常生活和工作而不感到有精神压力和过分紧张；不脱离周围现实环境；能保持人格的完整与和谐，能保持良好的人际关系；处事乐观，态度积极，勇于承担责任，不挑剔事物的巨细；善于休息，睡眠良好；善于从经验中学习，应变能力强，能适应外界的各种变化；具有抵抗一般疾病和传染病的能力；体重适中，身材匀称，站立时头、臂、臀位置协调；眼睛明亮，反应敏锐，眼睑不发炎；头发具有光泽而少头屑；牙齿清洁，无牙龈出血，无龋齿；皮肤具有光泽且肌肤富有弹性，走路感到轻松。

二、促进健康的途径

美国健康教育学家格林教授将促进健康定义为："促进健康包括健康教育及能促使行为与环境有益于健康改变的相关政策、法规、组织的综合。"**促进健康**是指个人与家庭、社区和国家一起采取措施，鼓励健康行为，增强人们改进和处理自身健康问题的能力。1992 年世界卫生组织在"维多利亚宣言"中明确提出，"合理膳食，适量运动，戒烟限酒，心理平衡"是健康的四大基石。其实，这也都是良好生活习惯的一部分。

（一）加强健康教育，增强健康意识

加强健康教育，增强健康意识，促进健康有以下途径。

（1）制定能促进健康的公共政策。因为促进健康的含义已经超出卫生保健的范畴，所以，各级政府、各个部门和组织的决策者要把健康问题提到议事日程上来，也就是说，要

求非卫生部门的其他一些职能部门也要实行促进健康政策。

（2）创造支持的环境。促进健康必须创造安全的、满意的、愉快的生活和工作环境，系统地评估快速变化的环境对健康的影响，以保证社会和自然环境有利于健康的发展。

（3）加强社区的行动。充分发挥社区力量，使社区人们积极有效地参与卫生保健计划的制定和执行。挖掘社区资源，帮助社区人们认识自己的健康问题，并且提出解决问题的办法。

（4）发展个人技能。提供健康信息，教育并帮助人们提高做出健康选择的技能来支持个人和社会的发展。使人们更好地控制自己的健康和环境，从生活中不断学习健康知识，能够有准备地应对人生各个阶段可能出现的健康问题，并且能很好地应付慢性病和外伤等。家庭、学校、工作单位和社区都有责任和义务帮助人们做到这一点。

（5）卫生服务重新定向。改变卫生系统以医院为基础、以医疗为中心的服务体制和模式，使之转变成以健康为中心、以社区为基础的、与社区居民密切联系、友好的卫生服务体系。当前发展社区卫生服务是卫生服务重新定向的具体体现。

（二）合理的膳食

合理膳食需要做到以下几个方面。

1.饮食有节制

对老年人来说，每餐只宜吃七八分饱。梁代医学家陶弘景曾经说过："所食愈少，心愈开，年愈益；所食愈多，心愈塞，年愈损焉。"即少食可以健身延年，多食反而损体折寿。如今国内外的许多研究成果都证明陶弘景的看法是正确的。不过，节制饮食又不可走极端，过度节食又会引起营养不良而损害健康。

2.准时进食

一日三餐定时定量，并要形成习惯。古人说"食能以时，身必无灾"，这其实很有道理。老年人的消化系统功能本就不如年轻时强大，不按时进食，一餐吃得过多或过少，都会引起消化系统的不适。而午餐吃饱，也不宜超过八分饱；晚餐宜少，但亦不可完全不吃，如果因腹中饥饿而影响夜晚睡眠就得不偿失了。对老年人来说，"少食多餐"不失为一个好办法，尤其是那些体弱多病、食欲不佳者。

3.荤素要搭配

唐代名医孙思邈主张多吃植物性食品，少吃动物性食品，认为饮食要做到荤素搭配，以素为主。而在由我国营养学家所设计的《中国居民膳食指南》中也说得很明确："食物多样，谷类为主，多吃蔬菜、水果和薯类，经常吃适量鱼、禽、蛋、瘦肉，少吃肥肉和荤油。"这就体现了荤素搭配和以素为主的原则，是有益于人体健康的。需要指出的是，完全吃素亦是错误的，那样很容易引起营养不良。

4.酸碱宜平衡

食品按其化学成分及其在体内发生反应的最终结果来看，可以分为酸性、碱性及中性食品。凡含磷、硫、氯、碘等元素的食品为酸性食品，如肉类、鱼类、蛋品、谷类、糖类、油脂、酒类、花生、核桃等；凡含钾、钠、钙、镁等元素的食品为碱性食品，如水果、蔬菜、大部分豆类及豆制品、奶类及奶制品等。还有一些食物既不含酸性元素，也不含碱性元素，如软水、蒸馏水等则属中性食品。为了维持体内酸碱平衡，人们应该酸碱食物都摄入一些。由于人的体液以略微偏于碱性为好，故应适当地多吃一些碱性食品，这样可以提高免疫功能，有利于防病抗病。

（三）适度的运动

"生命在于运动"，动能强筋壮骨，增加代谢，加速排泄，促进合成，改善循环，可以增进健康、预防疾病。适度运动，劳逸结合，形式多样，坚持不懈，但一定要掌握"度"，要因人而异，量力而行，因时而宜，适可而止。不可相互攀比，一争高低，超量过度，中老年人更应如此。人体的生理机能是合理和谐的，对于超负荷运动有一定的承受能力，若超过了极限，就会适得其反，造成损害，产生副作用，如肌肉劳损、骨折、关节脱位、心肌疲劳、缺氧，使运动的目的有悖于初衷。但是远离运动，整日闭门静坐，少气懒言，暮气沉沉，日久也会骨质松变，肌肉萎缩，关节僵直，反应迟钝，木讷呆痴，变得弱不禁风，免疫力下降，应激力减退，抵御不住病菌的侵袭。形式可以多样，如爬山、跳舞、游泳、慢跑、竞走、做操、练剑、游泳，甚至于浇花、锄草都有益于健康。锻炼要根据自己的情况，选择力所能及的方式，而且要坚持不懈，持之以恒，日积月累，才显成效，切忌朝三暮四，三天打鱼，两天晒网。

（四）合理的休息和睡眠

休息分为积极休息和消极休息两种。消极休息是指在疲劳后坐一坐或睡一觉。所谓积极休息，就是在日常活动中有规律地更换活动内容。例如工作或劳动一段时间后，做另一种不同性质的事情，如读书、看报或进行某种娱乐活动等。这样可使大脑皮质不同部分的兴奋和抑制过程不断轮换，使之处于平衡状态，促使大脑得到充分休息，从而加速疲劳的解除，降低疲劳对身体的损害。但是，积极的休息不能完全代替睡眠。睡眠是机体保持正常生命活动所必需的生理过程。睡眠能使大脑皮质和皮质下中枢广泛抑制，使机体的代谢和各种生理功能普遍降低，使肌肉松弛，有助于体力和精力的恢复。所以，睡眠是一种全面休息。长期失眠将会导致中枢神经系统尤其是大脑皮质活动异常。

（五）保持健康的心理

健康心理是指人拥有正常、良好的精神状态。现代医学证明，良好的精神状态可以增强机体免疫力，使大脑皮层兴奋及抑制过程协调，进而使自主神经系统和内分泌系统功能正常，各器官、系统处于良好的功能状态，减少疾病，有利于身体健康。

任务三　寿命的概念及规律

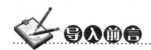

　　湖北宜昌夷陵区鸦鹊岭镇长寿村、云南省楚雄州姚安县栋川镇长寿村和河北省邯郸市武安市西北 56 千米处摩天岭脚下的艾蒿坪村，这 3 个村自建村以来，村民少病绝癌，世代长寿，寿命均在 85 岁以上，故称"长寿村"。

怎样才能长寿呢？任务三将讨论此内容。

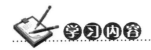

一、寿命的概念

目前得到较为广泛认同的推断寿命极限的方法有以下 5 种。

（一）按生长期推算寿命

法国生物学家巴丰指出，哺乳动物的寿命约为生长期的 5～7 倍，这就是通称的巴丰寿命系数。人的生长期为 20～25 年，预计寿命可达 100～175 年。

（二）生命周期算法

俄罗斯莫斯科海洋生物研究所所长穆尔斯基和莫斯科大学数学系教授库兹明指出，人的生命周期时间是 15.15 的倍数，例如人的第一个生命周期是诞生时期，第二个时期是正常妊娠天数 266 天的 15.15 倍，即约 11 年——统计数字表明，人在 11 岁时体质最弱；用 11 再乘以 15.15，为 167 岁，他们认为这个就是人类的寿命极限。

（三）按细胞在体外分裂次数推算

美国佛罗里达大学遗传学研究中心的海弗利克博士在实验室条件下对人体细胞进行实验，发现人体的成纤维细胞在体外分裂 50 次左右中止，"50 次"被视为培养细胞的"传代次数"，也即"海弗利克限度"，细胞的每次分裂周期约为 2.4 年，因此人类寿命可能为 120 岁左右。

（四）按性成熟的时间推断

一般哺乳动物的寿命是性成熟期的 8～10 倍，人类的性成熟期为 14～15 年，寿命因此可达 110～150 年。

（五）按剩余寿命计算

这是一种较新的衡量方法，是将某一时期仍在世的人士的平均年龄与当时的平均寿命相比。

此外还有些推算方法，认为人类的寿命应该更长，可达 200～300 岁，而现在平均寿命大大低于此数是因为人经常受到各种"意外"的影响。又如俄罗斯科学家的"800 岁"之说，则是建立在通过抗氧化物控制自由基的活动，以达到长寿效果的基础之上。

简而言之，**寿命**（life span）是指生物在自然界存在的时间，也就是说，寿命是指生物的生命活动存在于自然界全过程的时间概念。生物遵循出生、生长、发育直至衰老、死亡这一生命周期的必然规律，人类也不例外。通俗地说，人的寿命即是指人活了多少年。

二、人的寿命规律

人类的平均寿命，因其时代不同、地区不一样，而差别很大。人类社会是不断进步的，人口平均寿命也是不断增长的。大量的统计资料证明，现代人的平均寿命已大大超过古代人。有关资料显示，大约在两千年以前，人类的平均寿命约为 20 岁；18 世纪增长到

30 岁左右；19 世纪末期，也还仅仅平均为 40 岁上下；1980 年，世界人口平均寿命已达 61 岁，发达国家为 72 岁，发展中国家为 57 岁；1985 年，世界人口平均寿命提高到 62 岁，发达国家为 73 岁，发展中国家为 58 岁。科学家预言，在本世纪末或下世纪初，将攻破癌症难关，那时候，人类的人口平均寿命将再次飞跃，世界人口平均寿命将超过 80 岁。

（一）根据年代年龄确定

所谓年代年龄，也就是出生年龄，是指个体离开母体后在地球上生存的时间。西方国家把 45～64 岁称初老期，65～89 岁称老年期，90 岁以上称老寿期。发展中国家规定男子 55 岁、女子 50 岁为老年期限。根据我国的实际情况，规定 45～59 岁为初老期，60～89 岁为老年期，90 岁以上为长寿期。

（二）根据生理年龄确定

所谓生理年龄，就是指以个体细胞、组织、器官、系统的生理状态、生理功能以及反映这些状态和功能的生理指标确定的个体年龄。生理年龄的划分可分为 4 个时期：出生至 19 岁为生长发育期，20～39 岁为成熟期，40～59 岁为衰老前期，60 岁以上为衰老期。所以，生理年龄 60 岁以上的人被认为是老年人。但生理年龄和年代年龄的含义是不同的，往往也是不同步的。生理年龄的测定主要采用血压、呼吸量、视觉、听觉、血液、握力、皮肤弹性等多项生理指标来决定。

（三）根据心理年龄确定

所谓心理年龄，是指根据个体心理学活动的程度来确定的个体年龄。心理年龄是以意识和个性为其主要测量内容。心理年龄分为 3 个时期：出生至 19 岁为未成熟期，20～59 岁为成熟期，60 岁以上为衰老期。心理年龄 60 岁以上的人被认为是老年人。心理年龄和年代年龄的含义是不一样的，也是不同步的。如年代年龄 60 岁的人，他的心理年龄可能只有四五十岁。

综上所述，个体年龄属于哪一阶段，要科学地综合分析判断。

三、长寿探索史话

追求长寿几乎是世界各民族追求的目标。千百年来，这个问题一直是科学家研究的热门课题，也是人人关心的问题。古今中外，人们对追求长寿的方法进行了许多的探索与研究。中国历史上，远至秦始皇曾派徐福率 500 童男童女远渡重洋去求仙、服丹，寻找长生不老之药，近至现在人们健康保健意识的空前提高，都是为了追求健康长寿。那么人类到底能活多长？怎样才能健康长寿呢？世界卫生组织报告指出，健康与长寿取决于下列因素：自我保健占 60%，遗传因素占 15%，社会因素占 10%，医疗条件占 8%，气候因素占 7%，报告十分强调加强健康教育、健康保护、促进健康，提倡自我保健。

我国古代的医药学家们也提出了许多养生理论和方法，例如，唐朝孙思邈在《摄养枕中方》中提出"人之寿夭，在于博节；养生之道，常欲小劳；顺应自然，依时摄养；安身之本，必资于食；人老日衰，常须慎护。"明朝李时珍在《本草纲目》中收集了历代延年益寿的方剂，总结出"……养心、安神、益智，以延年益寿。"古代西方关于寿命的认识经历了从神学到医学的转变过程。1817 年英国著名的外科医生和解剖学家 Anthony Carlisle（1768—1840）编写并出版了《论老年疾病》一书，他建议人们采用养生之法以延年益寿，在书中他还列出了引起衰老的一些常见疾病。1869年，法国内分泌学奠基人布朗塞卡（C. E. Brown Ssequard，1817—1894）认为，把男性生殖腺（睾丸）浸出液注入人体内可达到延缓衰老的效果，他最先在自己身上进行了实验，并宣称注射此体液以后自己确实感到精力充沛，认为此方法确有返老还童之效。这种方法曾轰动一时并广为流传。1899年，俄国学者鲍特金（1832—1889）对2240名老人的健康检查结果作了分析后宣布，疾病不是导致衰老的真正原因，他宣称人是因为衰老才易患老年疾病，这种论断首次深刻揭示了疾病与衰老的关系，因而人们的研究方向发生转变，开始更加注重研究老化的原因和机制。在这曲折而漫长的探索与钻研中，有许多闪光的理念和方法，值得当今抗衰老生物医学研究合理地继承和借鉴。

现在认为健康与长寿的8个因素是：

（1）睡眠状况。每天平均睡眠7～8小时的人，寿命最长。而每天平均睡眠不到4小时或超过10小时的人，往往影响长寿。

（2）卫生习惯。有卫生习惯男性的死亡率只有无卫生习惯男性的28%，女性也大致如此。

（3）饮食因素。每餐八成饱即可，要注意营养平衡，以蛋白质20%、脂肪30%、碳水化合物50%的比例为最佳。

（4）社交状况。社交活动渐增的人，其早亡的可能性小，密切的社会交往能降低死亡率。跟你所爱的或所喜欢的人多找机会相处可延年益寿。无论是贫穷或者富有都应该多参加群体活动。

（5）微量元素。百岁老人生活的自然环境中，镁、锌、锰、铜和锶等微量元素的含量，不同程度地高于其他地区。

（6）音乐素质。音乐能使人长寿，具有良好的音乐素质，长期从事音乐工作的人多能长寿。

（7）体型因素。矮个子要比高个子长寿。多做一些健身运动，把身上的杂质以及过多的脂肪消耗掉有益于长寿。

（8）遗传因素。双亲寿命超过80岁的，其后代的平均寿命比那些双亲寿命不到60岁的后裔要长得多。长寿家族的形成就是一个例证。

四、延缓衰老的途径

延缓衰老，使人类的实际寿命接近或达到自然寿命，是医学研究的根本任务之一。延缓衰老的途径主要有以下几种。

（一）优生

根据近代分子生物水平的研究结果，已肯定遗传基因是主宰生物衰老及自然寿限的第一性原因，长寿者及其亲属的染色体都有一定的特点，世界各地长寿老人家族中多有长寿的家族史。各种遗传性疾病、肿瘤性疾病都能不同程度地缩短人的寿命，所以做好新婚夫妇婚前检查，预防遗传病的发生，可为延缓衰老和健康长寿打好基础。

（二）科学饮食调养

对于老年人来说，食勿过饱，多吃易消化的高蛋白膳食，多喝牛奶，多吃维生素，少吃糖、盐、脂肪，脂肪的摄食量每日每千克体重 1 克即足，并选择食用富含不饱和脂肪酸的植物油，钠盐的摄食量每日不超过 10 克。老年人应多吃蔬菜、水果，以保证足够的维生素供应，因为维生素是人体保持正常新陈代谢必不可少的元素。老年人应多饮水，每日尿量保持在 1.0～1.5 L，三餐合理分配，定时定量，不可暴饮暴食，摄入适量的纤维素，以免便秘出现。

（三）科学合理的劳动与运动

适度的运动和劳动，能使肌肉萎缩的速度延缓，使骨质疏松、骨质增生和关节的退行性变的速度减慢，并使心血管系统、呼吸器官得到锻炼，还能保持大脑对躯体运动的正常调节功能，防止震颤性麻痹和增生性骨关节炎等疾病的发生。老年人要坚持运动，动静结合，如果每天坚持 30 分钟运动，身体情况会有明显改善。每周跑步 4 次，每次跑两三千米，可以增寿 8～9 年。减少使用汽车、电话或手机的次数，少打一次就可增寿 45 秒钟。

（四）健康的心理素质

良好的心理素质使大脑皮层兴奋及抑制过程协调，从而维持神经系统的正常和内分泌系统的正常功能，各器官、系统处于良好的机能状态，有益于增强体质，提高抗病能力。因此老年人要保持乐观、稳定的情绪，以积极的态度待人处世，避免激烈的情绪波动和过重的生理负荷，做到有张有弛，劳逸结合，办事有始有终，能经得起悲伤和挫折；有正当的业余爱好，如养鱼、下棋、种花等喜好；态度和蔼可亲；学会情绪控制，积极的情绪多于消极的情绪，对事情能泰然处之；坚持正常的生活、学习、工作和活动，能有效地适应社会环境变化，求得心理上的平衡，保持心理健康，使得延年益寿。

（五）养成良好的生活习惯，积极防治疾病

老年人要养成良好的生活习惯，这对人体健康有益。不良的生活习惯不仅可引起疾病，而且可导致老化的发生和发展。良好的生活习惯包括按时就寝、按时起床、睡眠充足、控制嗜好、合理休息等方面，特别是要控制高盐、高脂和高热量饮食，控制饮酒，力戒吸烟，合理饮茶。故老年人应养成良好的生活习惯，起居有常、劳逸结合、饮食均衡、力戒不良生活嗜好，定期检查身体，有病早治，无病早防，增进健康，延年益寿。

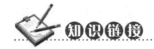 **知识链接**

抗衰老药物

抗衰老药物可以分为传统中药和现代药物两大类。传统抗衰老中药常见以下几种功效：①延长细胞生长期，例如黄芪可以使试管内培养的细胞生长旺盛，寿命延长一倍左右；②调节神经系统功能，如人参、刺五加等；③改善内分泌功能，如蜂王浆、何首乌、人参、三七等，它们能增强肾上腺皮质和性腺功能；④改善蛋白质和核酸的代谢，如灵芝、黄芪、人参、刺五加等；⑤强壮全身作用，如鹿茸、花粉、何首乌等；⑥调节免疫功能，如党参、黄芪、人参等。上述药物制成的复方制剂，有改善全身功能的作用。

现代抗衰老药物常见以下几种功效：①改善脑血液循环，促进脑细胞代谢，如脑益嗪、脑复康、西比灵等；②抗氧化作用，如维生素 E、超氧化物歧化酶、

氯酯醒等；③提高免疫功能，增强防病能力，如各种球蛋白制剂、维生素 E 和维生素 C、胸腺素等；④膜稳定作用，如维生素 E、氯酯醒等。几种西药或中西药可组合配制成复方成药，如多种维生素加多种微量元素（施尔康、金维他）或加人参、黄芪、灵芝、田七等中药。

（六）其他

大多数老年人的死亡都属于病理性的，如心脑血管疾病、呼吸系统疾病及恶性肿瘤等。如果能积极预防和治疗这些疾病，必将减缓老年人衰老的过程，延长寿命。因此，老年人应定期做健康检查，做到无病防病，有病早治。

此外，还可以借助抗衰老药物提高机体的免疫力，清除自由基对机体的侵害作用，减少疾病的发生，延缓衰老进程。例如抗氧化剂可以降低组织衰老色素含量、改善皮肤的弹性、延缓动脉硬化等，在抗衰老中发挥着一定的作用。

小　　结

衰老是人类生命过程中整个机体的组织结构形态、生理功能和心理行为逐渐衰退现象的总称。表现为机体功能活动的进行性下降，机体维持内环境的稳态和对环境适应能力的逐渐降低。它是一切生物体在生命发展过程中的一个不可抗拒的必然规律。在衰老过程中人体将会发生一系列的生理和心理的变化。人体衰老受多种因素影响。研究衰老过程中生理和心理的变化、影响衰老因素及衰老发生机制，通过适当的举措，可以延缓衰老。健康不仅仅是没有疾病或不虚弱，而是身体的、精神的健康和社会幸福的完满状态。健康的基本要求是身体上发育健全、机能正常、体质强壮、精力充沛、头脑清醒、工作效率高；精神和人格上要求对来自精神的、社会的甚至自身的不利因素或危险因素（包括精神创伤、紧张、孤独、经济条件不足、工作条件差、居住条件不良、环境恶劣、战争、灾害、酗酒、吸毒等）能够从容不迫地、自如地应付并且适应。寿命是指生物的生命活动存在于自然界全过程的时间概念。延缓衰老和健康长寿的途径是优生、科学饮食、科学合理的劳动与运动、健康的心理素质、良好的生活习惯。积极防治疾病，使人类的平均寿命不断延长。

◥ 能力检测

1. 名词解释：健康、衰老、寿命。
2. 何谓健康？促进健康的途径有哪些？
3. 什么是衰老？人体衰老有哪些表现？
4. 什么是寿命？延缓衰老的途径有哪些？

推荐阅读

[1] 申社林. 正常人体形态结构 [M]. 武汉：华中科技大学出版社，2010.

[2] 牟兆新，申社林. 人体解剖学与组织胚胎学 [M]. 高等教育出版社，2006.

[3] 刘秀敏，景玉萍，张国境. 组织学与胚胎学 [M]. 武汉：华中科技大学出版社，2010.

[4] 邹仲之. 组织学与胚胎学 [M]. 6 版. 北京：人民卫生出版社，2005.

[5] 田仁. 生理学 [M]. 西安：第四军医大学出版社，2011.

[6] 王光亮. 正常人体功能 [M]. 武汉：华中科技大学出版社，2011.

[7] 王光亮. 生理学 [M]. 北京：教育科学出版社，2012.

[8] 朱大年. 生理学 [M]. 7 版. 北京：人民卫生出版社，2008.

[9] 白波. 生理学 [M]. 6 版. 北京：人民卫生出版社，2009.

[10] 李法琦，司良毅. 老年医学 [M]. 北京：科学出版社，2006.

参考文献

［1］申社林，王玉孝，熊水香. 正常人体形态结构［M］. 武汉：华中科技大学出版社，2010.

［2］牟兆新，申社林. 人体解剖学与组织胚胎学［M］. 北京：高等教育出版社，2006.

［3］盖一峰，范真. 正常人体结构学［M］. 西安：第四军医大学出版社，2007.

［4］王宾. 正常人体结构［M］. 北京：高等教育出版社，2005.

［5］吴先国. 人体解剖学［M］. 4版. 北京：人民卫生出版社，2001.

［6］柏树令. 系统解剖学［M］. 6版. 北京：人民卫生出版社，2006.

［7］李晓捷. 人体发育学［M］. 北京：人民卫生出版社，2008.

［8］刘秀敏，景玉萍，张国境. 组织学与胚胎学［M］. 武汉：华中科技大学出版社，2010.

［9］刘贤钊. 组织学与胚胎学［M］. 3版，北京：人民卫生出版社，2001.

［10］邹仲之. 组织学与胚胎学［M］. 6版，北京：人民卫生出版社，2005.

［11］李法琦，司良毅. 老年医学［M］. 北京：科学出版社，2006.

［12］王光亮. 正常人体功能［M］. 武汉：华中科技大学出版社，2011.

［13］王光亮，生理学［M］. 北京：教育科学出版社，2012.

［14］田仁. 生理学［M］. 北京：人民军医出版社，2010.

［15］田仁. 生理学［M］. 西安：第四军医大学出版社，2011.

［16］朱大年. 生理学［M］. 7版. 北京：人民卫生出版社，2008.

［17］白波. 生理学［M］. 6版. 北京：人民卫生出版社，2009.

［18］姚泰. 生理学［M］. 6版. 北京：人民卫生出版社，2005.

［19］夏维新. 老年人的消化系统特点［J］. 实用老年医学. 1989，3（3）：97－100.

［20］刘幼硕，吴春华. 老年人呼吸系统解剖生理学改变与呼吸系统疾病［J］. 中华老年医学杂志. 2004，23（8）：598－600.

［21］Brandstetter RD，Kazemi H. 衰老和呼吸系统［J］. Med clin North Am. 1983，67（2）：419. 郑志学节译.